Ecocardiografia Clínica

Thieme Revinter

Ecocardiografia Clínica

Christophe Klimczak

Sétima Edição

Thieme
Rio de Janeiro • Stuttgart • New York • Delhi

> **Dados Internacionais de Catalogação na Publicação (CIP)**
>
> K65e
> Klimczak, Christophe
>   Ecocardiografia Clínica/Christophe Klimczak; tradução de Laís Virginia Alves Medeiros & Maitê Dietze. – 7. Ed. – Rio de Janeiro – RJ: Thieme Revinter Publicações, 2018.
>   264 p.: il; 17 x 24 cm.
>   Título Original: *Échocardiographie clinique*
>   Inclui Índice Remissivo.
>   ISBN 978-85-5465-093-3
>   1. Ecocardiografia. 2. Cardiopatia. 3. Hipertensão Arterial Pulmonar. 4. Novas Tecnologias. I. Título.
>
>   CDD: 616.1207543
>   CDU: 616.12-07

Tradução:
Laís Virginia Alves Medeiros (Caps. 1 a 6)
Tradutora Especializada na Área da Saúde, SP
Maitê Dietze (Caps. 7 a 14 e Anexos)
Tradutora Especializada na Área da Saúde, RS

Revisão Técnica:
Luciana Paez Rocha
Graduação em Medicina pela Faculdade de Medicina de Petrópolis
Pós-Graduação em Terapia Intensiva pelo Instituto de Pós-Graduação Médica do Rio de Janeiro
Pós-Graduação em Cardiologia pelo Instituto de Pós-Graduação Médica do Rio de Janeiro
Médica do Serviço de Cardiologia Intensiva do Hospital Barra D'or
Coordenadora do Serviço de Emergência do Hospital Rio Mar

Título original:
Échocardiographie clinique
Copyright © 2017 by Elsevier Masson SAS
ISBN 978-2-294-74896-7

© 2018 Thieme Revinter Publicações Ltda.
Rua do Matoso, 170, Tijuca
20270-135, Rio de Janeiro – RJ, Brasil
http://www.ThiemeRevinter.com.br

Thieme Medical Publishers
http://www.thieme.com

Impresso no Brasil por Zit Editora e Gráfica Ltda.
5 4 3 2 1
ISBN 978-85-5465-093-3

Nota: O conhecimento médico está em constante evolução. À medida que a pesquisa e a experiência clínica ampliam o nosso saber, pode ser necessário alterar os métodos de tratamento e medicação. Os autores e editores deste material consultaram fontes tidas como confiáveis, a fim de fornecer informações completas e de acordo com os padrões aceitos no momento da publicação. No entanto, em vista da possibilidade de erro humano por parte dos autores, dos editores ou da casa editorial que traz à luz este trabalho, ou ainda de alterações no conhecimento médico, nem os autores, nem os editores, nem a casa editorial, nem qualquer outra parte que se tenha envolvido na elaboração deste material garantem que as informações aqui contidas sejam totalmente precisas ou completas; tampouco se responsabilizam por quaisquer erros ou omissões ou pelos resultados obtidos em consequência do uso de tais informações. É aconselhável que os leitores confirmem em outras fontes as informações aqui contidas. Sugere-se, por exemplo, que verifiquem a bula de cada medicamento que pretendam administrar, a fim de certificar-se de que as informações contidas nesta publicação são precisas e de que não houve mudanças na dose recomendada ou nas contraindicações. Esta recomendação é especialmente importante no caso de medicamentos novos ou pouco utilizados. Alguns dos nomes de produtos, patentes e design a que nos referimos neste livro são, na verdade, marcas registradas ou nomes protegidos pela legislação referente à propriedade intelectual, ainda que nem sempre o texto faça menção específica a esse fato. Portanto, a ocorrência de um nome sem a designação de sua propriedade não deve ser interpretada como uma indicação, por parte da editora, de que ele se encontra em domínio público.

Todos os direitos reservados. Nenhuma parte desta publicação poderá ser reproduzida ou transmitida por nenhum meio, impresso, eletrônico ou mecânico, incluindo fotocópia, gravação ou qualquer outro tipo de sistema de armazenamento e transmissão de informação, sem prévia autorização por escrito.

Prólogo

Assim que me instalei, o coordenador de ensino com quem fui me encontrar disse: "Minha pobre criança, escolha seus associados, você tem uma bela especialidade, não vá se comprometer com um ecografista...".

Em alguns anos, que virada de tendência na nossa prática diária; não podemos mais evitar a ecografia cardíaca, e mantenho sempre junto a mim a literatura de meu amigo, o doutor Christophe Klimczak, sejam seus livros-texto, como *Échocardiographie clinique*, ou obras como *Échographie de stress, Techniques d'écographie cardiaque*, ou *Échographie transoesophagienne*.

Graças à sua experiência, ele nos faz lembrar as armadilhas, as astúcias e com ele chegamos mesmo a pensar que nos tornamos superdotados da ecografia. Ele nos ajuda em nosso diagnóstico, mas, igualmente, a preencher o relatório com todas as medidas que devem constar para que nossos relatórios possam ser validados. O doutor Christophe Klimczak ativou vários laboratórios de ecografia cardíaca, e vemos em seus livros sua grande experiência à beira do leito do paciente, seu apego ao ensino. Abrindo ao acaso o livro em qualquer página, encontramos pequenos detalhes que tão depressa acabamos esquecendo.

Esses livros, para mim, cardiologista autônomo, são de uma preciosa ajuda, e eu o agradeço igualmente por não esquecer de atualizá-los regularmente: é bem mais que um lembrete, é, ao contrário, muitas vezes, o *best-seller* de nossos encontros científicos.

Parabéns mais uma vez!

Docteur Dominique Guedj-Meynier
*Past-President du Collège national
des cardiologues français* (CNCF)

Prefácios

Fazer o prefácio desta obra é uma grande alegria para mim. Para isso, há duas razões: esta obra prova a vitalidade da exploração ecocardiográfica, visto que, em pouco mais de 20 anos, seis edições surgiram à luz do dia. Renovação necessária para essa exploração insubstituível, mas principalmente evolutiva, guiada por novas tecnologias, técnicas associadas e métodos de avaliação pelos quais ela permite a passagem dos laboratórios de pesquisa à prática clínica cotidiana. Nova edição porque o livro escrito por Cristophe Klimczak também provou sua utilidade junto a cardiologistas iniciantes, assim como aos mais experientes. Sua audiência cresce e vai além de nossas fronteiras, onde as edições anteriores foram esgotadas. Incorporando-se em 1989 à coleção lançada alguns anos antes por seu amigo Gérard Drobinski; a primeira edição rapidamente se esgota e, com a ajuda da evolução da técnica, as edições se sucedem. O formato do livro incita a tê-lo à mão para usá-lo como referência sem se perder em explicações supérfluas.

Um imenso trabalho de atualização foi necessário nesta edição de 2018. Quem melhor que Cristophe Klimczak poderia decifrar as possibilidades atuais da ecocardiografia clínica, ele que acertou em cheio, a partir dos anos 1980, a vinda do Doppler cardíaco, insidiosamente introduzido no arsenal da ecocardiografia padrão da época, modificando sensivelmente nossas concepções fisiopatológicas, a estratégia adotada frente a pacientes e o tratamento que daí resulta? No entanto, essa conquista não foi imediata, pois em 1987 alguns colunistas ainda questionavam sua associação ou não à ecocardiografia! Christophe Klimczak e Gérar Drobinski, por sua vez, perceberam, desde as primeiras edições, a complementaridade da ecocardiografia e do Doppler. Essa associação, por sua simplicidade de realização, desbancou métodos mais onerosos, mais arcaicos e mais dolorosos para o paciente. Ela ofereceu aos pacientes perspectivas de exploração estruturais e hemodinâmicas externas completas, mais tranquilas, não traumáticas. Essa técnica científica, agora validada, impõe os pontos-chave de seu diagnóstico para guiar nossa compreensão da patologia cardíaca. Ela não é exclusiva e combina-se a outras técnicas das quais duplica o interesse, ainda que se enriquecendo de avanços tecnológicos, da miniaturização com a conquista do quadridimensional. Suas aplicações se abrem a toda a patologia cardíaca, adaptando-se às suas flutuações ao longo do tempo, lesões valvulares, depois coronárias e miocárdicas.

São todas essas novidades que Christophe Klimczak nos faz descobrir nesta nova edição. Que privilégio ter acolhido esse maravilhoso, apaixonado e apaixonante pesquisador polonês em 1982! Ele começa suas pesquisas no hospital Broussais, no laboratório de Inserm, e imediatamente se interessa pela imagiologia cardíaca, fazendo uma tese de doutorado sobre prolapso mitral. Nosso falecido colega e amigo, Gérard Drobinki, nota suas atitudes e o apresenta ao Professor Yves Grosgogeat. Encontro fascinante entre esse cientista, descobridor de talentos, e Christophe, que é rapidamente integrado ao serviço de cardiologia do Centro Hospitalar Universitário Pitié-Salpêtrière. Lá ele encontra um grupo de grande competência científica e descobre, além disso, o suporte bastante humano do professor Grosgogeat, que jamais lhe faltará.

Com seu desejo de explorar todas as facetas do Eco-Doppler cardíaco, Christophe alcança um senso agudo de didatismo. Essa qualidade é muito apreciada por seus colegas e alunos, que o incentivam a escrever para apresentar o método de maneira atraente. Além disso, os avanços possibilitados pela *Échocardiographie transoesophagienne* não lhe escapam e são objeto de um livro publicado em 1993. Depois é a vez, em 1997, da *Échocardiographie de stress*, obra que terá prefácio do professor Yves Grosgogeat, atestando o valor de seu didatismo, apreciado tanto no exterior quanto na França por nossos jovens e menos jovens colegas. Finalmente, a atividade de Christophe Klimczak no serviço de geriatria lhe permite compreender melhor a patologia dos sujeitos idosos. Em 2000, a *Échocardiographie du sujet âgé* responde à necessidade de compilar sua experiência para definir as normas desses sujeitos idosos, normas às quais é preciso se habituar. Em 2006, o livro didático e rico em iconografia, *100 Pièges em échocardiographie*, completa a coleção de obras do Doutor Christophe Klimczak. *100 Challenges in Echocardiography* é uma tradução inglesa única desse livro de alcance internacional, com prefácio do professor Petros Nihoyannopoulos, *past-president* da filial de ecocardiografia da Sociedade Europeia de Cardiologia. Uma nova edição desde 2009, *120 Pièges en échocardiographie*, atesta o sucesso desta obra. Em 2013, uma nova obra de Christophe Klimczak é publicada: *Techniques de échographie cardiaque*, síntese exaustiva, perfeitamente escrita, das tecnologias ecocardiográficas de hoje e de amanhã.

Exaltamos, então, que Christophe Klimczak tenha se engajado na admirável tarefa que consiste em bem conhecer, para bem "fazer conhecer", ou seja, na triagem das informações, tomando a distância necessária para discernir o elemento que sobrará do evento passageiro, talvez do não evento. É uma qualidade preciosa em nossa época, onde o excesso de informações muitas vezes engana nossa inocência de leitor! Tenho certeza de que os leitores o apreciarão.

Docteur Colette Veyrat
*Chercheur honoraire au Centre national de la recherche scientifique
Past-President International Cardiac Doppler Society
International research and educational consultant*, ICDS

Aqui está a 7ª edição de Ecocardiografia clínica, a esplêndida obra de Christophe Klimczak. Com perseverança, certa despreocupação, a recusa dos modos aos quais muitos dentre nós cedem, ele reitera seu ensaio, mais uma vez bem-sucedido, de transformação de uma ciência cada vez mais complexa em uma ferramenta acessível a todos.

A ecocardiografia tomou, nos dias de hoje, a aparência de uma técnica com múltiplas facetas, chamando para cada uma delas (Doppler tecidual, tridimensional, contraste, *strain*...) um especialista, cuja missão essencial parece ser preservar os mistérios de suas competências. O mérito de Christophe Klimczak é não ter cedido aos modos efêmeros e, ainda que evocando a contribuição potencial desses progressos consideráveis, ter sabido, mais uma vez, sublinhar seus limites eventuais na prática clínica cardiológica diária.

O formato é destinado tanto ao iniciante quanto ao técnico mais experiente com apenas um objetivo: ir ao essencial a serviço do doente. É por esse motivo que, após anos, este famoso livrinho, conhecido bem além de nossas fronteiras, é o lembrete preferido tanto dos ecocardiografistas em formação como dos mais experientes. É certo que não deixamos de perceber, à beira do leito do doente, a obra folheada febrilmente por nossos estagiários, estudantes ou cardiologistas dos laboratórios de ecocardiografia.

Professeur Albert Hagège
Past-President de la Société française de cardiologie
Chef du département de cardiologie, hôpital
européen Georges-Pompidou, Paris.

A imagiologia médica em geral e a ecocardiografia em particular apresentam uma renovação permanente com uma evolução notável realizada, principalmente, durante a última década. Na verdade, a maestria tecnológica dos ultrassons permitiu passar, em pouco tempo, da ecocardiografia bidimensional dita "clássica" à ecocardiografia tridimensional, dotada, adicionalmente, de *softwares* poderosos para analisar a função e a estrutura cardíacas. Além disso, o acoplamento da ecografia em outros testes, com ou sem substâncias vasoativas, ajudou-nos a aumentar consideravelmente a potência e a especificidade da imagiologia realizada. Assim, esses avanços permitiram passar da avaliação apenas aproximada da estrutura cardíaca a um estudo funcional preciso do miocárdio, tanto no estado de repouso quanto no decorrer de testes de estresse, como o estresse físico ou químico. Esse desenvolvimento técnico foi acompanhado por aumento das indicações da ecocardiografia, resultando em sua larga difusão. É assim que a ecocardiografia deixou as unidades especializadas para fazer parte de exames cotidianos da cardiologia clínica autônoma e hospitalar. Atualmente é quase impossível imaginar a prática cardiológica sem a ecocardiografia cardíaca, que se impôs como o prolongamento natural do exame clínico cardiológico.

A experiência das equipes médicas, das unidades de engenharia biomédica e a evolução fantástica do material permitiram definir com precisão as indicações e as modalidades da ecocardiografia e estabelecer recomendações para sua utilização no cotidiano. Como todas as técnicas medicinais, a realização de uma ecocardiografia deve se cobrir de numerosas precauções e respeitar algumas regras para atingir resultados fiéis e reprodutíveis. Assim, ao longo de todo o exame ecocardiográfico, o cardiologista deve proceder com metodologia para evitar numerosas armadilhas cujas consequências seriam lamentáveis. Na verdade, as armadilhas da ecocardiografia existem em cada etapa do exame, tanto na aquisição das imagens quanto na leitura e interpretação dos registros, de onde a necessidade de uma preparação detalhada e contínua sobre o sujeito.

Meu colega e amigo, o Doutor Christophe Klimczak, dedicou a quase totalidade de sua vida profissional à ecografia cardíaca. Inicialmente, enquanto clínico, ele assume a responsabilidade por diversas unidades de ecocardiografia com grande *expertise* no domínio; depois, enquanto cientista acadêmico, o Doutor Klimczak efetuou e ainda participa de numerosos trabalhos científicos que contribuíram e seguem contribuindo para o avanço da ecocardiografia. Para completar essa *expertise*, o Dr. Klimczak iniciou e participa de grande atividade de ensino. O ensino hospitalar-universitário é complementado por uma atividade na formação médica contínua. É assim que as oficinas práticas sobre os diferentes aspectos da ecocardiografia dirigidas pelo Dr. Klimczak gozam de excelente reputação que ultrapassou nossas fronteiras para serem reconhecidas no cenário internacional. Para dividir essa paixão pela ecocardiografia e nos beneficiar com sua *expertise* extraordinária, o Dr. Klimczak escreveu diversos livros sobre o assunto; ele é autor de diversas obras de referência sobre a ecocardiografia, indo da ecografia bidimensional à ecocardiografia de estresse, passando pela ecocardiografia transesofágica e muitas outras. Assim, ele é particularmente indicado para compartilhar conosco sua experiência e efetuar uma elaboração ao mesmo tempo completa e pragmática sobre a ecocardiografia.

Esta nova edição da obra do Dr. Klimczak é didática e rica em ilustrações. O leitor apreciará os numerosos quadros, figuras, exemplos e simulações de armadilhas que constituem a clareza da exposição e confirmam as qualidades pedagógicas do autor. Esses elementos fazem com que os cardiologistas, tanto hospitalares quanto autônomos, saibam sem nenhuma dúvida apreciar o considerável trabalho feito e exposto pelo autor.

Professeur Roland Asmar
Directeur de la Fondation-Institut Recherche Médicale, Genève, Suisse

Agradecimentos

O Doutor Christophe Klimczak agradece às sociedades de imagiologia médica, em especial: Fukuda Denshi, Philips, Kontron Medical-Esaote pela contribuição à realização da iconografia desta obra.

Os agradecimentos cordiais são igualmente endereçados a meus queridos colegas e amigos: Colette Veyrat, Dominique Guedj, Albert Hagège, Roland Asmar, Yves Grosgogeat, que ao longo de todos esses anos apoiaram com serenidade e fidelidade meu desafio editorial em Elsevier Masson, um parceiro notável e único.

Finalmente, o autor agradece amavelmente à Madame Josiane Roux, secretária médica, que aceitou datilografar o texto da maioria das minhas obras.

O Dr. Christophe Klimczak não declara nenhum conflito de interesse para a presente obra.

Homenagem

Em homenagem respeitosa à minha compatriota Marie Curie Sklodowska (1867-1934), que, por sua descoberta científica da radioatividade, fez nascer a medicina nuclear.

A universidade Paris VI escolheu seu nome como emblema.

À memória de nosso colega e amigo, o professor Gérar Drobinski, falecido prematuramente em 2005, que participou das primeiras edições desta obra.

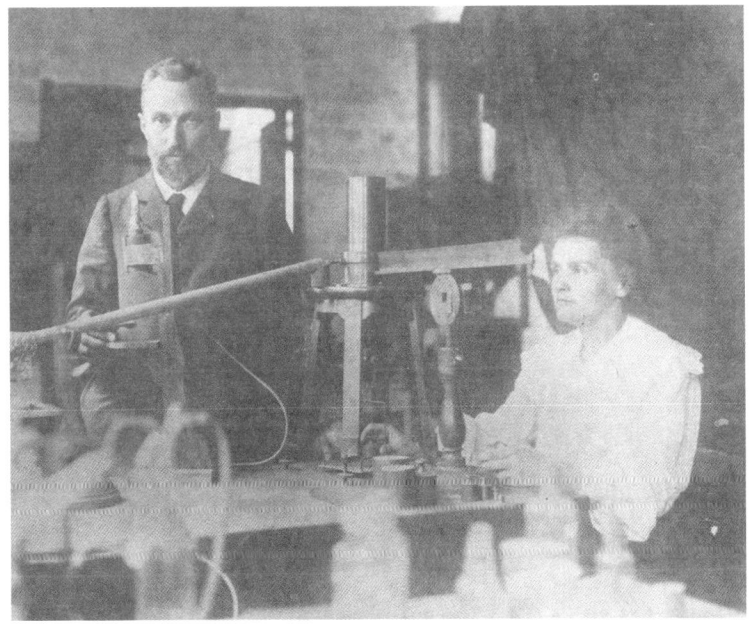

Pierre e Marie Curie no "hangar da descoberta", na escola de física e química industriais da cidade de Paris, 1898.
"Em 1903, Marie, uma polonesa, vira uma das mulheres mais célebres do mundo. Com seu esposo, Pierre Curie, ela participa da grande revolução das ciências físicas. Um prêmio Nobel vem recompensar suas pesquisas e suas descobertas. E, em 1906, a célebre Marie Curie torna-se a primeira professora mulher na Sorbonne". M.-P. Perdrizet, Marie Curie, edições Fernand Nathan, 1983.
Fonte: Musée Curie (coll. ACJC).

Dedicatória

Dedico este livro aos meus queridos pais,
Kazimierz e Cecylia, minha esposa Maria,
meus filhos Christian e Caroline,
minha irmã Élisabeth, bem como a toda
a minha família e a todos os meus amigos.

Abreviações

2D	Modo bidimensional	HSA	Hipertrofia septal assimétrica
3D	Modo tridimensional	HTA	Hipertensão arterial
ABD	*Automatic border detection*	HTAP	Hipertensão arterial pulmonar
AIC	Acidente isquêmico cerebral	HVG	Hipertrofia ventricular esquerda
AO	Aorta	IA	Insuficiência aórtica
ASE	*American Society of Echocardiography*	IC	Insuficiência cardíaca
		ICD	Insuficiência cardíaca direita
BBG	Bloqueio do ramo esquerdo	ICG	Insuficiência cardíaca esquerda
CA	Canal arterial	IM	Insuficiência mitral
CAL	Comissura anterolateral	Imae	*Indexing mitral annular excursion*
CAo	Coarctação aórtica	IMVG	Índice de massa ventricular esquerda
CIA	Comunicação interatrial		
CIV	Comunicação interventricular	IP	Insuficiência pulmonar
CKI	*Color Kinetic imaging*	IPM (Tei)	Índice de *performance* miocárdica
CMP	Comissurotomia mitral percutânea	IT	Insuficiência tricúspide
CMTT	Cardiomiopatia Takotsubo	IVUS	*Intravascular ultrasound*
CPV	Comissura posteromediana	MAPSE	*Mitral annular plane systolic excursion*
DC	Débito cardíaco		
DEM	Retardo eletromecânico	MCD	Miocardiopatia dilatada
DES	Retardo eletrossistólico	MCH	Miocardiopatia hipertrófica
DF	Diferença de frequência	MVG	Massa ventricular esquerda
dP/dt	Derivada de pressão	OD (RA)	Átrio direito
DTD	Diâmetro telediastólico	OG (LA)	Átrio esquerdo
DTI	Doppler tecidual	PAL	Coluna anterolateral
DTS	Diâmetro telessistólico	PAP	Pressão arterial pulmonar
ECG	Eletrocardiograma	PHT	*Pressure half time*
ECM	Ecocardiografia de contraste miocárdico	PISA	*Proximal isovelocity surface area*
		PP	Parede posterior
EDS	Ecocardiografia de estresse	PPE	Período de pré-ejeção
EP	Derrame pericárdico	PPM	Músculo papilar posteromedial
EP	Embolia pulmonar	PRF	*Pulse repetition frequency* (frequência de repetição de pulsos)
EPR	Espessura parietal relativa		
ETO	Ecocardiografia transesofágica	PRVG	Pressão de enchimento ventricular esquerdo
ETT	Ecocardiografia transtorácica		
FE	Fração de ejeção	pvm	Pequena válvula mitral
FMS	Fechamento mesossistólico das sigmoides	PVM	Prolapso da válvula mitral
		RA	Estenose aórtica
FOP	Forame oval patente	RM	Estenose mitral
FR	Fração de encurtamento	RT	Estenose tricúspide
FRg	Fração de regurgitação	RVA	Substituição da válvula aórtica
FVP	Fluxo venoso pulmonar	SA	Superfície aórtica
FVSH	Fluxo venoso hepático	sad	Sigmoide anterolateral
GVM	Grande válvula mitral	SIA	Septo interatrial

SAM	*Systolic anterior motion*	**TM**	Tempo-Movimento: modo monodimensional
SC	Superfície corporal		
Sida	Síndrome da imunodeficiência adquirida	**TMVR**	*Transcatheter mitral valve replacement*
SIV (IVS)	Septo interventricular	**TPE**	Tempo de pré-ejeção pulmonar
SOR	Superfície do orifício regurgitante	**TRIV**	Tempo de relaxamento isovolumétrico
spnc	Sigmoide posterior não coronária		
TAP	Tronco da artéria pulmonar	**VCI**	Veia cava inferior
TAPSE	*Tricuspid annular plane systolic excursion*	**VCS**	Veia cava superior
		VD (RV)	Ventrículo direito
TAVI	*Transcatheter aortic valve implantation*	**VES**	Volume de ejeção sistólico
		VG (LV)	Ventrículo esquerdo
TD	Tempo de desaceleração	**VTD**	Volume telediastólico
THI	*Tissue harmonic imaging*	**VTI (ITV)**	Integral velocidade-tempo
		VTS	Volume telessistólico

Sumário

Prólogo	V
Prefácios	VII
Agradecimentos	XI
Homenagem	XIII
Dedicatória	XV
Abreviações	XVII
Histórico	1

Capítulo 1
Princípio da ecocardiografia 3

Capítulo 2
Técnicas de registro 5

Técnicas clássicas 5
    Ecocardiografia unidimensional (TM) 5
    Ecocardiografia bidimensional (2D) 9
    Ecocardiografia Doppler 16
Técnicas associadas 27
    Ecocardiografia transesofágica (ETO) 27
    Ecocardiografia com prova de contraste 27
    Ecocardiografia de estresse (EDE) 30

Capítulo 3
Cardiopatias valvulares 45

Afecções mitrais 45
    Estenose mitral 45
    Insuficiência mitral 51
Afecções aórticas 72
    Estenose aórtica 72
    Insuficiência aórtica 80
Afecções tricúspides e pulmonares 89
    Estenose tricúspide 89
    Insuficiência tricúspide 89
    Insuficiência pulmonar 91

Capítulo 4
Hipertensão arterial pulmonar (HTAP) 93

Medida da pressão arterial pulmonar (PAP) no Doppler 94
    PAP sistólica (PAPs) 94
    PAP diastólica (PAPd) 94
    Outros métodos 95
Características pós/pré-capilar da HTAP 96

Capítulo 5
Endocardites infecciosas 99

Vegetações valvulares 99
Lesões destrutivas 101
Consequências hemodinâmicas 101
Critérios de gravidade 102
Conduta terapêutica 103

Capítulo 6
Cardiopatias isquêmicas 105

Diagnóstico do infarto do miocárdio 105
    Anomalias da cinética parietal 105
    Alterações do espessamento parietal 107
    Modificações da ecoestrutura do miocárdio ... 107
Função global do VG 107
Complicações do infarto 108
Estudo da viabilidade do infarto 110
Detecção da doença coronariana 110
Visualização das coronárias 110
Perspectivas 111
Conduta terapêutica 111

Capítulo 7
Miocardiopatias 113

Miocardiopatias hipertróficas 113
    Miocadiopatia hipertrófica obstrutiva 113
    Indícios ecocardiográficos de MCH obstrutiva severa 118

Indícios ecocardiográficos prognósticos de MCH.118
Implicações terapêuticas 119
Miocardiopatias dilatadas..119
Elementos diagnósticos.....................................119
Consequências hemodinâmicas........................120
Critérios de gravidade..122
Índices prognósticos..122
Implicações terapêuticas 122
Miocardiopatias infiltrativas 122
Amiloidose cardíaca 122

Capítulo 8
Afecções pericárdicas — 125

Derrame pericárdico...125
Contribuições da ecocardiografia TM 125
Contribuições da ecocardiografia 2D.................126
Pericardite crônica constritiva..................................129
Conduta terapêutica 130

Capítulo 9
Insuficiência cardíaca — 131

Insuficiência cardíaca esquerda (ICG) 131
Insuficiência cardíaca esquerda sistólica 131
Insuficiência cardíaca esquerda diastólica 137
Insuficiência cardíaca direita (ICD)........................145
Disfunção sistólica do ventrículo direito.............145
Disfunção diastólica do ventrículo direito 147
Ressincronização ventricular no
paciente com insuficiência cardíaca.......................148
Assincronismo atrioventricular...........................149
Assincronismo interventricular...........................149
Assincronismo intraventricular...........................149
Ecocardiografia 2D 152

Capítulo 10
Massas intracardíacas — 157

Tromboses intracardíacas 157
Tumores cardíacos 159

Capítulo 11
Próteses valvulares — 163

Aspectos TM e 2D normais 163
Próteses mecânicas 163
Bioproteses..164
Estudo Doppler..165
Vigilância ecocardiográfica das próteses
valvulares 169

Disfunção protética..171
Desinserções protéticas 171
Tromboses protéticas...172
Degeneração da bioprótese 173
Endocardite na prótese......................................174
Insuficiência aórtica em TAVI.............................174

Capítulo 12
Cardiopatias diversas — 177

Cardiopatia hipertensiva..177
Grau de hipertrofia ventricular esquerda (HVG) ...177
Geometria ventricular esquerda 178
Função sistólica e diastólica do VG 179
Interesse terapêutico 179
Cardiopatia embólica...181
Miocardites agudas 183
Embolia pulmonar..183
Cor pulmonale crônico...185
Displasia arritmogênica do ventrículo direito..........185
Cardiomiopatia de Takotsubo 185
Cardiopatias urêmicas...186
Cardiomiopatia diabética...186
Cardiomiopatia por antraciclinas 186
Cardiopatias por radiação 187
Valvulopatias medicamentosas 187
Traumatismo cardíaco 188
Rejeição aguda do transplante cardíaco 188
Anomalias cardíacas da AIDS.................................188
Anomalias cardíacas do lúpus eritematoso............189
Cardiopatias ligadas à gravidez..............................189
Paciente em estado crítico 189
Hipovolemia em pacientes pós-reanimação..........189
Impacto cardíaco da atividade esportiva...............190

Capítulo 13
Cardiopatias congênitas — 191

Comunicação interatrial (CIA) 191
Comunicação interventricular (CIV).......................193
Canal arterial (CA)...194
Coarctação aórtica (CAo)..195
Estenose aórtica congênita 195
Estenose valvular 195
Estenose subvalvular...195
Estenose pulmonar..196
Estenose valvular 196
Estenose infundibular 196

Anomalia de Ebstein...196
Tetralogia de Fallot 197

Capítulo 14
Novas tecnologias em ecocardiografia 199

Imagem harmônica ou *tissue harmonic imaging* (THI) 199

TM anatômico (*anatomic M-mode*).......................199

Imagem por Doppler tecidual ou *Doppler tissue imaging* (DTI)...201

Imagem 2D *strain/strain rate* 201

Indexing Mitral Annular Excursion 204

Detecção automática do endocárdio ou *automatic border detection* (ABD)..206

Color Kinesis 206

Ecocardiografia de contraste miocárdico (ECM) ...208

Ecocardiografia tridimensional (3D) 209

Ecocardiografia e Doppler intracoronários 211

    Ecocardiografia intracoronária...........................211

    Doppler intracoronário 211

Ecocardiografia intracardíaca................................212

Vector flow mapping 212

Tele-ecocardiografia 212

Ecocardiografia portátil..214

Ecocardiografia de simulação 214

Conclusão 217

Bibliografia 219

Anexo 1
Tabela de valores normais (em adultos) 225

Anexo 2
Tabela de valores normais (em crianças segundo a idade) 229

Anexo 3
Principais parâmetros de regulagem da ecocardiografia: descrição das funções em modo TM, 2D e Doppler 231

Modo TM, 2D..231

Doppler espectral 231

Doppler colorido 2D (CFM); TM (CTM) 232

Índice remissivo 233

Ecocardiografia Clínica

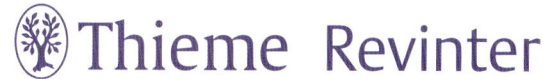

Histórico

A cardiologia é uma das disciplinas médicas cujos progressos são os mais espetaculares.

A exploração do coração humano pelo ultrassom remete a 1952, ou seja, há mais de 60 anos. Depois, com o passar dos anos, a ecocardiografia se torna pouco a pouco o método de imagiologia mais utilizado em cardiologia. Essa ascensão "fantástica" é fruto de numerosas experimentações e de pesquisas científicas e clínicas, bem como da exploração de todos os avanços tecnológicos de nossa época. Ela é o resultado de uma longa "caminhada do ultrassom", cuja história rica e apaixonante pode ser resumida em algumas datas, como segue:

- 1843: descoberta, durante o trabalho sobre a luz das estrelas, do fenômeno de "desvio de frequência" (efeito Doppler), aplicado ao ultrassom (Christian Doppler) (Figura 1);

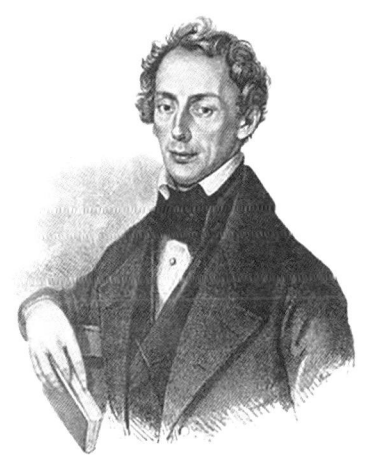

Figura 1 Christian Doppler (1803-1853).
Astrofísico nascido em Salzbourg, professor do Instituto de tecnologia de Praga, depois diretor do Instituto de Física em Viena. Em 1843, enunciou o princípio que carrega seu nome: o efeito Doppler.
Fonte: Anon, & Studnicka, F. J. (1903). Retrato de Christian Doppler. University of Cambridge, Institute of Astronomy Library.

- 1859: construção de um apito de ultrassom capaz de produzir vibrações com um comprimento de onda de 25.000 ciclos por segundo (Galton);
- 1870: demonstração experimental e matemática do fenômeno Doppler no domínio sonoro (Hippolyte Fizeau);
- 1880: pesquisas científicas sobre o fenômeno de piezeletricidade (Marie e Pierre Curie);
- 1917: utilização do cristal de quartzo para gerar as ondas ultrassônicas (Langevin);
- 1940-1945: aplicação de ultrassom para a detecção de submarinos (método de Sonar) e de fissuras nas peças metálicas (Firestone);
- 1950-1952: primeira utilização de ultrassom no corpo humano (Keidel, Wild, Howry);
- 1954: primeira visualização ecográfica das estruturas cardíacas em movimento, modo A e M (Edler, Laund, Hertz);
- 1956: primeiro registro do sinal Doppler (em modo contínuo) proveniente das válvulas e das paredes cardíacas em movimento (Satomura e Yoshida);
- 1960: primeiro relatório sobre o interesse do ultrassom na detecção de lesões valvulares (Edler e Effert);
- 1963: primeira publicação americana sobre o diagnóstico ultrassonográfico de lesões da válvula mitral (John Reid). Introdução da ultrassonografia cardíaca nos Estados Unidos.
- 1965-1969: primeiros registros transcutâneos das curvas do fluxo sanguíneo por Doppler em emissão contínua (Mc Leod, Kalmanson, Veyrat, George, Pourcelot...);
- 1969: desenvolvimento de aparelhagem utilizando a técnica do Doppler em emissão pulsada (Welss, Peronneau);
- 1970-1975: desenvolvimento da ecocardiografia bidimensional "setor Scan" (Bom, Griffith, Yoshikawa, Pedersen, Freigenbaum...);
- 1973-1979: agrupamento dos registros Doppler em imagem TM, depois 2D (Johnson, Kalman-

son, Veyrat, Diebold, Nimura, Matsuo, Kitabatake...);
- 1975: primeiras imagens do coração em modo TM por via transesofágica (Frazin, Schluter, Hisanaga), em modo 2D monoplanar (1980), biplanar (1988) e multiplanar (1992);
- 1978: aplicação do Doppler contínuo à quantificação de estenoses valvares (Holen, Hatle e Angelsen);
- 1980: introdução da técnica Doppler com entradas múltiplas (Griffith, Hoeks);
- 1982-1985: surgimento da imagiologia por Doppler bidimensional com codificação colorida "cartografia Doppler colorida" (Stevenson, Bommer, Omoto, Kalmanson, Veyrat, Kitabatake...);
- 1993: primeira abordagem conceitual da ecocardiografia tridimensional seguida de desenvolvimento tecnológico explosivo, a reconstrução 3D em tempo real (Belohlavek, Pandien, Roelandt, Nanda, Davidsen...).

A escola francesa de ecocardiografia foi fundada há mais de 30 anos por Tricot, Laurenceau, Malergue, Kalmanson, Veyrat, Lesbre, Roudaut, Diebold, Rey, Lusson, Farcot, Evans, Sheublé, Lutfalla, Touche, Guerte, Brun, Drobinski e outras pessoas eminentes. Sem esses ilustres pioneiros, apaixonados pelo ultrassom, a ecocardiografia Doppler não teria atingido seu prodigioso desenvolvimento atual.

Capítulo 1
Princípio da ecocardiografia

A ecocardiografia é uma técnica não invasiva de exploração morfológica e dinâmica do coração pelo ultrassom (Figura 1.1). Ela é realizada com a ajuda de um aparelho ecográfico especialmente concebido para a cardiologia, chamado ecocardiógrafo, equipado por uma sonda ultrassonográfica (Figura 1.2).

Essa sonda, que tem propriedades piezelétricas, emite ultrassom em uma frequência compreendida entre 2 e 5 MHz no adulto e entre 4 e 7 MHz na criança, e recebe seus ecos, que ela traduz em impulsos elétricos amplificados secundariamente e visualizados numa tela de osciloscópio chamada monitor.

O tratamento dos ecos refletidos pode ser feito de *duas maneiras*:
- pela medida do tempo de retorno dos ecos, permitindo definir a distância que separa a sonda da interface explorada. Cada estrutura cardíaca encontrada pelo ultrassom reflete um eco carac-

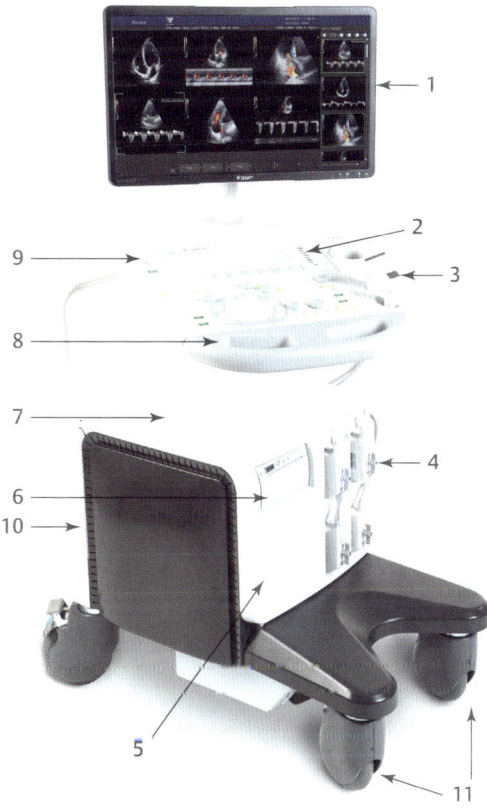

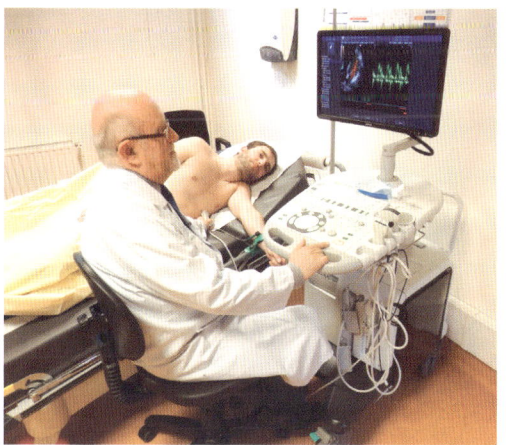

Figura 1.1 Técnica de exame ecocardiográfico: posição do paciente e do operador.

Figura 1.2 Estrutura do ecocardiógrafo (*Sefius* de Fukuda Denshi).
1: tela de LCD colorida dobrável e ajustável em altura e lateralmente; 2: interface homem-máquina modulável com teclado alfanumérico, toques e potenciômetros de função; 3: sondas ultrassonográficas com seus suportes; 4: compartimento para os conectores das sondas; 5: caixa eletrônica com o computador de controle e de biometria; 6: impressora videodigital integrável; 7: suporte para periféricos; 8: alto-falantes; 9: entradas USB; 10: conectores (atrás do ecocardiógrafo) para impressora, USB, vídeo, cabo de ECG etc.; 11: rodas com freios.

terístico por sua posição e suas mobilidades. É o princípio da imagiologia ultrassonográfica;
- pelo estudo das variações de frequência dos ecos refletidos por uma interface móvel (fluxo sanguíneo), permitindo medir a velocidade de deslocamento desta. É a aplicação do princípio do efeito Doppler.

A seleção das funções (imagiologia, Doppler) e a regulação dos parâmetros ecográficos (ver anexo 3 no fim da obra) são realizadas pelo utilizador previamente formado, chamado de ecocardiografista. O registro dos traçados se faz no papel graças a uma impressora, com a ajuda de um sistema informatizado de armazenamento e impressão dos resultados. Os traçados dinâmicos podem ser registrados numa fita magnética, transferidos para um dispositivo USB ou um disco rígido externo ou gravados num CD ou DVD e analisados posteriormente.

Os documentos ecográficos são analisados com um traço eletrocardiográfico simultâneo, que serve como ponto de referência de tempo no ciclo cardíaco.

Um *software* apropriado integrado ao ecocardiógrafo permite efetuar certas medições e cálculos ecográficos. Essas informações podem, igualmente, ser transferidas e armazenadas na memória do computador.

A visualização correta das estruturas cardíacas é, por vezes, difícil, ou mesmo impossível, em consequência de limitações técnicas causadas, em particular, pela obesidade do paciente examinado, por deformação torácica ou por hiperinsuflação dos pulmões (enfisema, asma).

A técnica opcional de imagiologia chamada de harmônica permite melhorar a qualidade das imagens ecográficas nesses pacientes particularmente difíceis, que são qualificados como hipoecogênicos.

Capítulo 2
Técnicas de registro

O registro de um ecocardiograma pela via transtorácica (ETT) se faz em um paciente em decúbito dorsal, tórax ligeiramente elevado ou em decúbito lateral esquerdo, a mão esquerda atrás da nuca (Figura 1.1). A sonda ultrassonográfica é aplicada sobre o tórax do paciente examinado e dirigida ao seu coração segundo regras bem definidas. Um gel hidrossolúvel aplicado sobre a pele facilita a transmissão do ultrassom entre a sonda e o paciente.

O exame dura, em média, de 10 a 30 minutos, conforme as informações procuradas. Existem várias técnicas de registro que comportam a imagiologia e o Doppler cardíaco (Figura 2.1).

Técnicas clássicas

O exame ecográfico é realizado segundo três técnicas principais: unidimensional, bidimensional e Doppler, que são complementares e deveriam ser utilizadas conjuntamente (Figura 2.1).

Recolhe-se, assim, uma imagiologia de ETT diferente segundo a técnica utilizada.

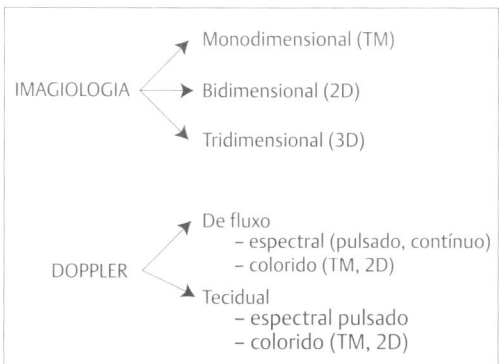

Figura 2.1 Técnicas de ecocardiografia.

Ecocardiografia unidimensional (TM)

É uma representação gráfica dos movimentos de diversas estruturas cardíacas encontradas pelo feixe estreito de ultrassom, em função do tempo (tempo-movimento: TM). A exploração é feita segundo o eixo do feixe, portanto, em apenas uma dimensão.

Classicamente, a sonda ultrassonográfica é posicionada na borda esquerda do esterno, mais frequentemente no 3º ou 4º espaço intercostal. Em caso de acoplamento habitual com imagiologia bidimensional, um feixe linear pode ser selecionado para analisá-la segundo o modo TM. A linha de disparo TM é sobreposta à imagem 2D e posicionada sobre a zona a ser estudada.

Efetuando uma varredura do ápice em direção à base do coração, as estruturas cardíacas podem ser registradas de maneira contínua e analisadas segundo três incidências clássicas: *transventricular*, *transmitral* e *transaórtica* (Figura 2.2). O traço TM comporta duas escalas: uma escala vertical em profundidade formada por pontos cuja distância representa 10 mm, e a escala horizontal de tempo. Por rotina, a velocidade de registro dos traços é de 50 mm/s.

Incidência transventricular

Ela é registrada abaixo da borda livre da válvula mitral (Figura 2.3a)

As estruturas seguintes são detectadas da frente para trás:
- parede torácica anterior (Th);
- parede anterior do ventrículo direito;
- cavidade ventricular direita (VD);
- septo interventricular (SIV) com seu movimento sistólico posterior;

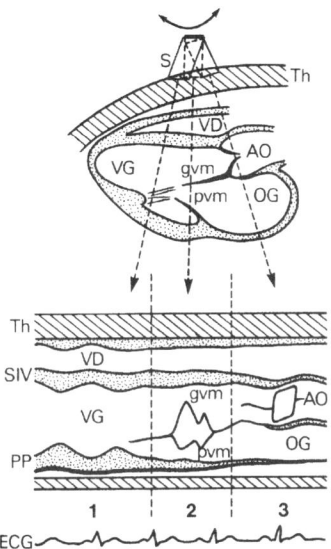

Figura 2.2 Esquema da varredura das estruturas cardíacas em modo TM.
Incidências TM: transventricular (1); transmitral (2); transaórtica (3). No alto: longitudinal do coração (S: sonda; Th: tórax).

- cavidade ventricular esquerda (VG);
- parede posterior (PP) do VG com seu movimento sistólico anterior;
- epicárdio ligado ao pericárdio que reflete um eco mais forte.

Essa incidência permite medir:
- *na telediástole* (início da onda Q de QRS):
  o diâmetro do VD (n = 7-23 mm);
  a espessura do SIV (n = 6-11 mm);
  o diâmetro do VG (n = 38-56 mm);
  a espessura da PP (n = 6-11 mm).
- *na telessístole*: o diâmetro do VG no lugar da contração máxima do SIV (n = 22-40 mm). Esses valores normais dizem respeito ao paciente examinado em decúbito dorsal. Em decúbito lateral esquerdo, o diâmetro do VD é ligeiramente aumentado (n = 9-26 mm).

As outras medidas possíveis são as seguintes:
- a fração de encurtamento sistólico do VG (FR), obtida pela relação:

$$FR = \frac{DTD - DTS}{DTD} \ (n: 28 - 42\%)$$

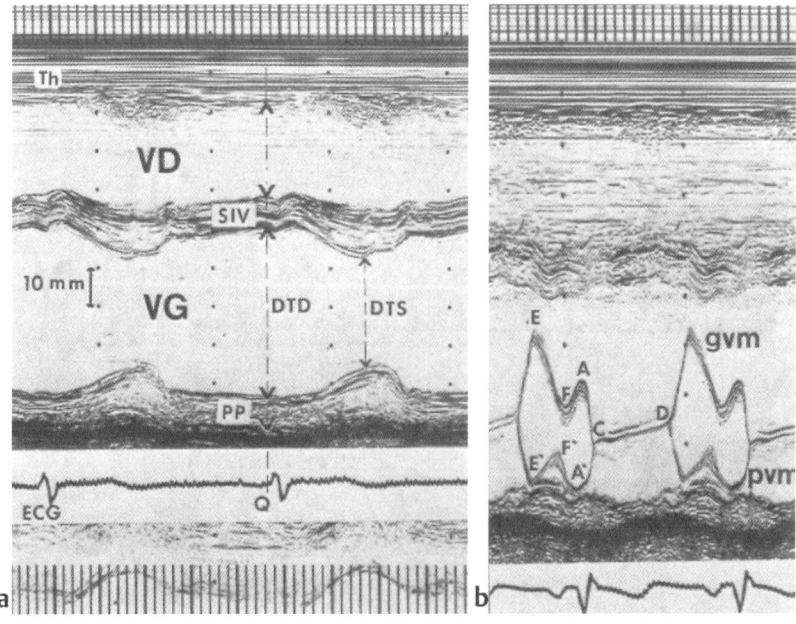

Figura 2.3 Registros em modo TM.
a. Incidência transventricular. Medidas: VD = 24 mm, SIV = 8 mm, PP = 8 mm, VG = 44 mm (DTD), 28 mm (DTS), FR = 36%.
b. Incidência transmitral. Medidas: amplitude DE = 18 mm, amplitude EE' = 31 mm, declínio EF = 120 mm/s, distância E-SIV = 8 mm.

DTD: diâmetro telediastólico do VG;
DTS: diâmetro telessistólico do VG.

Esse índice permite avaliar a função sistólica global ventricular esquerda, desde que não exista alteração segmentar da cinética das paredes ou movimento paradoxal do septo interventricular (bloqueio do ramo esquerdo, ponte de safena, substituição da válvula, sobrecarga ventricular direita...). Trata-se de um parâmetro simples de calcular, bem correlacionado com a fração de ejeção angiográfica, e utilizado quase sistematicamente. A FR calculada no TM é válida para o VG, contraindo-se de maneira homogênea. Em todo caso, é preciso repetir e tirar a média das medidas:
- relação das espessuras telediastólicas das paredes do VG: SIV/PP (n = 0,9-1,3);
- espessura parietal relativa ou EPR (Capítulo 12);
- volumes ventriculares (V), calculados segundo duas fórmulas matemáticas:
  fórmula do cubo: o VG é semelhante a um elipsoide de revolução cujo grande eixo (L) é o dobro do pequeno eixo (D):

$$V = \Pi D^2 L/6 = \Pi D^3/3 \approx D^3 \text{ se } L = 2D$$

Esse método frequentemente superestima volumes em caso de dilatação do VG:
fórmula de Teicholz: um fator de correção é trazido à fórmula do cubo para o VG dilatado:

$$V = \frac{7D3}{2,4 + D}$$

Na prática, o diâmetro do VG medido no TM (DTD, DTS) é semelhante ao pequeno eixo D.

Qualquer que seja a fórmula utilizada, ela só é confiável em caso de homogeneidade da contração global do VG:
- a fração de ejeção (FE) calculada a partir dos volumes telediastólico (VTD) e telessistólico (VTS) do VG, obtidos pelas fórmulas descritas abaixo:
- a massa miocárdica do VG (Capítulo 12).

$$FE = \frac{VTD - VTS}{DTD} \text{ (n = 52 - 78\%)}$$

A técnica TM anatômica (Capítulo 14) é particularmente interessante no caso de incidência TM transventricular oblíqua. Ela permite corrigir a superestimação das medidas TM do VG (Figura 2.4).

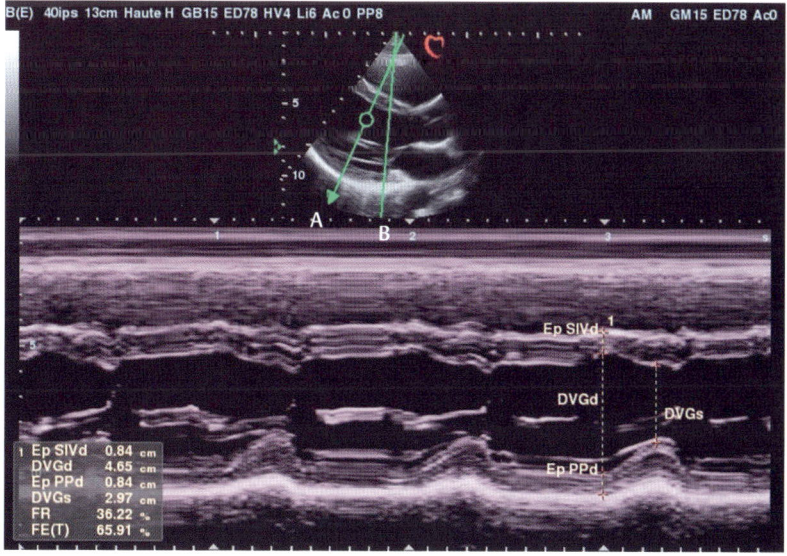

Figura 2.4 Modo de TM anatômico.
Incidência transventricular: no TM clássico = oblíquo (B); no TM anatômico = perpendicular às paredes do VG (A).

Incidência transmitral

O feixe de ultrassom atravessa os dois folhetos mitrais. Registram-se as mesmas estruturas cardíacas que na incidência transventricular, com a adição dos folhetos mitrais, que aparecem como estruturas finas intraventriculares esquerdas, apresentando movimento característico durante o ciclo cardíaco (Figura 2.3b).

Cinética mitral diastólica

O grande folheto mitral (gvm) se desloca para a frente e se inscreve segundo uma curva em forma de M com duas ondas:
- a onda E de abertura protodiastólica da gvm sincrônica com o enchimento rápido protodiastólico do VG;
- a onda A (atrial) de reabertura telediastólica da gvm durante a sístole atrial sincrônica com o enchimento pré-sistólico do VG.

Geralmente, a onda A é de menor amplitude que a onda E. O declínio EF corresponde a um movimento posterior mais lento da gvm que é causado pela elevação da pressão de enchimento do VG e à queda da pressão do OG, que tendem a fechar a válvula mitral. Quando a diástole é longa, a válvula permanece em posição de fechamento parcial na mesodiástole.

O pequeno folheto mitral (pvm) se desloca para trás e desenha um aspecto em W (movimento espelhado). A amplitude de deslocamento da pvm é inferior à da gvm.

Cinética mitral sistólica

Durante a sístole ventricular, os folhetos se unem e seguem o movimento anterior do anel mitral (segmento CD ligeiramente ascendente).

Medidas

Essas medidas mitrais TM realizadas em outros tempos perderam sua utilidade prática com a introdução do modo Doppler:
- amplitude DE de abertura protodiastólica da gvm (n = 17-30 mm);
- amplitude EE9 de distância máxima dos folhetos;
- velocidade do declínio EF (n = 70-150 mm/s);
- distância E-SIV (n = 4-8 mm).

Incidência transaórtica

Registra-se da frente para trás (Figura 2.5a):
- parede torácica anterior;
- parede anterior do VD;
- câmara do VD;
- parede anterior da aorta proximal que dá seguimento ao SIV (continuidade septoaórtica);
- folhetos sigmóideos aórticos;
- parede posterior da aorta que dá seguimento ao grande folheto mitral (continuidade mitroaórtica);
- cavidade auricular esquerda (OG);
- parede posterior do átrio esquerdo.

Os dois ecos das paredes aórticas são paralelos; o traço é ascendente na sístole e descendente na diástole. Apenas duas das três sigmóides são registradas dentro da luz aórtica. Mais frequentemente, trata-se da sigmoide anterolateral (sad) (eco anterior) e da sigmoide posterior não coronariana (spnc) (eco posterior).

Cinética sigmóidea

Na sístole, as sigmoides se afastam uma da outra para desenhar um aspecto retangular "em caixa". A distância intersigmóidea varia pouco durante a duração da sístole.

Na diástole, os dois ecos ficam frente a frente no centro da luz aórtica.

Medidas

- Diâmetro telediastólico da aorta (n = 20-37 mm).
- Distância protossistólica das sigmóides aórticas (abertura sigmóidea) (n = 16-25 mm).
- Diâmetro telessistólico (anteroposterior) do OG (n = 18-40 mm).

As incidências apropriadas do feixe ultrassonográfico permitem estudar as válvulas *tricúspide e pulmonar*:
- o traço tricúspide é comparável ao traço mitral (Figura 2.5b);
- o traço da válvula pulmonar (Figura 2.5c) concerne, habitualmente, à sigmóide posterior:
  na diástole, ela desenha um eco ligeiramente descendente (declínio e-f), traduzindo o deslocamento posterior da válvula e do anel pulmonar durante o enchimento do VD. Na telediástole, a onda a (incisão convexa para

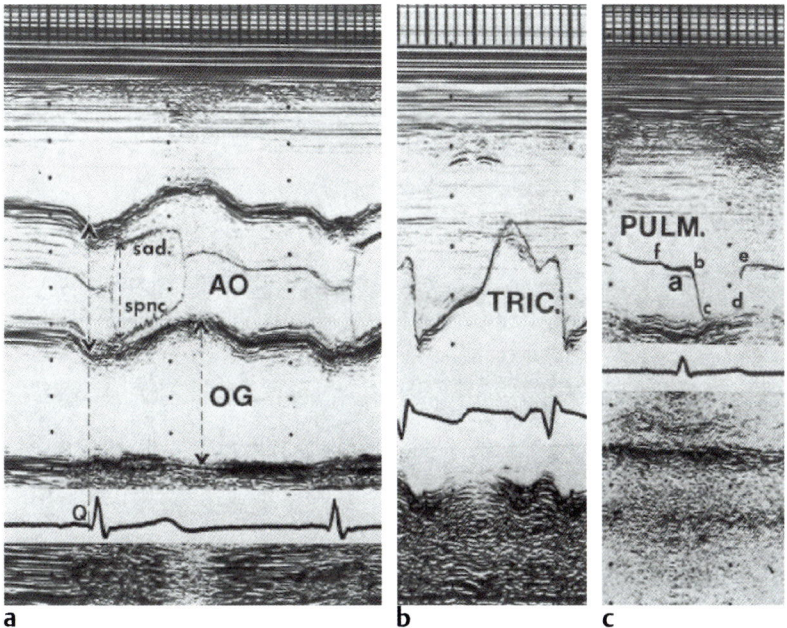

Figura 2.5 Registros em modo TM.
a. Incidência transaórtica. Medidas: diâmetros AO = 34 mm, OG = 38 mm; abertura sigmóidea = 25 mm (sad: sigmoide anterolateral; spnc: sigmoide posterior não coronariana).
b. Ecocardiograma da válvula tricúspide (TRIC.).
c. Ecocardiograma da válvula pulmonar (PULM.).

baixo, de 3 a 6 mm de amplitude) é causada pelo bombeamento da válvula pulmonar durante a sístole auricular direita;

na sístole, a válvula se abre rapidamente (segmento b-c), permanece aberta durante a ejeção (segmento c-d) e depois se fecha (segmento d-e).

O registro da válvula pulmonar no TM frequentemente é incompleto e limitado à fase diastólica. Hoje raramente é realizado em razão do acesso à análise pulmonar 2D e Doppler.

Ecocardiografia bidimensional (2D)

Essa técnica permite explorar o coração em duas dimensões (2D) e em tempo real (frequência de imagens: cerca de 50/s). Ela fornece um corte anatômico do coração em movimento num determinado plano.

O ultrassom emitido pela sonda varre as estruturas cardíacas num setor angular escolhido (de 30 a 110°), de onde se cria uma imagem bidimensional em forma de arco de círculo. Essa varredura é realizada graças à técnica chamada *setor scan eletrônico com deslocamento de fase*: a imagem 2D resulta da ativação eletrônica deslocada em grande velocidade de numerosos cristais piezelétricos uns depois dos outros. Esse sistema permite a utilização simultânea do eco-TM conservando a imagiologia dinâmica 2D.

Uma técnica inovadora de aquisição digital paralela multifeixe do sinal ultrassonográfico permite obter uma cadência de imagem e resolução elevada para melhor visualização dos movimentos das válvulas e das paredes.

O desenvolvimento da imagiologia harmônica constitui um progresso tecnológico considerável na obtenção de imagens de qualidade (Capítulo 14).

Finalmente, um registro simultâneo do eco-TM ou do Doppler é possível durante o exame 2D.

O exame ecocardiográfico em modo 2D consiste em aplicar a sonda ultrassonográfica em diferentes locais do tórax do paciente examinado.

Existem quatro vias de abordagem principais em ecocardiografia 2D: paraesternal esquerda, apical, subcostal e substernal, permitindo obter os diversos cortes do coração (Figuras 2.6 e 2.7).

Via paraesternal esquerda

A sonda é posicionada na borda esquerda do esterno (4º ou 5º espaço intercostal) num paciente deitado em decúbito lateral esquerdo. Por essa via, as estruturas cardíacas podem ser exploradas seguindo dois eixos do coração: o grande eixo (corte longitudinal) e o pequeno eixo (corte transversal).

Corte longitudinal

O plano do corte orientado em direção ao ombro direito é alinhado com o grande eixo do coração (Figura 2.8).

Esse corte permite estudar:
- a câmara do ventrículo direito;
- a raiz da aorta ascendente com duas sigmoides aórticas: anterolateral (sad) e posterior não coronariana (spnc), que são visíveis na diástole sob a forma de um eco mediano, final e único; elas se abrem largamente na sístole sem, no entanto, se aderir às paredes aórticas;
- o septo intraventricular em continuidade com a parede anterior da aorta;

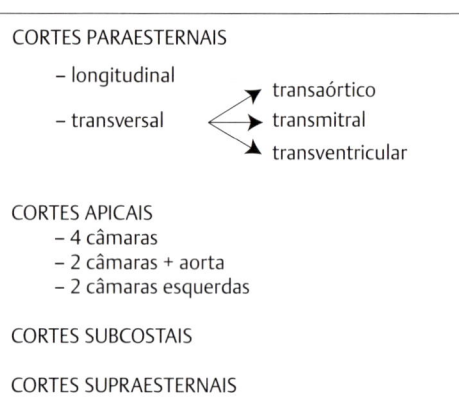

Figura 2.7 Classificação dos cortes bidimensionais na ETT.

- o ventrículo esquerdo;
- a válvula mitral, com o grande folheto (gvm) em continuidade com a parede posterior da aorta, e o pequeno folheto (pvm) em continuidade com a parede posterior do átrio esquerdo. O anel mitral é definido por um plano passando pela raiz da gvm e a inserção da pvm sobre a parede posterior do VG:

    na diástole, a gvm se abre largamente em direção ao septo e a pvm em direção à parede posterior do VG;

    na sístole, a válvula mitral se fecha, causando a coaptação de seus folhetos à frente do plano do anel mitral;

- as cordas da mitral se originam do músculo papilar posteromedial (PPM);
- o átrio esquerdo para trás da aorta;
- a parede posterior do ventrículo esquerda revestida de seu pericárdio;
- a aorta torácica descendem em seção transversa.

Cortes transversais

São obtidos por uma rotação horária da sonda de 90° em relação ao corte longitudinal. Três cortes são realizados por uma inclinação sucessiva da sonda da base em direção ao vértice do coração (Figura 2.9): transaórtico, transmitral, transventricular.

Corte transaórtico

É centrado pela raiz aórtica e suas três sigmoides (Figura 2.9a). As comissuras sigmóideas desen-

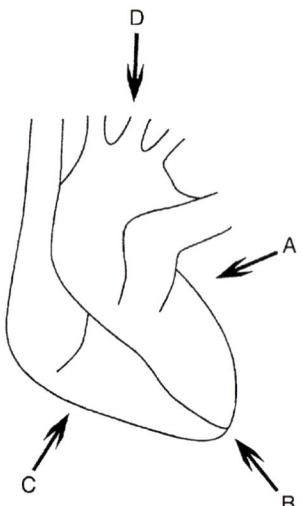

Figura 2.6 Quatro vias de exploração do coração na ecocardiografia 2D: paraesternal esquerda (A), apical (B), subcostal (C) e supraesternal (D).

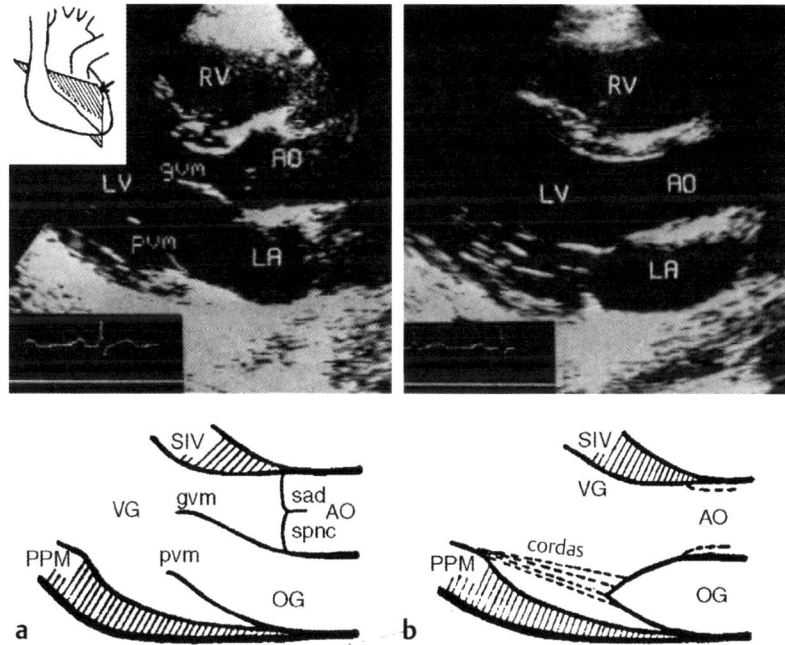

Figura 2.8 Cortes 2D paraesternais longitudinais do coração, na diástole (a) e na sístole (b).
SIV: septo interventricular; PPM: pilar posteromedial; gvm: grande folheto mitral; pvm: pequeno folheto mitral; sad: sigmoide anterolateral; spnc: sigmoide posterior não coronariana.

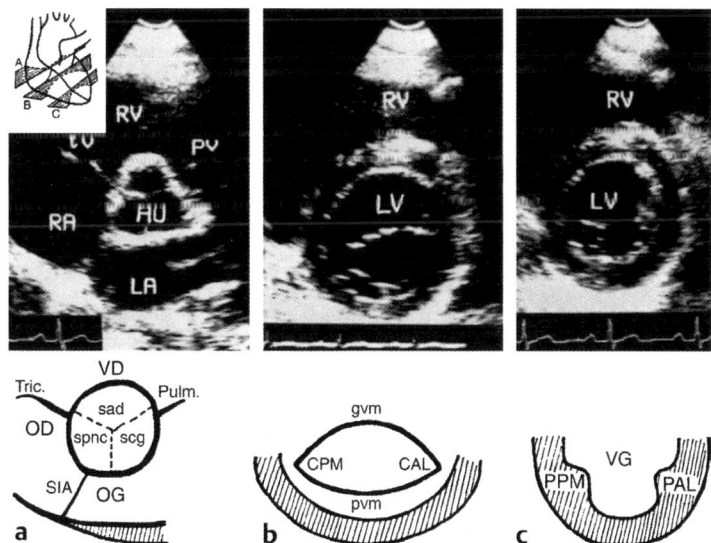

Figura 2.9 Cortes 2D paraesternais transversais (na diástole).
a: Transaórtica; b: transmitral; c: transventricular.
Sad: sigmoide anterolateral; spnc: sigmoide posterior não coronária; scg: sigmoide coronária esquerda; SIA: septo interatrial; CAL: comissura anterolateral; CPM: comissura posteromedial; gvm: grande folheto mitral; pvm: pequeno folheto mitral; PPM: pilar posteromedial; PAL: pilar lateromedial.

ham na diástole um aspecto característico em Y, que se apaga na sístole. Adiante, a aorta é cruzada pelo ventrículo direito, limitado à esquerda pela válvula tricúspide e à direita pela válvula pulmonar. Atrás da aorta, veem-se o átrio esquerdo e o átrio direito separados pelo septo interatrial (SIA).

A angulação apropriada da sonda permite estudar, além disso, o tronco da artéria pulmonar (TAP) com seus ramos (Figura 2.10). A origem da artéria coronária esquerda é, por vezes, igualmente visível.

Corte transmitral

Esse corte visualiza os dois folhetos mitrais no centro da cavidade ventricular esquerda, o grande folheto (gvm) na frente e o pequeno (pvm) atrás (Figura 2.9b).

Na diástole, os folhetos se separam largamente um do outro, o grande se aproxima do septo intraventricular, e o pequeno folheto da parede posterior do VG. A imagem obtida do orifício mitral é ovular: as duas comissuras, anterolateral (CAL) e posteromedial (CPM), formam as duas extremidades dessa elipse.

A pausa da imagem no nível da extremidade dos folhetos permite calcular na tela, segundo o método de planimetria, a superfície do orifício mitral na protodiástole, no máximo de abertura dos folhetos (n = 4-6 cm^2).

Na sístole, os dois folhetos se unem, realizando um traço transverso côncavo.

Corte transventricular

Passa no nível do corpo do ventrículo esquerdo cujas paredes se espessam na sístole de maneira homogênea. Os dois pilares da válvula mitral são visualizados: o pilar posteromedial (PPM), situado na junção da parede septal e da parede posterior do VG, e o pilar anterolateral (PAL), situado no nível da parede lateral do VG (Figura 2.9c).

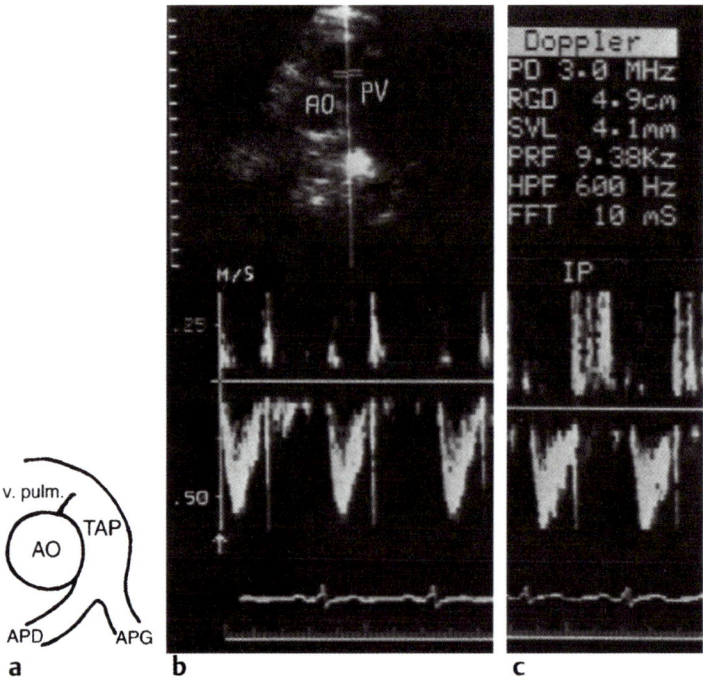

Figura 2.10 Exame da artéria e da válvula pulmonar.
a. Esquema do corte paraesternal transverso centrado sobre a válvula pulmonar (PV) e a via de saída do VD (AO: aorta; TAP: tronco da artéria pulmonar; APD: artéria pulmonar direita; APG: artéria pulmonar esquerda).
b. Fluxo pulmonar normal estudado por Doppler pulsado acima da válvula pulmonar (PV).
c. Insuficiência pulmonar (IP) fisiológica registrada no Doppler pulsado (fluxo diastólico positivo).

O ventrículo direito, menor, sobressai ao ventrículo esquerdo. A aorta torácica descendente em seção transversa pode ser visualizada atrás do VG (ver Figura 3.2b).

Via apical

A sonda é posicionada no nível do choque da ponta e orientada segundo o eixo do coração em direção ao ombro direito num plano horizontal. O sujeito está em decúbito lateral esquerdo. Dois principais cortes podem ser realizados: o corte de quatro câmaras e o corte de duas câmaras.

Corte de quatro câmaras

Permite visualizar simultaneamente os dois ventrículos segundo seu grande eixo (Figura 2.11a e b), separados pelo septo interventricular, e, mais posteriormente, os dois átrios separados pelo septo interatrial. As cavidades esquerdas estão à direita da imagem, as cavidades direitas à esquerda; o vértice está no alto da imagem.

O ventrículo esquerdo, limitado pelas paredes septal e lateral que se aproximam na sístole e se afastam na diástole, tem uma forma arredondada. O pilar anterolateral pode ser visível.

O ventrículo direito, menor, tem uma forma triangular; sua parede lateral é mais fina que a do VG.

Os folhetos mitrais, o grande situado internamente e o pequeno externamente, são implantados mais posteriormente que os folhetos tricúspides (deslocamento de 5 a 10 mm). Na diástole, as válvulas atrioventriculares se abrem largamente nos ventrículos; na sístole, seu ponto de coaptação se faz sempre na frente do plano do respectivo anel.

O septo interatrial apresenta por vezes uma imagem lacunar na sua parte mediana, correspondente à fossa oval (Figura 2.11b, seta).

Duas das quatro veias pulmonares desembocando no átrio esquerdo podem ser igualmente visualizadas segundo esse corte (veias pulmonares superiores direita e esquerda).

Corte de duas câmaras esquerdas

Esse corte, obtido por rotação da sonda em 30° no sentido horário em relação ao corte anterior,

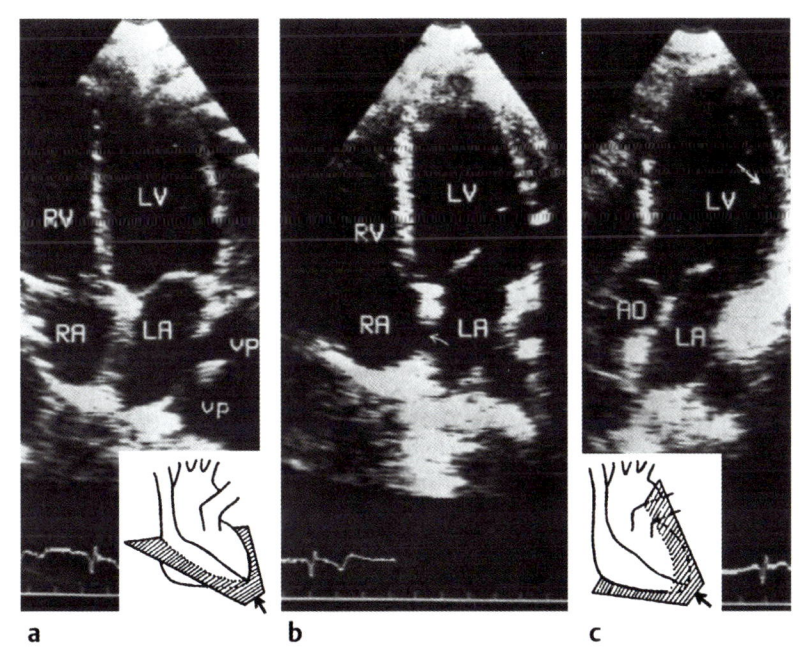

Figura 2.11 Cortes 2D apicais de quatro câmaras (a: na sístole; b: na diástole) e duas câmaras (c) na diástole (vp: veia pulmonar).

permite estudar: o ventrículo esquerdo situado no alto da imagem, o átrio esquerdo embaixo e a raiz dos folhetos sigmóideos, embaixo e à esquerda da imagem (Figura 2.11).

São as paredes anterosseptal e posterolateral do VG que podem ser exploradas nessa incidência. O pilar posteromedial (Figura 2.11c, flecha) com cordas e igualmente visível. A parede posterior da aorta se prolonga pelo grande folheto mitral.

Uma rotação horária suplementar da sonda permite explorar as paredes anterior e inferior do VG.

Via subcostal

Essa via é útil quando a abordagem paraesternal ou apical são tecnicamente impossíveis. A sonda é posicionada na cavidade epigástrica, estando o paciente em decúbito dorsal com os joelhos levemente flexionados. O coração é explorado segundo seu eixo longitudinal (corte de quatro câmaras) e seus diversos eixos transversais (cortes transversais).

Corte de quatro câmaras

Esse corte pode ser sobreposto ao corte apical das quatro câmaras (Figura 2.12a). Permite, em particular, visualizar bem o septo interatrial em sua totalidade, sem a falsa imagem lacunar observada pela via apical.

Cortes transversais

Quatro níveis de cortes podem ser obtidos:
- a base do coração com a aorta no pequeno eixo e o tronco da artéria pulmonar desenrolada;
- o corte transmitral (Figura 2.12b);
- o corte transventricular passando pelo pequeno eixo dos dois ventrículos;
- o corte sagital da veia cava inferior (VCI) desembocando no átrio direito e das veias hepáticas (Figura 2.12c) (diâmetro transversal: 1,1-2,1 cm).

Via supraesternal

Essa via, de realização mais difícil, permite visualizar (Figura 2.13a):

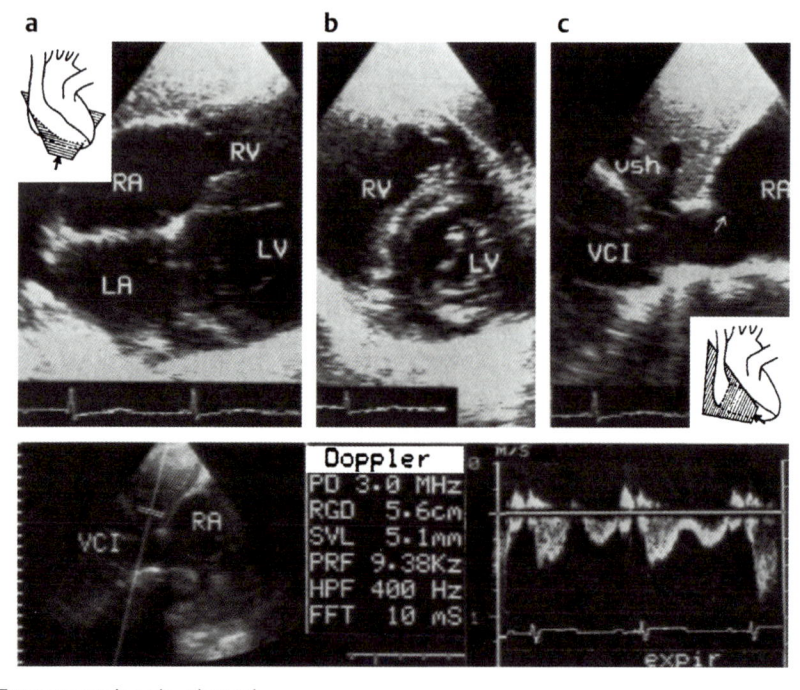

Figura 2.12 Exame segundo a via subcostal.
Acima: Cortes 2D subcostais de quatro câmaras (a), transversal passando pela válvula mitral (b), da veia cava inferior (c) com visualização das veias hepáticas (vsh) e da válvula de Eustáquio (seta).
Abaixo: Fluxo normal registrado na veia hepática por Doppler pulsado (fluxo negativo bifásico).

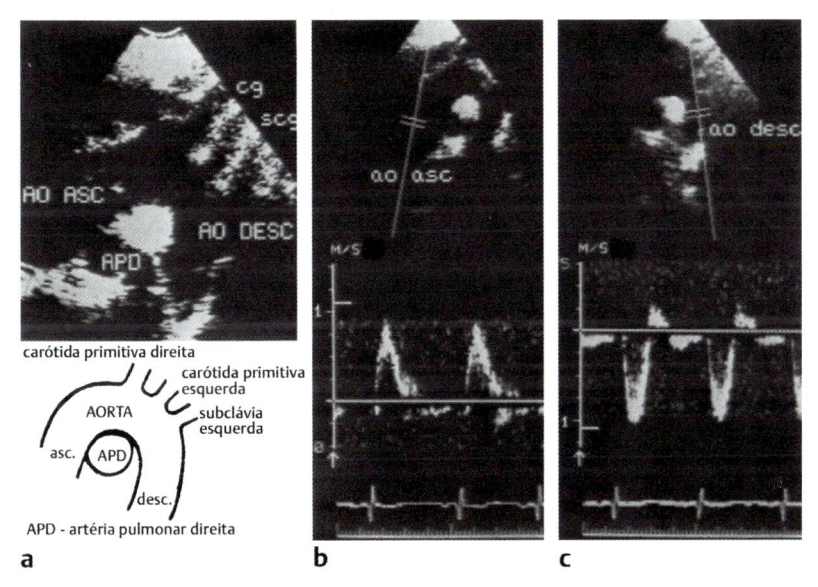

Figura 2.13 Corte 2D supraesternal longitudinal da extremidade da aorta e dos vasos do pescoço (a). Fluxo aórtico normal registrado por Doppler pulsado na aorta ascendente (b) e descendente (c).

- a crossa da aorta no plano de corte longitudinal e transversal;
- a origem dos grandes vasos do pescoço.

Contribuições da ecocardiografia bidimensional

Em resumo, a ecocardiografia 2D permite estudar:
- a morfologia e a cinética das válvulas cardíacas;
- as dimensões das cavidades cardíacas (diâmetros, superfícies), da aorta proximal, das artérias pulmonares;
- a espessura, a ecoestrutura e a cinética das paredes ventriculares;
- a superfície do orifício mitral e aórtico (por vezes) segundo a planimetria;
- os volumes ventriculares calculados a partir de diversos modelos matemáticos integrados no *software* do ecocardiógrafo:
  o modelo Simpson é o mais frequentemente utilizado na prática cardiológica. Se baseia no cálculo da soma dos volumes do VG divididos em faixas de espessura igual ou "discos" (V = h Σ_n^1 S; h: altura dos discos, S: superfície de cada disco);
  no método de Simpson monoplanar, utiliza-se unicamente o corte apical de quatro câmaras traçando o contorno do VG para obter um volume. O traço do endocárdio inclui, por convenção, os músculos papilares no volume da cavidade VG,
  o método de Simpson biplanar (apical de quatro e duas câmaras) é a técnica recomendada rotineiramente (Figura 2.12). É baseada na delimitação dos contornos endocárdicos na telediástole e na telessístole nas duas incidências ortogonais;
  na prática, as medidas volumétricas são relativamente pouco precisas qualquer que seja o modelo utilizado. Elas exigem uma definição perfeita do endocárdio em particular.
- o volume do átrio esquerdo calculado pelo método elipsoidal ou Simpson (n. 15-40 mL/m², média: 27 mL/m²);
- a fração de ejeção do VG (FE), calculada a partir dos volumes ventriculares telediastólico (VTD) e telessistólico (VTS), da seguinte maneira:

$$FE = \frac{VTD - VTS}{VTD} \quad (n: 63 \pm 6\%)$$

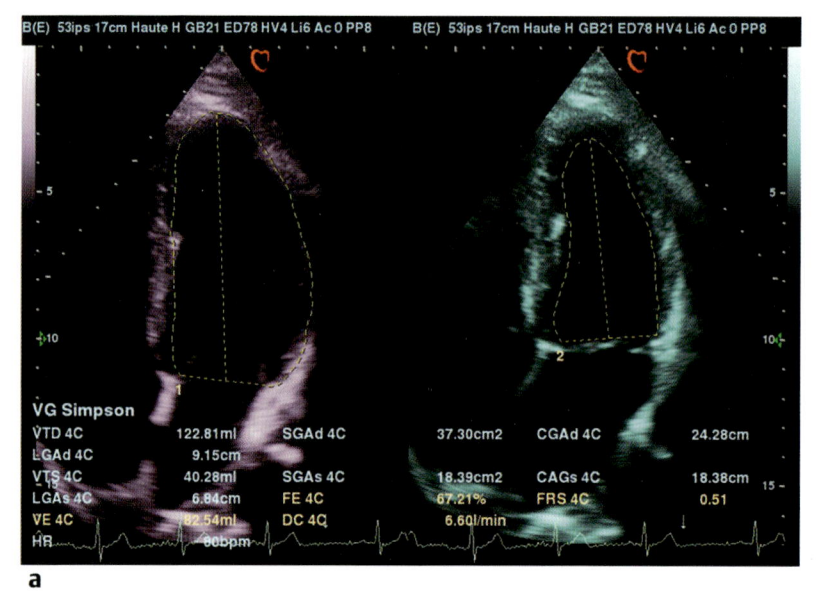

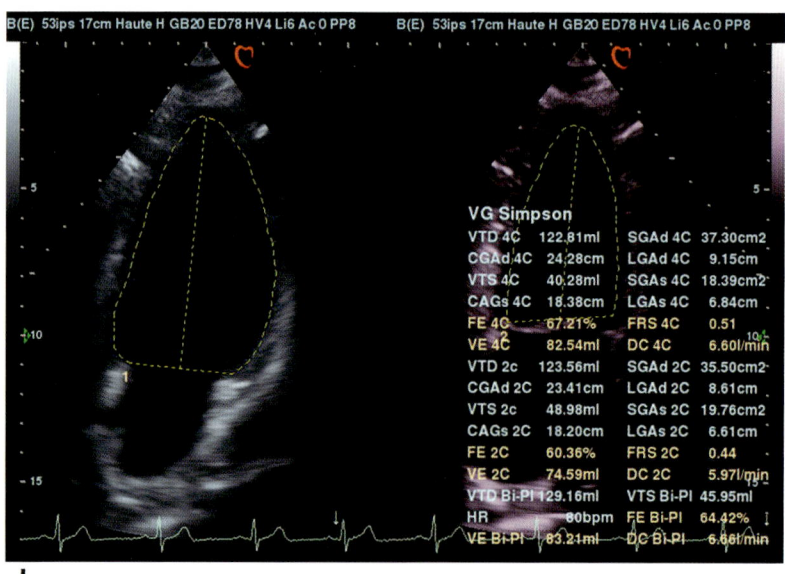

Figura 2.14 Cálculo da fração de ejeção do ventrículo esquerdo pelo método de Simpson biplanar.
FE = 64%, VTD = 129 mL, débito cardíaco = 6,7 L/min.

- o complexo epicárdio-pericárdio.

A tabela dos valores normais resume o conjunto das medidas 2D (Anexos 1 e 2).

Ecocardiografia Doppler

Existem duas técnicas do Doppler cardíaco: Doppler de fluxos e Doppler tecidual.

Doppler de fluxos

Essa técnica do Doppler convencional utilizada rotineiramente fornece informações sobre velocidade dos fluxos sanguíneos intracardíacos.

Ela completa as informações anatômicas trazidas pela ecocardiografia TM e 2D.

Princípio do efeito Doppler

As informações sobre velocidade são obtidas graças à aplicação do efeito Doppler (Figura 2.15): a diferença de frequência (ΔF) entre o feixe ultrassonográfico de emissão (Fe) e o feixe refletido (Fr) é proporcional à velocidade dos glóbulos vermelhos (V) e ao cosseno do ângulo *theta* ($\cos\theta$) que fazem as direções do fluxo sanguíneo e do feixe de ultrassom.

$$\Delta F = Fe - Fr = \frac{2V \times Fe \times \cos\theta}{C}$$

A velocidade C de propagação do ultrassom no meio biológico é constante (≈ 1.540 m/s).

Para obter o melhor sinal Doppler, o feixe ultrassonográfico deve ser alinhado ao máximo sobre o fluxo sanguíneo (cos 0° = 1,0). É uma regra fundamental de registro Doppler.

Análise do sinal Doppler

O sinal Doppler recolhido é analisado de duas maneiras: auditiva e gráfica

Análise auditiva

O sinal Doppler emite um som diferente de acordo com o escoamento laminar ou turbulento (estenoses, derrames, *shunt*) do fluxo. A tonalidade sonora do fluxo laminar é suave, a do fluxo turbulento é rude e intensa.

Análise gráfica

É uma análise em tempo real do espectro das velocidades sanguíneas a partir do sinal bruto do Doppler (ver Figura 2.18). Ela é possível graças à tecnologia chamada de transformada rápida de Fourier.

Essas velocidades são registradas sob a forma de uma curva espectral e se repartem na tela em amplitude segundo seu valor absoluto (expresso em metros por segundo) e segundo sua direção, de uma parte e de outra de uma linha de zero tomada como referência.

Um fluxo se aproximando da sonda (anterógrado) se inscreve positivamente, acima da linha de zero; um fluxo se afastando da sonda (retrógrado) se inscreve negativamente, abaixo da linha de zero.

A curva do fluxo espectral é sincronizada com o registro do eletrocardiograma, permitindo visualizar as fases sistólica e diastólica no ciclo cardíaco.

Sistemas de registro Doppler

Dois sistemas Doppler são utilizados na cardiologia: o Doppler pulsado e o Doppler contínuo. O Doppler colorido é uma forma particular do Doppler pulsado: Doppler pulsado codificado em cores.

Doppler pulsado

Nesse sistema, o ultrassom é emitido pela sonda de maneira descontínua. O cristal piezelétrico único funciona alternadamente como emissor e receptor (Figura 2.16a). A frequência com a qual esse cristal é ativado define a frequência de repetição dos pulsos (*pulse repetition frequency* ou PRF). Existem duas modalidades técnicas do Doppler pulsado: uma de baixa PRF (*low pulse repetition frequency* ou LPRF), e outra de alta PRF (*high pulse repetition frequency* ou HPRF).

Doppler pulsado de baixa PRF

Nessa modalidade clássica, a mais frequentemente utilizada, um único "pacote" de ultrassom se propaga sobre o eixo do feixe ultrassonográfico.

As velocidades sanguíneas são medidas num volume de amostragem (Vd'E), no qual se pode escolher ao mesmo tempo o tamanho e a posição em relação aos reparos ecocardiográficos (Figura 2.18a). Na prática, um dispositivo permite posicionar o volume de amostragem Doppler ("porta Doppler") sobre a imagem bidimensional registrada simultaneamente.

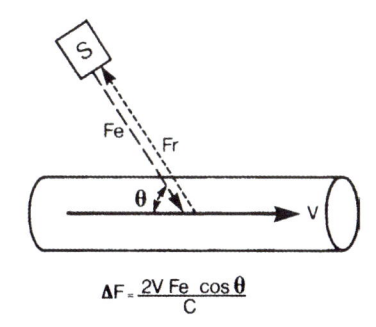

Figura 2.15 Princípio do efeito Doppler (S: sonda ultrassonográfica).

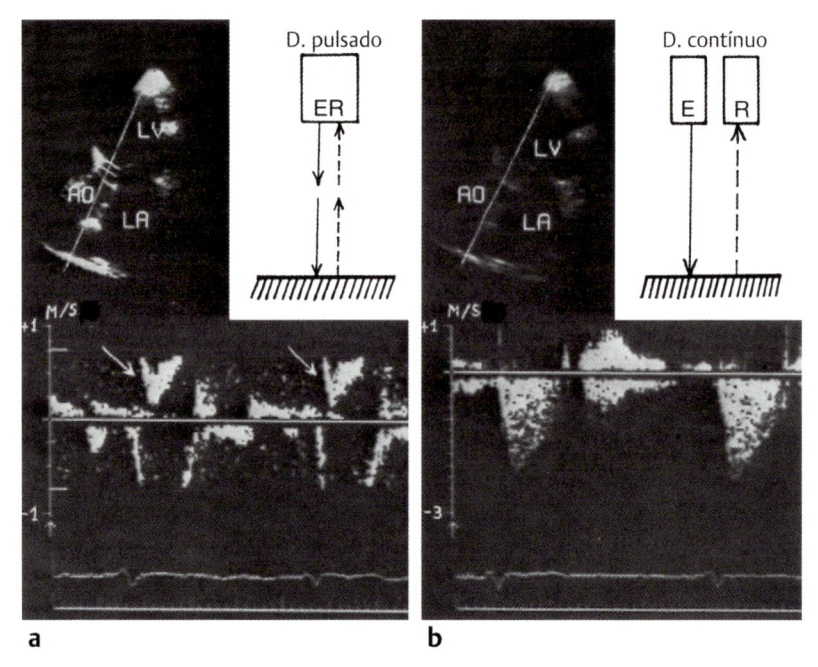

Figura 2.16 Acima: Representação esquemática dos procedimentos da emissão pulsada e contínua de ultrassom (E: emissor; R: receptor). Abaixo: Exemplo de fluxo aórtico cuja velocidade máxima ultrapassa 1 m/s.
a. Doppler pulsado: nota-se amputação do pico de velocidade que aparece acima da linha de zero do *aliasing* (setas).
b. Doppler contínuo: o fluxo é registrado na totalidade sem *aliasing*.

O inconveniente principal do modo LPRF é o fenômeno de ambiguidade de velocidade: a frequência de repetição pode ser baixa para medir as velocidades sanguíneas elevadas (superiores a 1-1,5 m/s). Essa situação dá lugar ao fenômeno de *aliasing* ou de desvio espectral: o espectro é cortado de suas altas velocidades que aparecem em espelho no sentido inverso (Figura 2.16a).

O Doppler pulsado de baixa PRF é utilizado para:
- estudar o aspecto dos fluxos intracardíacos normais e patológicos (valvulares, veias pulmonares etc.);
- identificar e localizar uma zona do fluxo turbulento cuja expansão pode ser estudada deslocando um volume de amostragem sobre a imagem 2D simultânea (método de cartografia ou de *mapping*). O Doppler colorido 2D facilita essa análise.

Doppler pulsado de alta PRF

No modo HPRF, mais recente, variados "pacotes" de ultrassom se propaga ao mesmo tempo sobre todo o comprimento do feixe ultrassonográfico.

Resulta disso um aumento da PRF do sistema, permitindo medir, sem *aliasing*, as velocidades sanguíneas elevadas (até 5 m/s), não mensuráveis no modo LPRF. O valor de localização dos fluxos registrados, no entanto, é pior.

Doppler contínuo

Nesse sistema, a emissão e a recepção do ultrassom se faz de maneira contínua por dois cristais diferentes (Figura 2.16b).

O Doppler espectral contínuo resulta da soma de todas as velocidades encontradas no trajeto do feixe ultrassonográfico. A medida das velocidades sanguíneas elevadas é então possível sem qualquer limitação, mas ao custo de uma profunda ambiguidade.

Essa técnica pode ser somada à imagiologia bidimensional ou utilizado sozinha na identificação ecocardiográfica (monossonda de 2 MHz de tipo Pedoff).

Doppler colorido

O princípio do Doppler colorido é fundado numa cartografia instantânea pelo Doppler pulsado dos fluxos intracardíacos.

A imagiologia Doppler colorido é a mais frequentemente realizada sob a forma bidimensional (Figura 2.17). O Doppler colorido bidimensional é obtido por análise simultânea do conjunto dos volumes de amostragem introduzidos sobre várias linhas varrendo o setor anatômico explorado de 30 a 60° (Doppler pulsado de múltiplas linhas, múltiplas portas).

Os sinais Doppler recebidos são codificados em cores graças a um sistema informatizado, em função da direção do fluxo sanguíneo, de sua velocidade e do grau de organização do fluxo (laminar ou turbulento).

Os fluxos laminares vindos em direção à sonda (anterógrados) são coloridos em vermelho e os que se afastam (retrógrados) em azul. Quanto mais o tom da cor é marcado, maior é a velocidade. Os fluxos turbulentos (variantes) se inscrevem em verde.

Visto que estamos no Doppler pulsado, o fenômeno de *aliasing* aparece para as velocidades superiores a cerca de 1 m/s, sob a forma de uma inversão de cor.

O Doppler colorido permite estudar em tempo real os fluxos sanguíneos intracardíacos que aparecem sobrepostos sobre a imagem ecocardiográfica bidimensional. A multiplicação dos planos de corte fornece uma visão espacial dos fluxos. O Doppler colorido é então uma ferramenta mais eficaz que o Doppler pulsado pontual de porta única (LPRF), que necessita de um *mapping* ponto por ponto das cavidades cardíacas para poder reconstruir um fluxo. No entanto, ele não permite medir as altas velocidades sanguíneas que, por outro lado, podem ser registradas no Doppler contínuo ou pulsado de alta PRF.

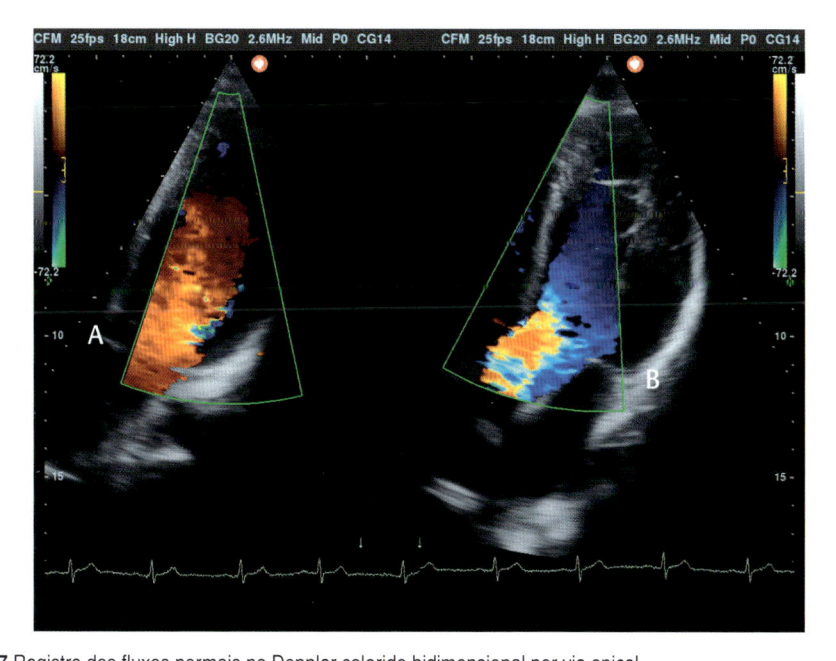

Figura 2.17 Registro dos fluxos normais no Doppler colorido bidimensional por via apical.
a. O fluxo mitral de enchimento ventricular é visualizado em vermelho porque se aproxima da sonda na diástole.
b. O fluxo aórtico de ejeção ventricular é visualizado em azul porque se afasta da sonda na sístole. Uma mancha vermelho-amarelada traduz o fenômeno de *aliasing*: o fluxo de ejeção ventricular se acelera na câmara do VG e sua velocidade ultrapassa 0,72 m/s, o que é a velocidade máxima da gama azul de cor. As turbulências são codificadas em verde.

A imagiologia Doppler em cores pode, igualmente, ser realizada em modo TM.

Estudo dos fluxos normais

A curva espectral do fluxo registrado no Doppler pulsado é lisa e bem definida, delimitando um espaço vazio no interior do espectro (Figura 2.16a).

No Doppler contínuo, o espectro é cheio, em razão da integração do conjunto das velocidades medidas (Figura 2.16b). O pico da curva determina a velocidade máxima do fluxo registrado. A planimetria da curva espectral permite medir a integral da velocidade no tempo, chamada VTI (integral velocidade-tempo).

Fluxo mitral

É registrado, preferencialmente, pela via apical de quatro câmaras (alinhamento ideal do fluxo mitral e do feixe ultrassonográfico) (Figura 2.18).

Na diástole, a curva do fluxo mitral é positiva (fluxo anterógrado) e bifásica, composta pela onda E de enchimento protodiastólico do VG e da onda A de menor amplitude, correspondendo ao enchimento telediastólico devido à contração atrial (relação E/A > 1).

A velocidade máxima da onda E é da ordem de 0,9 m/s (extremos: 0,6-1,3 m/s). A VTI do fluxo mitral normal é de 15,6 ± 2,5 cm.

Na sístole, a velocidade se anula porque não existe qualquer fluxo transmitral (a válvula mitral está em posição de fechamento).

No Doppler colorido, o fluxo mitral é colorido em vermelho porque ele se aproxima da sonda na diástole (corte apical) (Figura 2.18b).

Fluxo aórtico

É registrado mais frequentemente por via apical (Figuras 2.16 e 2.19) e, por vezes, igualmente por via paraesternal direita ou supraesternal (Figura 2.13).

Na sístole, a curva do fluxo aórtico é monofásica, com uma subida e uma descida rápidas, seja negativa (via e registro apical ou supraesternal centrada na aorta descendente), seja positiva (aorta ascendente explorada por via supraesternal;

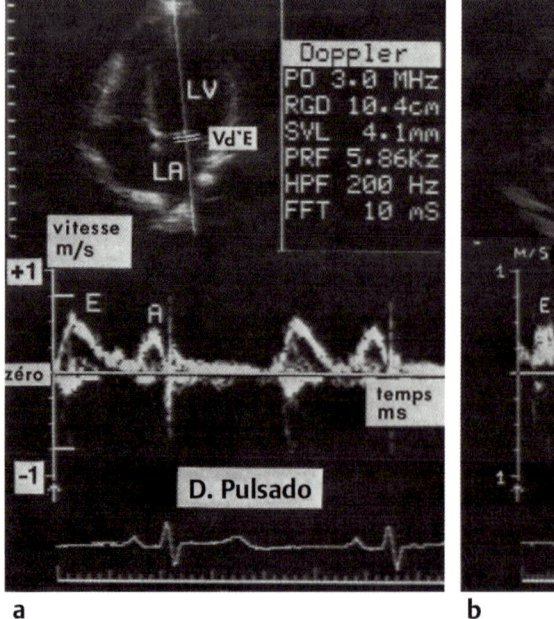

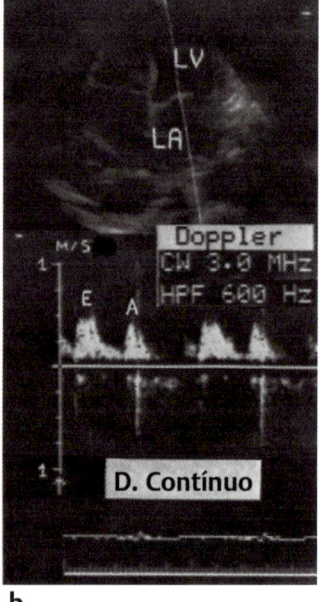

Figura 2.18 Fluxo mitral registrado por Doppler pulsado (a) e contínuo (b).
Acima: Localização bidimensional simultânea segundo o corte apical de quatro câmaras. O volume de amostragem (Vd'E) do Doppler pulsado é situado no nível da válvula mitral.

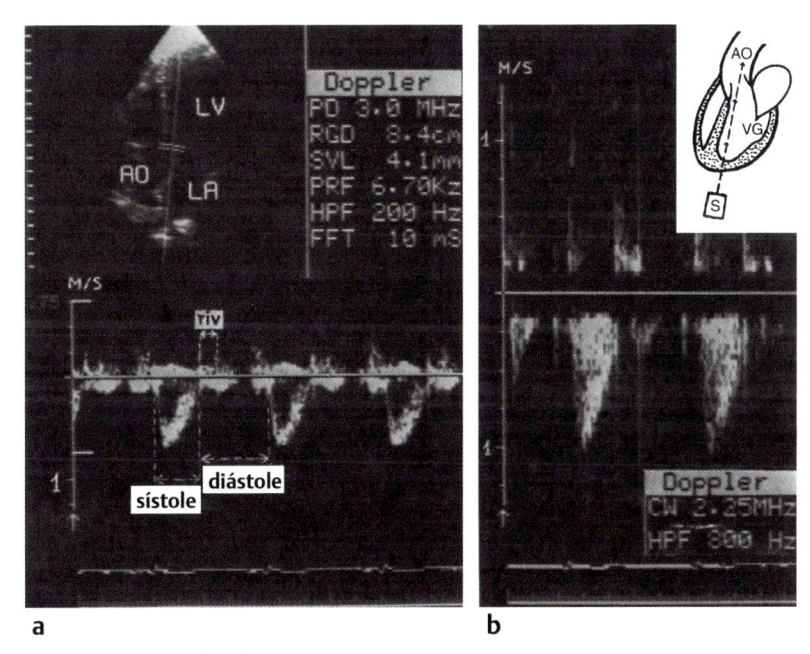

Figura 2.19 Fluxo normal aórtico registrado:
– no Doppler pulsado (a) a partir do corte apical de duas câmaras. O volume de amostragem é posicionado exatamente acima das sigmoides aórticas (riv: período de relaxamento isovolumétrico);
– no Doppler contínuo (b) por via apical sem imagiologia 2D acoplada. O feixe ultrassonográfico é dirigido "às cegas" em direção ao orifício aórtico (S: sonda).

via paraesternal direita). O valor máximo do pico de velocidade é da ordem de 1,35 m/s com extremos de 1 a 1,7 m/s. A VTI do fluxo aórtico normal é de 18,7 ± 3,1 cm.

Na diástole, uma pequena onda do fluxo sistólico protodiastólico oposta ao sentido do fluxo sistólico é seguida de um retorno à linha de zero (sigmóides aórticas fechadas).

No Doppler em cores, o fluxo aórtico é colorido em azul porque se afasta da sonda na sístole (corte apical).

Fluxo tricúspide

Pode ser registrado por via paraesternal esquerda (corte transversal transaórtico centrado sobre as cavidades direitas), apical de quatro câmaras ou subcostal em certos casos.

A curva do fluxo tricúspide é positiva e de mesma morfologia que o fluxo mitral. Os valores médios da velocidade protodiastólica da onda E são de 0,5 m/s, tendo extremos de 0,3-0,7 m/s. A VTI do fluxo tricúspide normal é de 12,6 ± 1,9 cm.

No Doppler colorido, o fluxo tricúspide é colorido em vermelho (corte apical).

Fluxo pulmonar

É registrado a partir do corte paraesternal transversal transaórtico centrado sobre a via de ejeção pulmonar (Figura 2.10), o que permite alinhar bem o fluxo pulmonar com o eixo do ultrassom.

Na sístole, o fluxo inscreve-se negativamente porque se afasta da sonda e atinge, em média, a velocidade de 0,75 m/s (0,6-0,9 m/s). Sua VTI é de 16,1 ± 2,7 cm.

Na diástole, o fluxo é habitualmente nulo no adulto; na criança e no indivíduo jovem, pode-se registrar um fluxo diastólico de fraca velocidade em decorrência de insuficiência pulmonar (IP) fisiológica (Figura 2.10c).

No Doppler colorido, o fluxo pulmonar é colorido em azul porque se afasta da sonda na sístole (corte paraesternal transversal centrado sobre a válvula pulmonar). O IP fisiológico se traduz por uma pequena mancha vermelha (refluxo diastólico) (Figura 2.20).

Fluxo venoso pulmonar (FVP)

É registrado por Doppler pulsado na veia pulmonar superior direita, próximo ao SIA (o mais

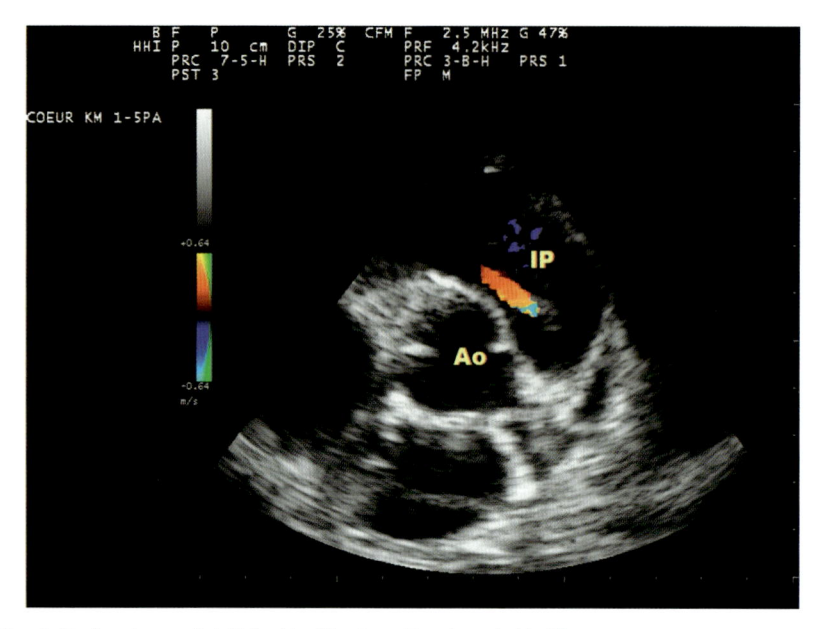

Figura 2.20 Insuficiência pulmonar fisiológica identificada no Doppler colorido 2D.

frequentemente), segundo o corte apical de quatro câmaras (Figura 2.21). O FVP normal é trifásico, comportando:
- duas ondas positivas, uma sistólica (S) devida ao relaxamento do OG e à contração ventricular, a outra diastólica (D) correspondendo ao esvaziamento atrial;
- uma onda negativa telediastólica (a) precoce da sístole atrial.

Normalmente, a onda S é mais ampla que a onda D (relação S/D > 1); a amplitude da onda A (Ap) é inferior a 35 cm/s, a duração da onda A pulmonar é inferior à da onda A do fluxo mitral (dAp < dAm).

Fluxo venoso hepático (FVSH)

Esse fluxo registrado no Doppler pulsado em uma via hepática (corte subcostal) reflete a pressão auricular direita (Figura 2.22). No indivíduo normal, o FVSH é contínuo ao longo de todo o ciclo cardíaco. Ele é quadrifásico, composto por:
- duas ondas negativas (fluxos anterógrados): uma sistólica, outra diastólica (D);
- duas ondas positivas (fluxos retrógrados): uma ventricular (V), outra atrial (A).

Normalmente, a velocidade da onda S é superior à da onda D (relação S/D > 1).

O FVSH varia com a respiração: durante a inspiração, a velocidade das ondas S e D aumenta, e a das ondas V e A diminui; no início da expiração, ocorre o inverso.

Interesse do Doppler cardíaco

A ecografia Doppler permite realizar um exame hemodinâmico não invasivo. As aplicações clínicas dessa técnica são, em particular, as seguintes.

Apreciação da severidade das estenoses valvulares pelo cálculo do gradiente de pressão transvalvar (máxima e média) e da superfície do orifício estenosado.

Ver Capítulo 3, Avaliação da área mitral.

Existe uma relação entre o gradiente de pressão transestenótica (ΔP) e a velocidade máxima do jato atingida no nível da estenose (V_{esten}). Essa relação é dada pelo teorema de Bernoulli:

$$\Delta P = 4\,(V^2_{esten} - V^2_{montante})$$

A velocidade medida no montante da estenose ($V_{montante}$) pode ser o mais frequentemente negli-

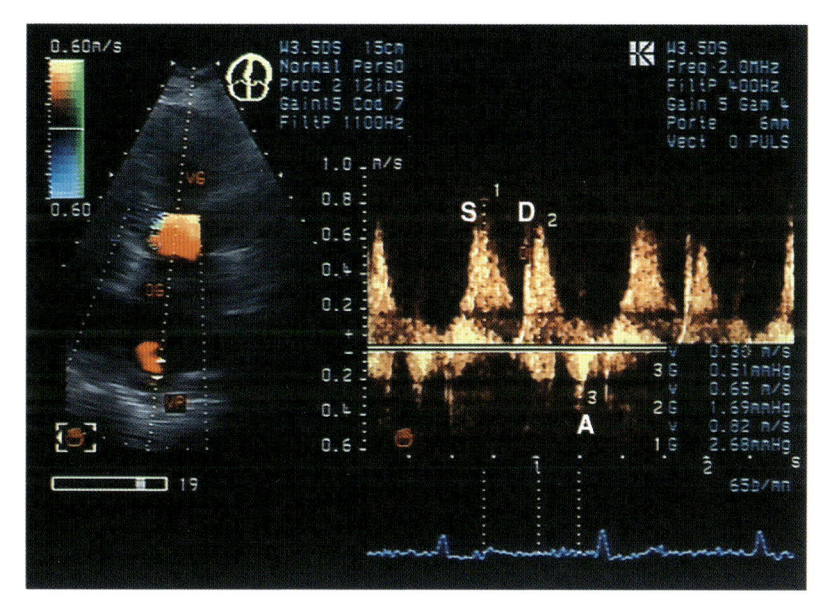

Figura 2.21 Fluxo venoso pulmonar normal registrado no Doppler colorido 2D e no Doppler pulsado. Onda S = 79 cm/s, onda D = 58 cm/s, onda A = 31 cm/s; S/D > 1.

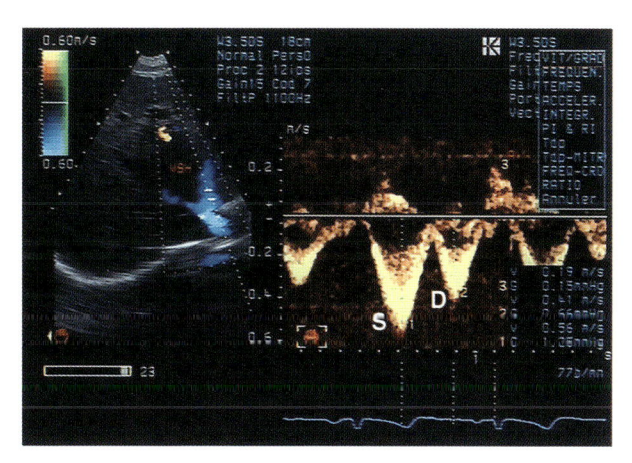

Figura 2.22 Fluxo venoso hepático registrado no Doppler colorido 2D. Onda = S 56 cm/s, onda D = 41 cm/s; S/D > 1.

genciada, porque ela é muito fraca em relação à V_{esten}. A equação de Bernoulli torna-se, então:

$$\Delta P = 4V^2_{esten}$$

Na prática, o gradiente instantâneo máximo ($\Delta P_{máx}$) calculado no Doppler é igual a quatro vezes o quadrado da velocidade máxima ($V_{máx}$) do jato estenótico, expresso em metro/segundo:

$$\Delta P_{máx} (mmHg) = 4 \times V_{máx}^2$$

O gradiente médio, calculado automaticamente por planimetria do jato estenótico, é obtido por transformação quadrática da curva espectral de velocidade em curva de pressão. Esse gradiente está bem correlacionado com o gradiente médio medido por cateterismo. Ele reflete melhor a severidade da estenose valvar em relação ao gradiente máximo. Todo gradiente deve ser interpretado em função do débito sanguíneo através do orifício estenosado. A severidade da estenose pode ser superestimada no caso de vazamento valvar associado ou subestimada em caso de baixo débito cardíaco. O cálculo do gradiente de pressão é realizado por meio do Doppler contínuo porque as velocidades máximas atingidas ultrapassam habitualmente as possibilidades do Doppler pulsado clássico (LPRF).

Detecção e quantificação das regurgitações valvulares

Um jato de regurgitação pode ser identificado pelo Doppler pulsado sob forma de turbulências e estudado ponto por ponto para poder apreciar sua extensão na cavidade de cima (método de cartografia).

O Doppler bidimensional codificado em cores permite visualizar diretamente o jato regurgitado, portanto, estudar sua extensão espacial de modo mais fácil e mais preciso. Praticado em três incidências ortogonais, permite determinar: a direção, o comprimento, a largura e a superfície do jato regurgitante.

A análise da extensão dos jatos é utilizada correntemente na quantificação das regurgitações valvares apesar de numerosas limitações do método (Figura 3.21).

A classificação da importância do vazamento valvar pode ser feita em quatro níveis: mínimo (nível 1/4); moderado (nível 2/4); média (nível 3/4); importante (nível 4/4).

Uma classificação dos vazamentos valvares em três níveis é atualmente recomendada (moderado, médio, severo).

Medida do débito cardíaco no nível dos diferentes orifícios valvulares (Figura 2.23)

O volume de ejeção sistólica é o produto do índice velocidade/tempo e da superfície de secção transversa do vaso sanguíneo ou da válvula estudada:

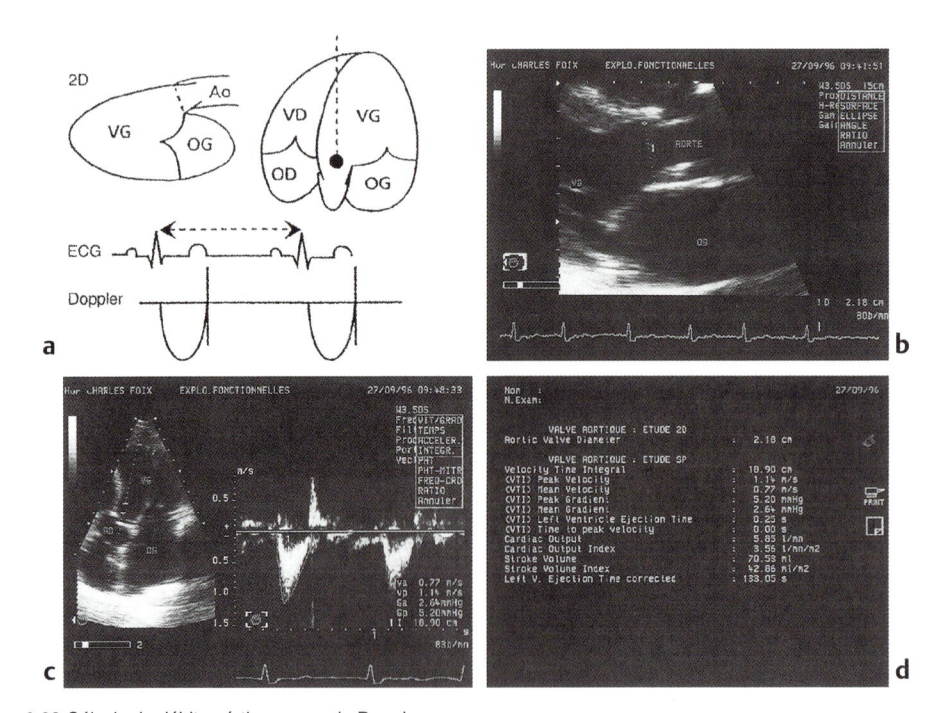

$$\text{VES (cm}^3/\text{ciclo)} = \text{VTI (cm)} \times \text{S (cm}^2)$$

Figura 2.23 Cálculo do débito aórtico em modo Doppler.
a. Princípio da medida de débito cardíaco apresentado esquematicamente.
b. Medida do diâmetro subaórtico em corte paraesternal longitudinal (D = 2,18 cm).
c. Planimetria do fluxo subaórtico registrada por Doppler pulsado em corte apical (VTI = 18,9 cm; frequência cardíaca (FC) = 83 batimentos/min).
d. Cálculos: débito aórtico (QA) = 3,14 (D/2)2 x VTI x FC = 3,14 x 18,9 x 83 = 5,85 L/min.

VTI é a integral da velocidade (velocidade média × tempo) medida pelo Doppler pulsado por planimetria da curva espectral. S é a superfície do orifício considerado, calculada a partir do diâmetro do orifício (D) medido no 2D:

$$S = 3{,}14 \times (D/2)^2$$

O débito cardíaco (DC) expresso em cm³/minuto escreve-se, então:

$$DC = VTI \times S \times FC \text{ (FC: frequência cardíaca)}$$

A precisão e a reprodutibilidade desse método são melhores para os orifícios aórtico e pulmonar (forma circular, fracas variações de calibre na sístole) que para os orifícios atrioventriculares (forma elíptica, variações incessantes de calibre durante a diástole). A precisão é ainda maior quando o vaso de apoio não está dilatado.

As principais aplicações da medida ecocardiográfica do débito cardíaco são:
- a avaliação da "função bomba" do coração;
- a quantificação das insuficiências mitrais e aórticas (cálculo da fração de regurgitação);
- a medida da superfície do orifício funcional das válvulas nativas estenosadas e das próteses (pela diferença da equação de continuidade);
- o balanço das cardiopatias congênitas com *shunt* (cálculo da relação: débito pulmonar/débito sistêmico, Qp/Qs).

Outras aplicações
- Avaliação da pressão arterial pulmonar (Capítulo 4).
- Estudo da função sistodiastólica do VG e do VD (Capítulo 9).
- Detecção dos *shunts* intracardíacos (comunicações interatriais e intraventriculares, canal arterial...): o Doppler bidimensional com codificação em cores permite a visualização dos fluxos anormais intracardíacos (Capítulo 13).
- Estudo das próteses valvulares (Capítulo 11).

Doppler tecidual

A imagiologia do Doppler tecidual (*Doppler tissue imaging* ou DTI) permite estudar o miocárdio por doppler durante um exame ecocardiográfico convencional. Ela necessita de um módulo específico de DTI integrado à ecocardiografia. Na verdade, o Doppler tecidual consiste em medir as velocidades parietais intramiocárdicas ligadas à atividade mecânica do coração durante o ciclo cardíaco. As informações sobre velocidades que provêm dos fluxos sanguíneos intracardíacos são eliminadas. Na prática, três modos de análise DTI são utilizados: Doppler pulsado, Doppler colorido TM, Doppler colorido 2D (Figura 2.24).

Modo Doppler pulsado

Esse modo de DTI permite registrar o sinal Doppler pulsado espectral na parede miocárdica. A medida instantânea das velocidades miocárdicas é efetuada com a ajuda de uma porta Doppler localizada no nível da região de interesse.

Normalmente, a curva espectral do Doppler tecidual miocárdico comporta três ondas:
- uma onda sistólica (S);
- duas ondas diastólicas (E e A).

A relação das velocidades miocárdicas E/A é superior a 1. No indivíduo normal existe uma diminuição regular das velocidades entre a base do coração e o ápice.

O Doppler tecidual aplicado no anel mitral em modo pulsado permite uma análise das velocidades do deslocamento do anel mitral utilizado no estudo da função sisto-diastólica do VG em particular (Capítulo 9).

Modo TM colorido

Combinado ao modo TM colorido, o DTI permite uma análise das modificações das velocidades na espessura da parede miocárdica ao longo de todo o ciclo cardíaco. Essas velocidades são codificadas em cores de maneira análoga ao Doppler colorido convencional.

O DTI em modo TM colorido permite ter acesso às velocidades das diferentes camadas da parede miocárdica e determinar o gradiente de velocidade transparietal. No indivíduo normal, tanto no nível do septo quanto no da parede posterior, a velocidade subendocárdica é mais elevada que a velocidade subepicárdica, o gradiente de velocidade estando, apesar disso, mais elevado no nível da parede posterior que no do septo. O

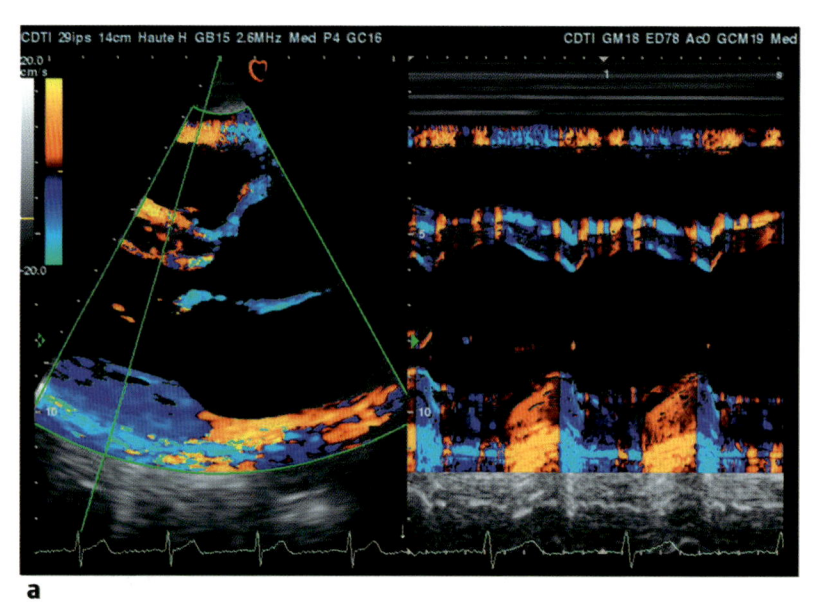

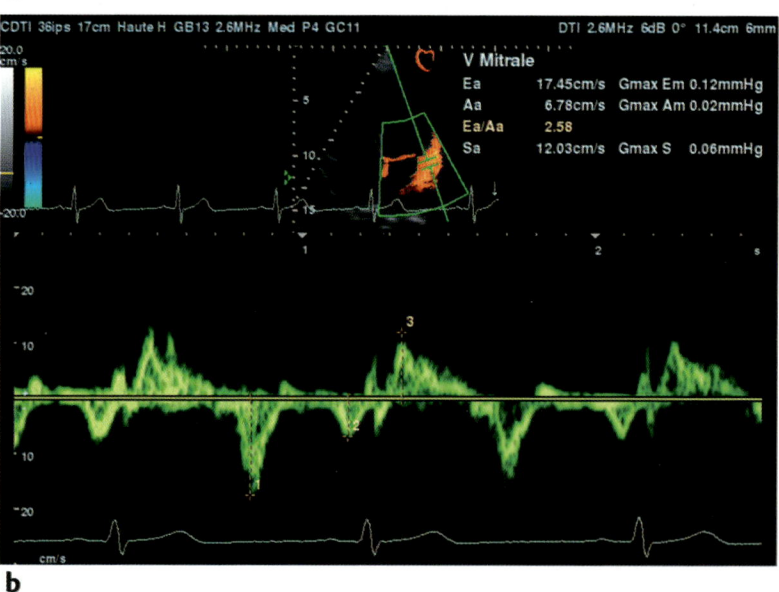

Figura 2.24 Imagiologia por Doppler tecidual (DTI) normal em modo colorido 2D/TM (a) e no Doppler pulsado aplicado ao anel mitral (b).

modo TM colorido do DTI é útil sobretudo no estudo da função sistólica dos ventrículos (MAPSE, TAPSE) (Capítulo 9).

Modo 2D colorido

Esse modo de DTI permite uma análise visual da cinética das paredes do VG, cujas velocidades intramiocárdicas são codificadas em cores. Essas velocidades intramiocárdicas podem ser quantificadas posicionando sensores em diferentes pontos da parede explorada. A medida das velocidades através da espessura da parede miocárdica mostra uma diminuição regular das velocidades entre o endocárdio e o epicárdio.

Interesse do Doppler tecidual

As principais aplicações da técnica DTI são:
- o estudo da função sistodiastólica do VG e do VD (Capítulo 9);
- o diagnóstico da hipertrofia ventricular esquerda patológica;
- a quantificação das anomalias contráteis do VG;
- o estudo da viabilidade miocárdica;
- a avaliação prognóstica da cardiomiopatia dilatada;
- o diagnóstico diferencial entre a pericardite crônica constritiva e a cardiomiopatia restritiva (Capítulo 8, Pericardite crônica constritiva);
- o estudo do assincronismo cardíaco (Capítulo 9, Assincronismo interventricular).

As inovações em DTI são tratadas no Capítulo 14.

Técnicas associadas

Ecocardiografia transesofágica (ETO)

A ecocardiografia por via transesofágica tem a vantagem, em relação à ecocardiografia convencional transtorácica (ETT), de contornar a caixa torácica e os pulmões, o que permite abordar diretamente o coração atrás do OG e obter uma alta definição das imagens.

Estudos em modo TM, 2D, Doppler pulsado, contínuo e Doppler colorido podem ser realizados com a mesma sonda ultrassonográfica de 5 MHz montada sobre um fibroscópio flexível e introduzida no esôfago do paciente, após uma anestesia local bucofaríngea. A sonda de tipo multiplanar (sensor orientável em 180°) é, atualmente, a mais frequentemente utilizada. O ajuste dos cortes 2D é obtido por uma modificação do ângulo de estudo (de 0 a 180°), bem como pela rotação e movimentos de vai e vem da sonda.

Graças a essas manipulações, os diferentes cortes 2D podem ser visualizados em ETO multiplanar (Figuras 2.25 e 2.26). Os fluxos intracardíacos (valvulares, venosos, atrial...) podem ser igualmente estudados em todos os modos de Doppler (Figura 2.27).

As *aplicações clínicas* específicas da ETO concernem, principalmente:
- à patologia aórtica (dissecção aórtica, particularmente, aneurismas, ateromatose aórtica, coarctação);
- à avaliação precisa das valvulopatias (encurtamento e insuficiência mitral em particular);
- à avaliação e ao acompanhamento das próteses valvulares (desinserções protéticas, notadamente);
- à exploração das endocardites (detecção bem melhor das vegetações, dos abscessos anulares);
- ao estudo dos *shunts* no território atrial em particular (comunicação interatrial ou CIA, forame oval patente);
- à detecção de massas e tumores intra e extracardíacos (procura de trombose notadamente no átrio esquerdo e na veia cava superior);
- ao estudo da função ventricular esquerda global e segmentar (pré e pós-operatório).

A ETO impõe-se como complemento muito útil, ou mesmo indispensável, da via transtorácica em certas indicações específicas.

Finalmente, a ETO multiplanar é útil na reconstrução tridimensional do coração (Capítulo 14, Ecocardiografia tridimensional).

Ecocardiografia com prova de contraste

Essa técnica consiste na injeção rápida "em *flush*" por via venosa periférica de um êmbolo líquido (5-10 mL de glicose a 5% ou de soro fisiológico enriquecido com ar e agitado) durante o exame ecocardiográfico clássico. A eco 2D permite visualizar a "nuvem de ecos" formada com o sangue do paciente que circula nas cavidades cardíacas (Figura 12.7).

A presença de microbolhas de ar no injetado constitui a fonte essencial do contraste ultrassonográfico.

Normalmente, o êmbolo de contraste permanece nas cavidades direitas porque ele não atravessa o leito capilar pulmonar: não existe, então, opacificação das cavidades esquerdas.

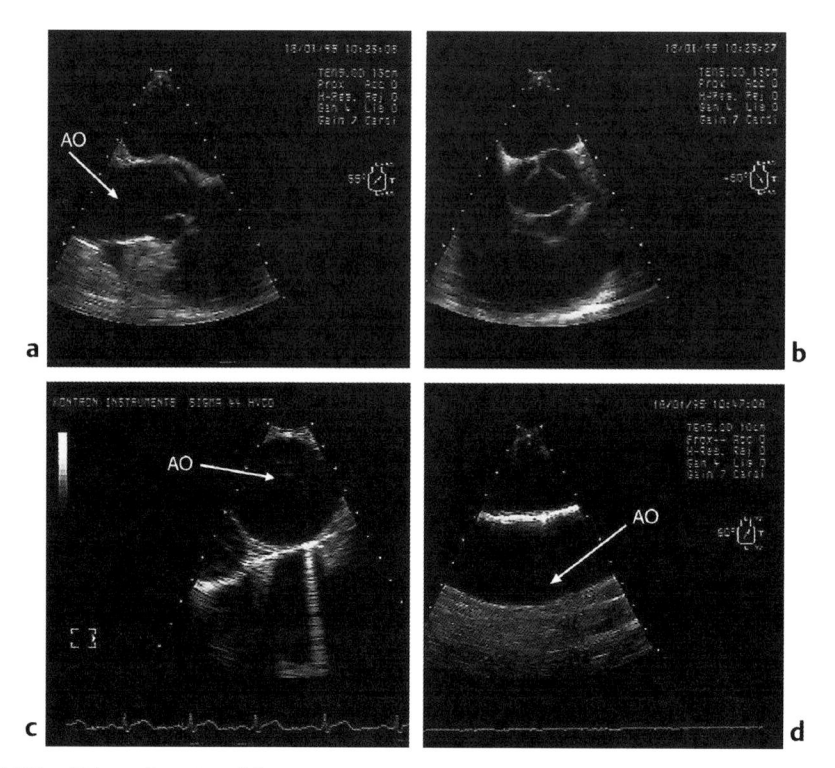

Figura 2.25 ETO multiplanar da aorta torácica.
a. Vista longitudinal da aorta ascendente.
b. Corte transversal do orifício aórtico visualizando três sigmoides aórticas.
c. Vista transversal da aorta descendente.
d. Corte longitudinal da crossa da aorta.

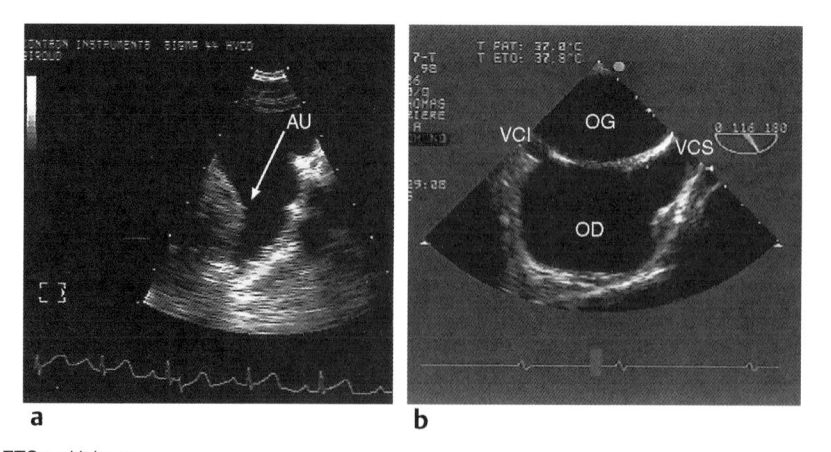

Figura 2.26 ETO multiplanar.
a. Átrio esquerdo (AU) visualizado em corte transversal. Imagem característica triangular em "chifre" do átrio.
b. Visualização simultânea do septo interatrial e das veias cavas: superior (VCS) e inferior (VCI).

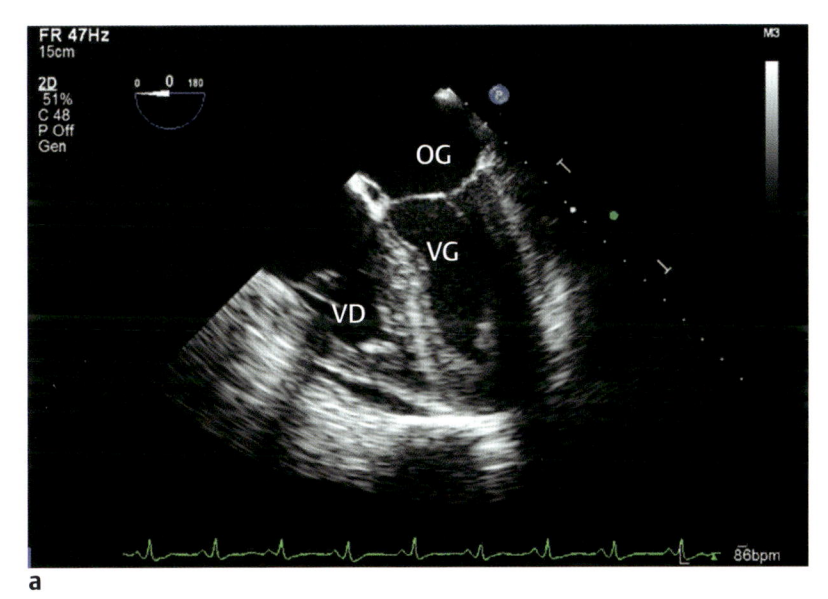

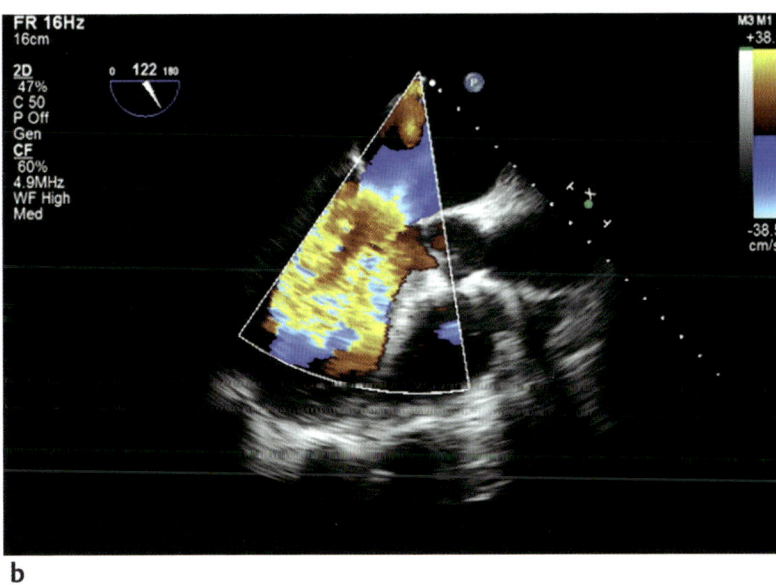

Figura 2.27 ETO multiplanar normal do ventrículo esquerdo (a) e do fluxo mitral no Doppler colorido (b).

A ecocardiografia de contraste serve, em particular, para a confirmação ou exclusão dos *shunts* intracardíacos (Figuras 12.7 e 13.1) e para o diagnóstico das insuficiências tricúspides em certos casos (Figura 3.50c).

Ecocardiografia de estresse (EDS)

É uma técnica complementar de exploração da doença coronária fundada sobre a imagiologia cardíaca ultrassonográfica.

Seu objetivo é identificar e avaliar anomalias da cinética segmentar induzidas pelo "estresse miocárdico", suscitadas por:
- exercício físico (ecocardiografia de esforço);
- um agente farmacológico (dobutamina, dipiridamol...);
- estimulação elétrica atrial (*pacing* atrial).

O objetivo dessas diferentes técnicas de estresse realizadas durante o exame ecocardiográfico é induzir ou aumentar uma isquemia miocárdica. Essa isquemia se traduz na ecocardiografia pela aparição ou agravamento de uma hipo ou acinesia em um ou mais segmentos miocárdicos.

A aplicação da tecnologia numérica de aquisição e de análise de imagens ecocardiográficas na EDS permite efetuar comparações simultâneas de imagens de repouso e de estresse.

A metodologia do exame é perfeitamente codificada. A dobutamina, possuindo efeitos inotrópico e cronotrópico positivos, é imposta como o agente de estresse farmacológico mais frequente. Ela é ministrada por via venosa em níveis crescentes de 5 a 40 mg/kg/min e completada pela injeção de atropina se a aceleração da frequência cardíaca é insuficiente.

Os diferentes cortes ecocardiográficos 2D serão registrados no estado basal e para cada um dos níveis (Figuras 2.27 e 2.28).

As principais aplicações clínicas da EDS são:
- a detecção e a avaliação da isquemia miocárdica;
- o estudo da viabilidade miocárdica (baixas doses de dobutamina: 10-15 mg/kg/min);
- o exame de uma revascularização miocárdica (antes e depois);
- a avaliação prognóstica da doença coronária.

A ecocardiografia durante o esforço é particularmente útil no estudo do impacto hemodinâmico da estenose mitral (Capítulo 3, Insuficiência mitral) e na avaliação da severidade das insuficiências mitrais de origem isquêmica, em particular (Quadro 3.6).

Novas tecnologias em ecocardiografia são descritas no Capítulo 14.

As pranchas 2.1 a 2.6 resumem o exame ecográfico do coração normal em modo TM, 2D, Doppler e 3D.

Capítulo 2. Técnicas de registro   31

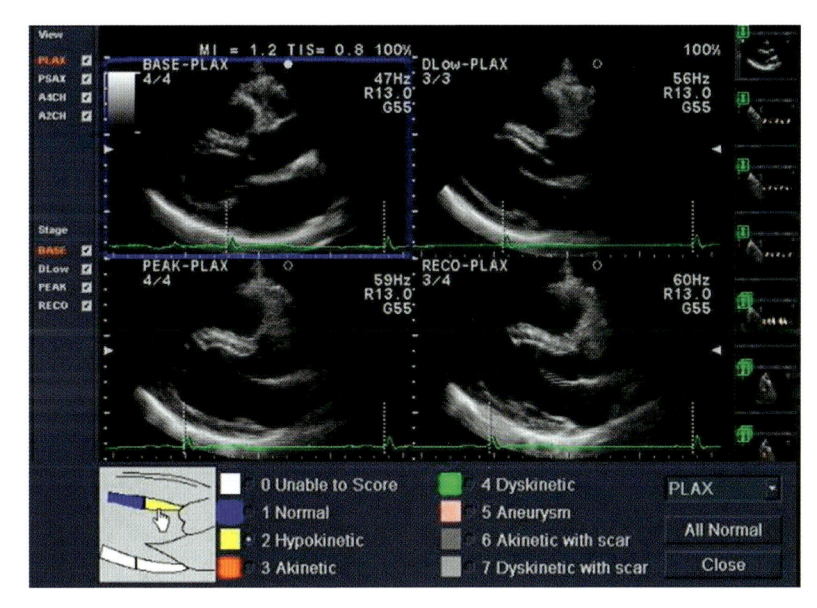

Figura 2.28 Ecocardiografia de estresse.
Quatro cortes paraesternais longitudinais correspondendo às quatro etapas da EDS.

Prancha 2.1
Estudo ecocardiográfico da válvula mitral

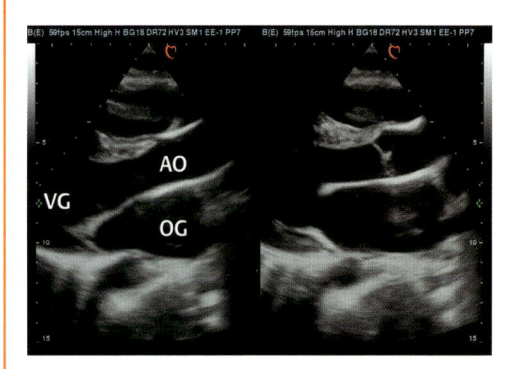

Figura 1 Válvula mitral fechada (sístole) e aberta (diástole) em incidência paraesternal longitudinal.

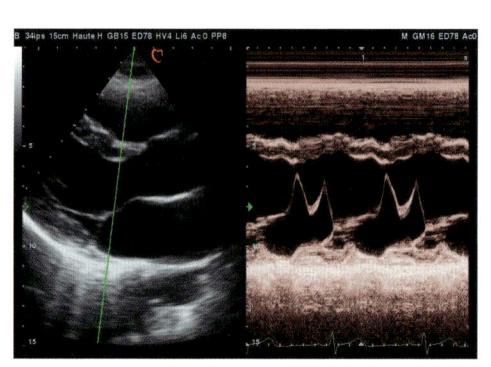

2a

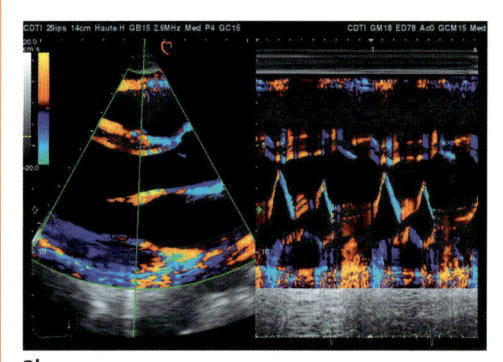

2b
Figura 2 Registro da válvula mitral em modo TM clássico (a) e no Doppler tecidual colorido TM (b).

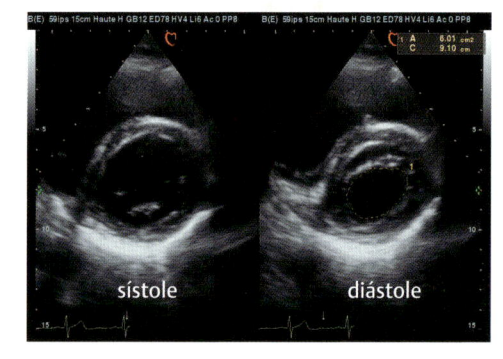

Figura 3 Válvula mitral visualizada em incidência paraesternal transversal em sístole e diástole (superfície do orifício mitral planimetrado = 6 cm^2).

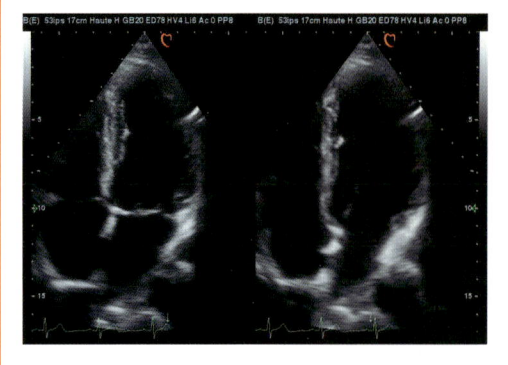

Figura 4 Vista apical 2D da válvula mitral segundo o corte de quatro câmaras em sístole e diástole.

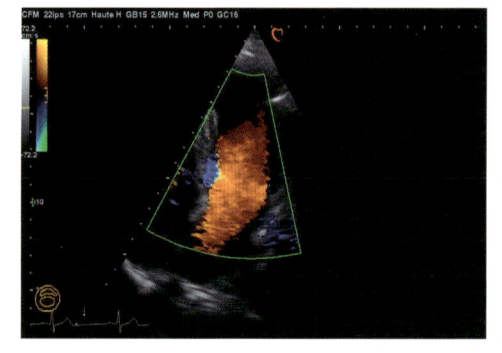

Figura 5 Fluxo mitral visualizado no Doppler colorido 2D segundo o corte apical de quatro câmaras.

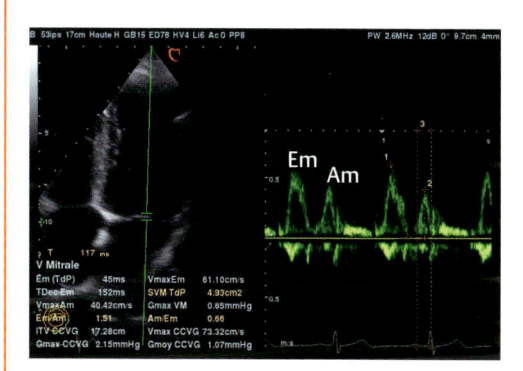

Figura 6 Fluxo mitral registrado no Doppler pulsado clássico (Em/Am = 1,5 tempo de desaceleração da onda Em = 152 ms, duração Am = 117 ms).

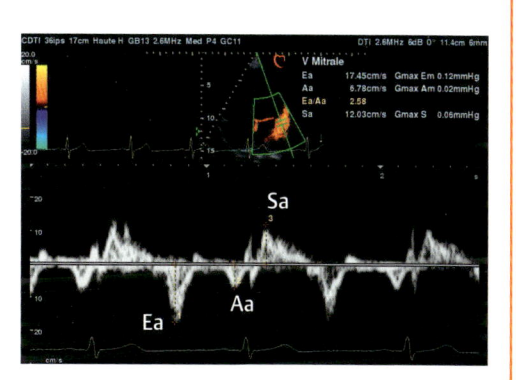

Figura 7 Registro das velocidades do deslocamento do anel mitral lateral em modo Doppler pulsado tecidual (Ea = 17 cm/s; Aa = 7 cm/s; As = 12 cm/s).

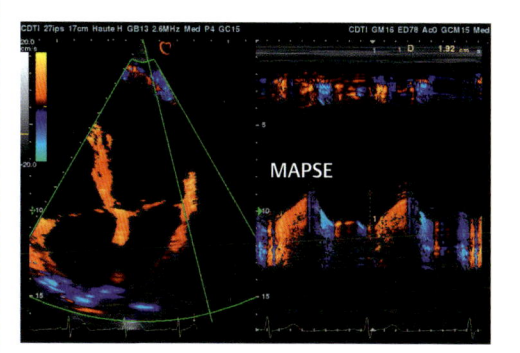

Figura 8 Registro do deslocamento sistólico do anel mitral no Doppler tecidual TM em cores (MAPSE = 19 mm).

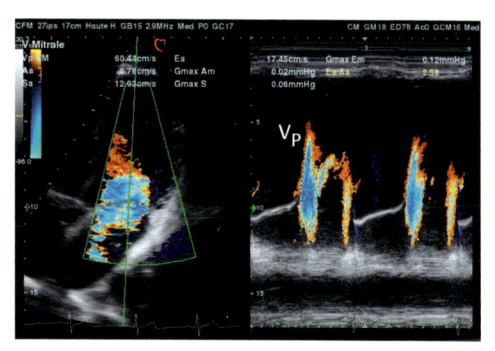

Figura 9 Estudo da velocidade de propagação do fluxo mitral no Doppler colorido TM (Vp = 60 cm/s).

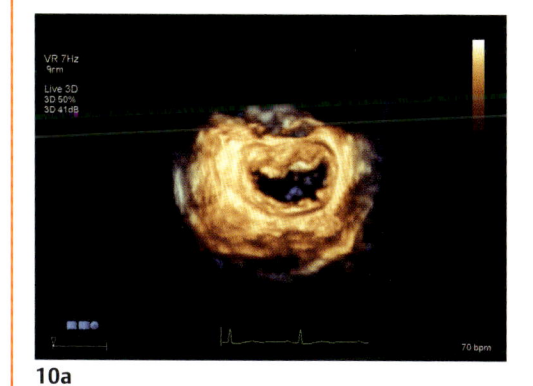

10a 10b

Figura 10 Visualização da válvula mitral em ETO 3D na diástole (a) e na sístole (b).

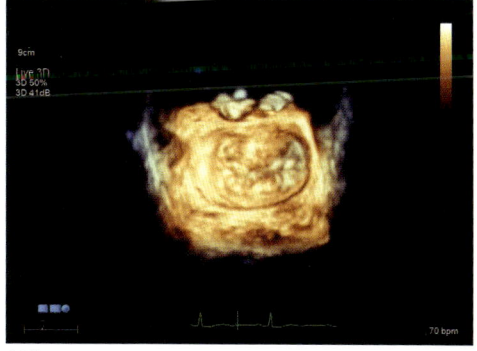

Prancha 2.2

Estudo ecocardiográfico da válvula aórtica

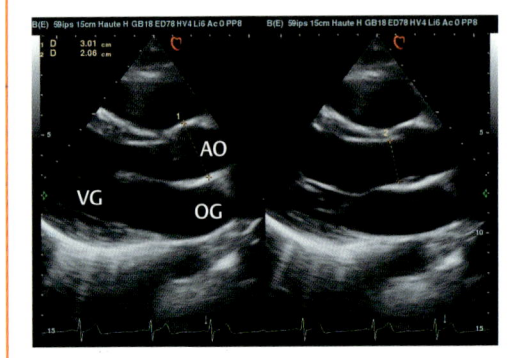

Figura 1 Visão da válvula aórtica segundo o corte paraesternal longitudinal na diástole e na sístole.

2a 2b

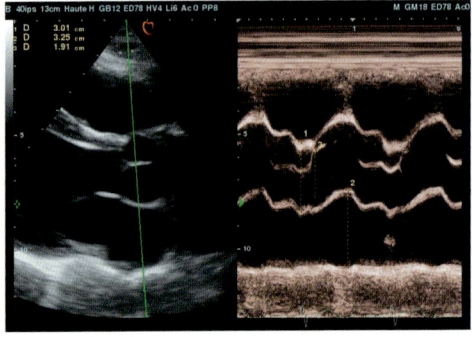

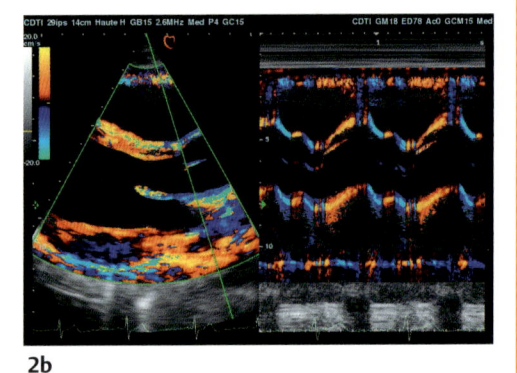

Figura 2 Registro da válvula aórtica no modo TM clássico (a) e no Doppler tecidual em cores TM (b).

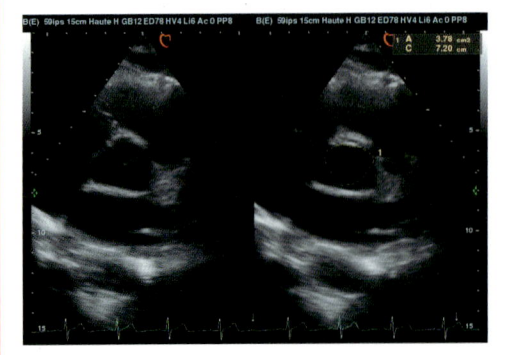

Figura 3 Válvula aórtica visualizada em incidência paraesternal transversal na diástole e na sístole (superfície do orifício aórtico planimetrado = 3,8 cm^2).

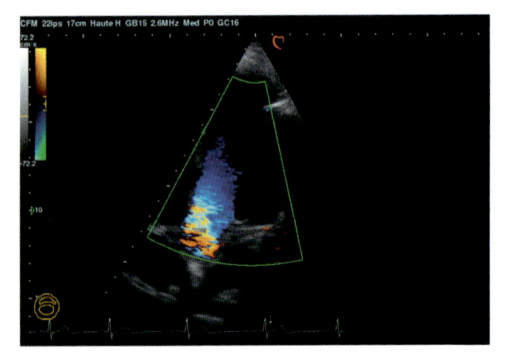

Figura 4 Fluxo aórtico visualizado no Doppler colorido 2D segundo o corte apical.

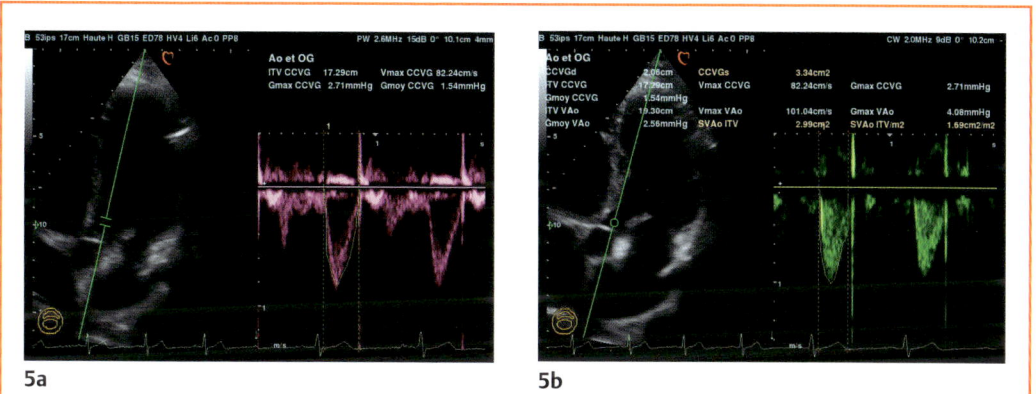

Figura 5 Fluxo aórtico registrado no Doppler pulsado (a) e contínuo (b).
Velocidade máxima = 101 cm/s, ITV = 19 cm, gradiente sistólico máximo = 4,1 mmHg, médio = 2,6 mmHg.

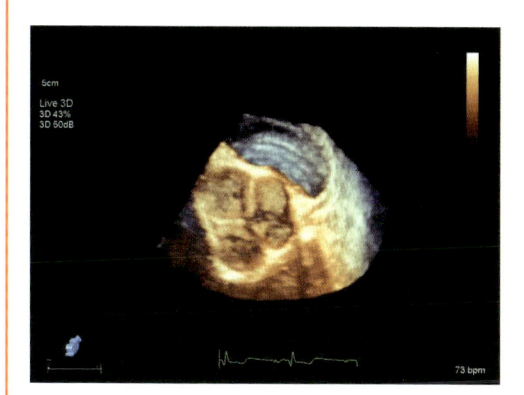

Figura 6 Visão 3D da válvula aórtica em posição fechada.

Prancha 2.3

Estudo ecocardiográfico da válvula tricúspide (Figuras 1 a 6) e pulmonar (Figuras 7 a 9)

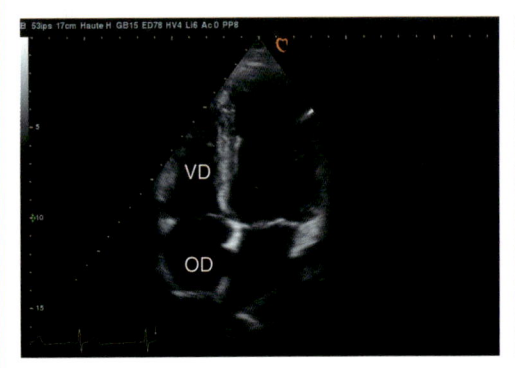

Figura 1 Visão da válvula tricúspide segundo o corte 2D apical de quatro câmaras.

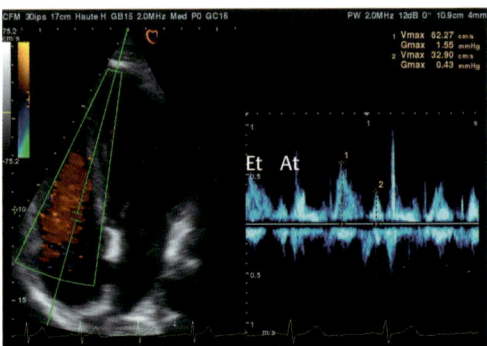

Figura 2 Fluxo tricúspide registrado no Doppler pulsado clássico (Et = 62 cm/s; At = 33 cm/s).

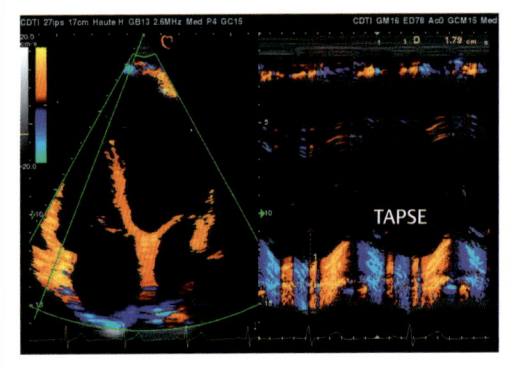

Figura 3 Registro do deslocamento sistólico do anel tricúspide no Doppler tecidual TM colorido (TAPSE = 18 mm).

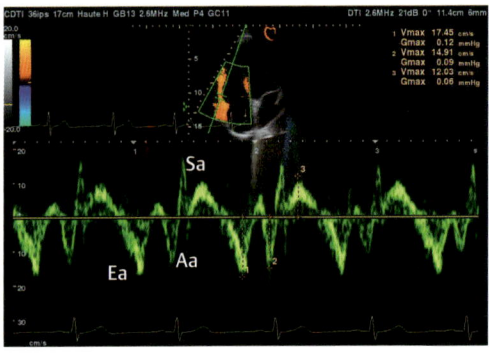

Figura 4 Registro das velocidades de deslocamento do anel tricúspide lateral no Doppler tecidual pulsado (Ea = 17 cm/s, Aa = 15 cm/s, As = 12 cm/s).

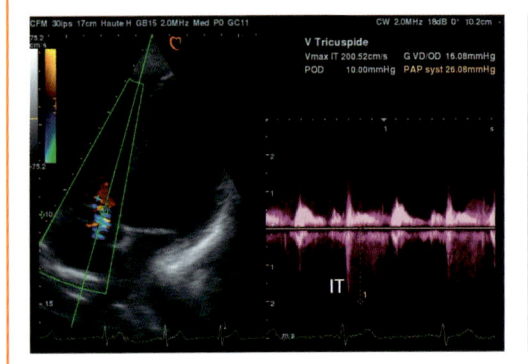

Figura 5 Registro da insuficiência tricúspide (IT) no Doppler colorido 2D e contínuo.
Velocidade máxima de IT = 201 cm/s, PAP sistólica = 16 + 10 = 26 mmHg, pressão do OD = 10 mmHg.

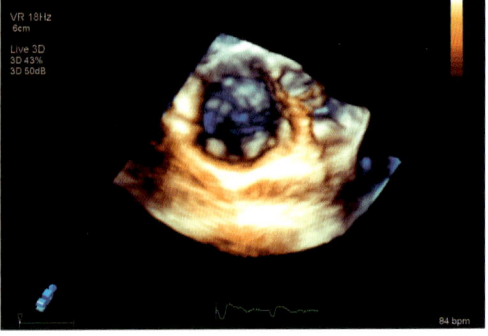

Figura 6 Visão 3D da válvula tricúspide em *zoom*.

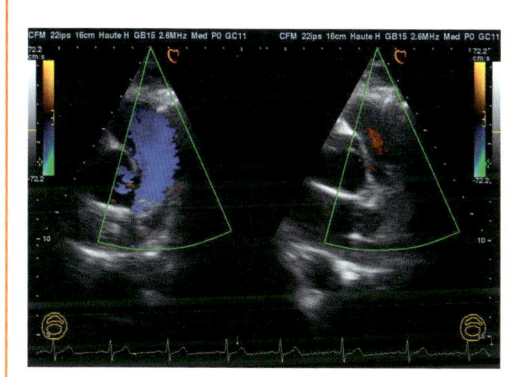

Figura 7 Visualização do tronco da artéria pulmonar (TAP) em corte paraesternal transversal com o fluxo de ejeção codificado em azul e mínima insuficiência pulmonar (IP) fisiológica codificada em vermelho no Doppler colorido 2D.

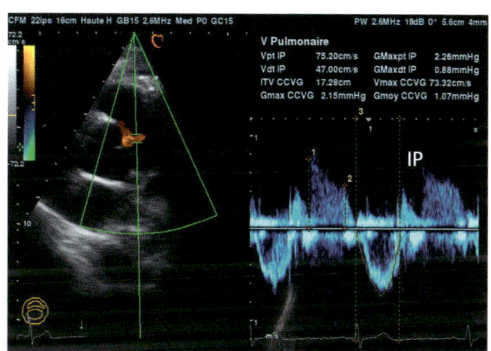

Figura 8 Registro do fluxo de IP no Doppler contínuo.

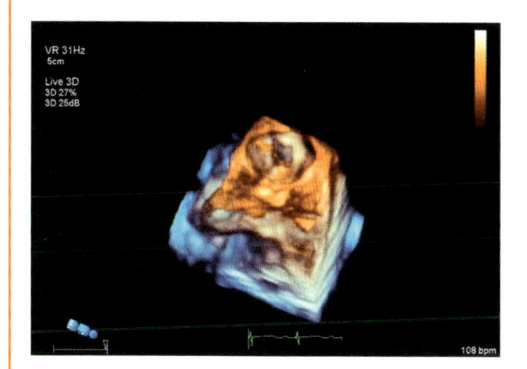

Figura 9 Visão 3D do orifício pulmonar com as válvulas.

Prancha 2.4
Estudo ecocardiográfico das cavidades cardíacas

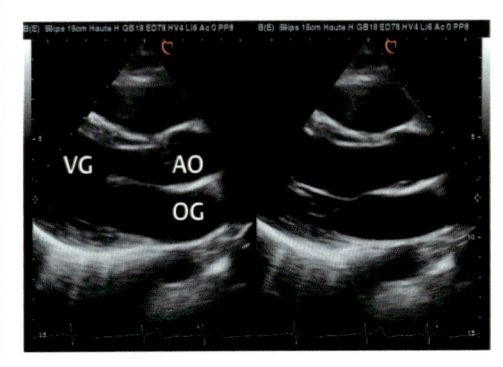

Figura 1 Corte paraesternal longitudinal do coração na diástole e na sístole.

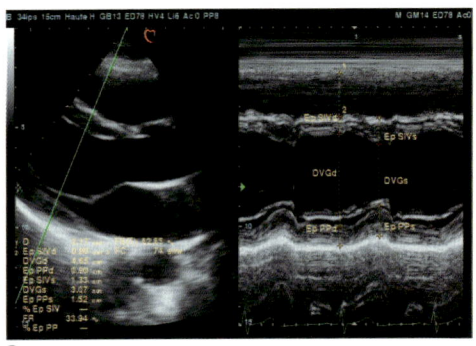

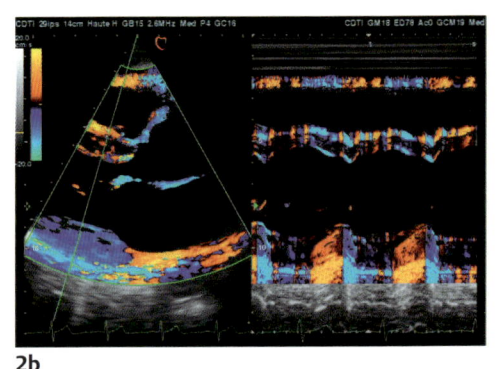

Figura 2 Incidência transventricular em modo TM clássico (a) e tecidual colorido (b) (FE do VG = 63%).

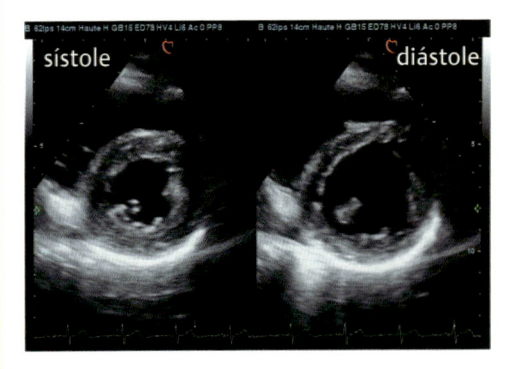

Figura 3 Corte 2D paraesternal transversal do VG na sístole e na diástole.

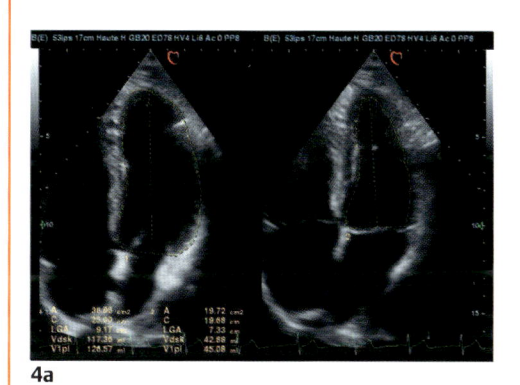

Figura 4 Cortes 2D apicais do coração: quatro câmaras (a) e duas câmaras (b).
FE do VG avaliada segundo o método de Simpson biplanar = 65%.

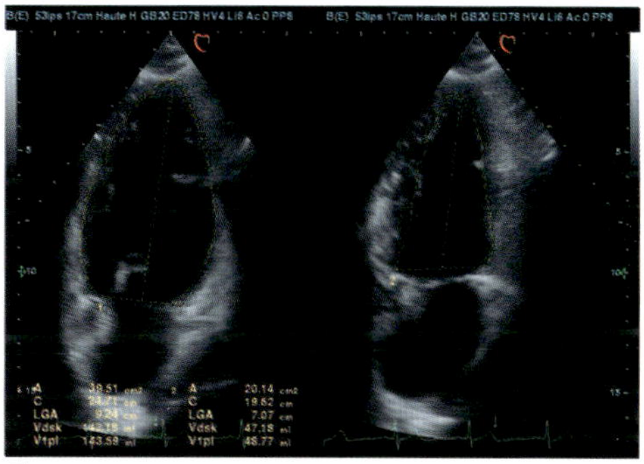

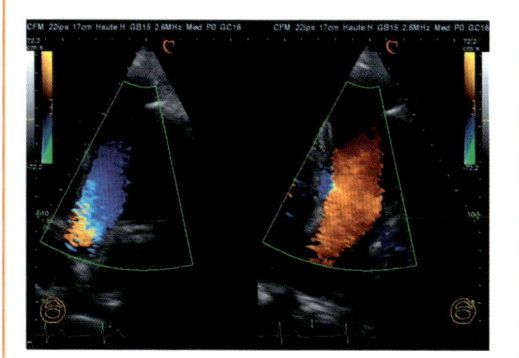

Figura 5 Fluxo de ejeção ventricular (à esquerda) e de enchimento ventricular (à direita) visualizado no Doppler colorido 2D.

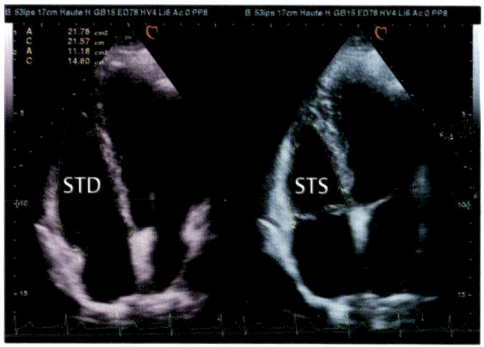

Figura 6 Estudo do ventrículo direito segundo o corte apical de quatro câmaras.
STD do VD = 22 cm², STS do VD = 11 cm², fração de encurtamento do VD = 22 − 11/22 = 50%.

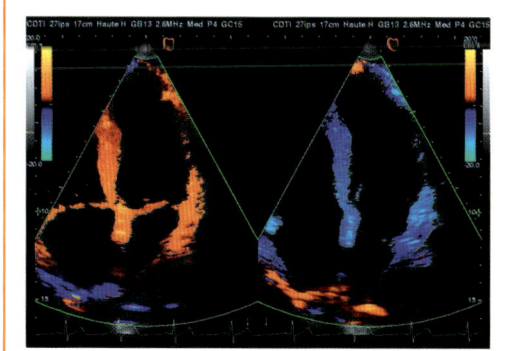

Figura 7 Visualização das cavidades cardíacas no Doppler tecidual em cores 2D na sístole (à esquerda) e na diástole (à direita).

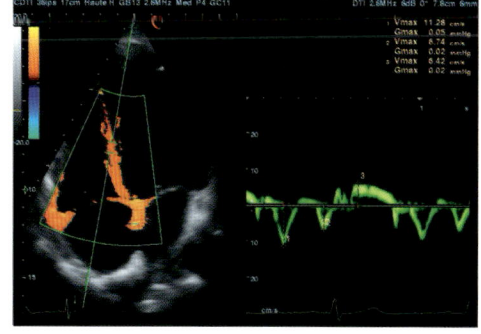

Figura 8 Registro das velocidades miocárdicas septais no Doppler tecidual pulsado.

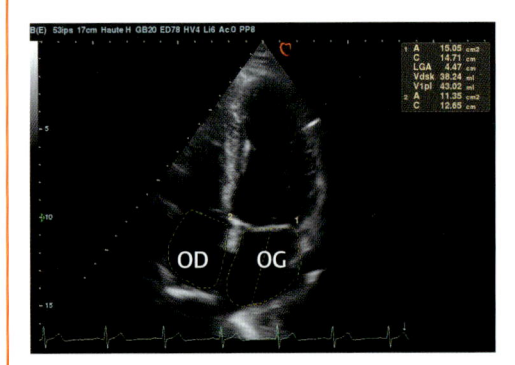

Figura 9 Medida da superfície do OG (15 cm²), do volume do OG (43 mL) e da superfície do OD (11 cm²) segundo o corte 2D apical de quatro câmaras na sístole.

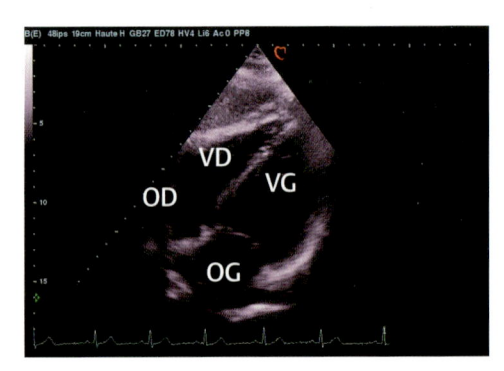

Figura 10 Corte 2D subcostal de quatro câmaras.

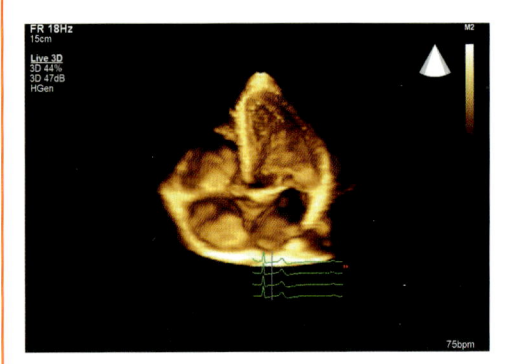

Figura 11 Visão apical de quatro câmaras em ETT 3D.

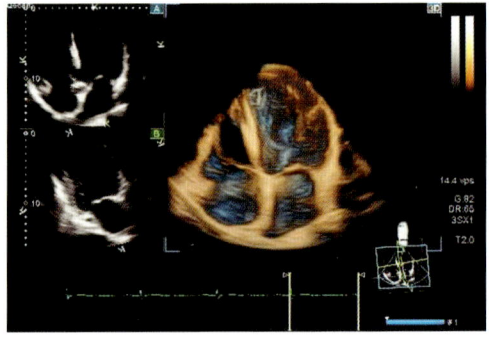

Figura 12 Visão apical de quatro câmaras em ETT 4D (modo volumétrico e multiplanar).

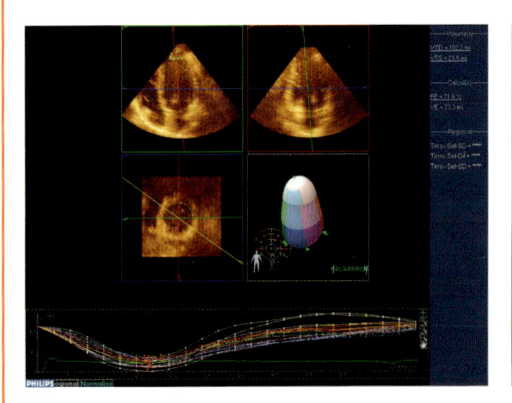

Figura 13 Medida da fração de ejeção do VG em modo ETT 3D (FE = 72%).

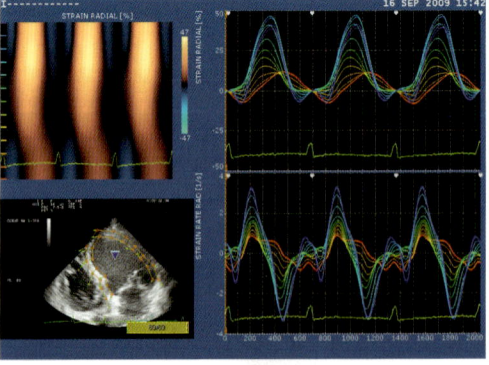

Figura 14 Estudo da deformação miocárdica do VG (*strain/strain rate radial*) segundo o corte 2D apical de quatro câmaras.

Prancha 2.5

Estudo ecocardiográfico das veias cardíacas

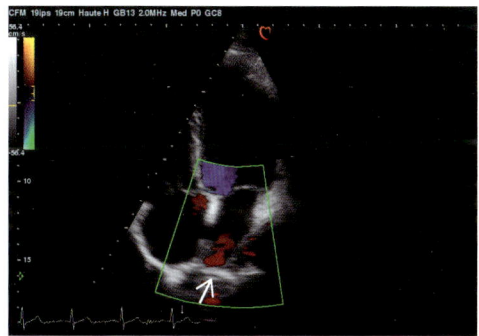

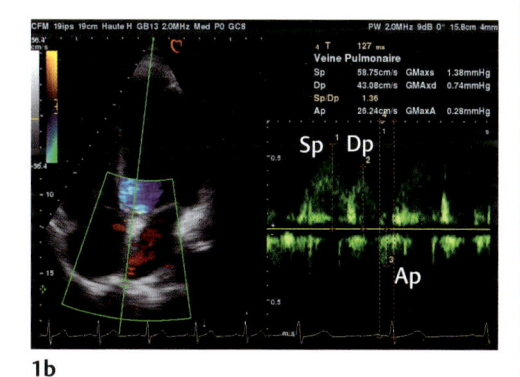

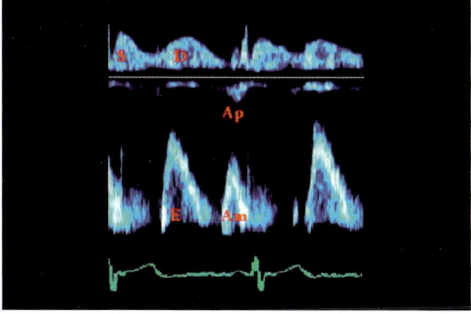

Figura 1 Estudo das veias pulmonares segundo o corte 2D apical de quatro câmaras por Doppler colorido (veia pulmonar superior direita) (seta) (a) e por Doppler pulsado (ondas Sp = 59 cm/s, Dp = 43 cm/s, Ap = 26 cm/s, duração onda Ap = 127 ms) (b). Relação entre o fluxo venoso pulmonar e o fluxo mitral (c).

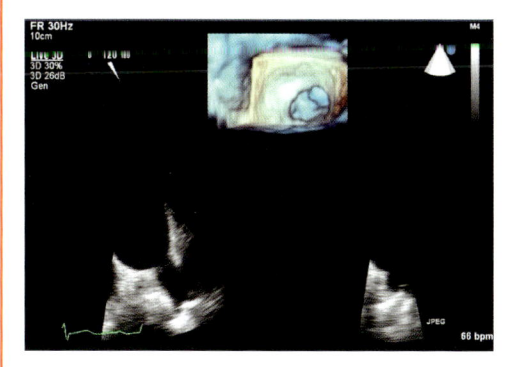

Figura 2 Visão ETO 3D das veias pulmonares.

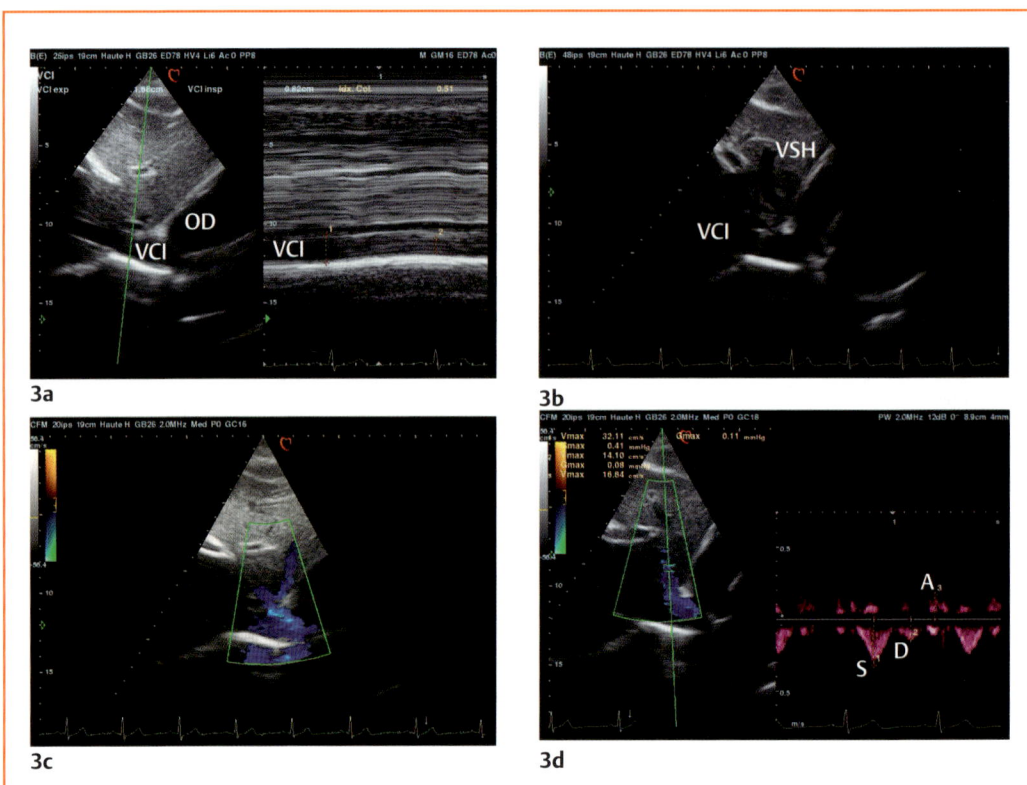

Figura 3 Estudo da veia cava inferior (VCI) no 2D/TM (a) (diâmetros expiratórios da VCI = 17 mm, inspiratório = 8 mm, índice de colapso = 0,51) e das veias hepáticas (VSH) no 2D (b), 2D colorido (c) e Doppler pulsado (d) (ondas S = 32 cm/s, D = 14 cm/s, A = 17 cm/s).

Capítulo 2. Técnicas de registro 43

Prancha 2.6

Estudo ecocardiográfico da aorta torácica (Figuras 1 a 3) e da aorta abdominal (Figuras 4 e 5)

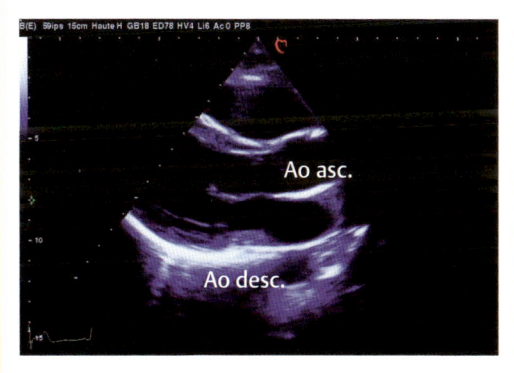

Figura 1 Aorta inicial ascendente (visão longitudinal) e descendente (visão transversal) visualizadas segundo o corte 2D paraesternal esquerdo.

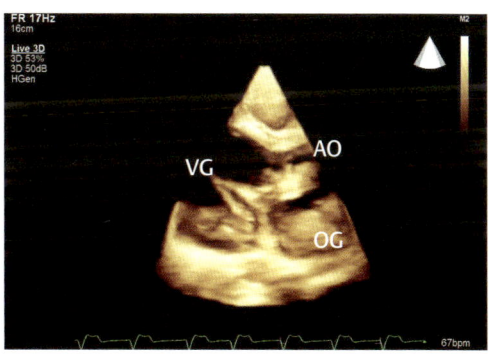

Figura 2 Visão ETT 3D da aorta inicial em seu eixo longitudinal.

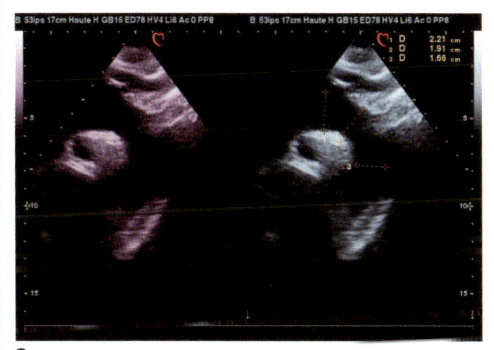

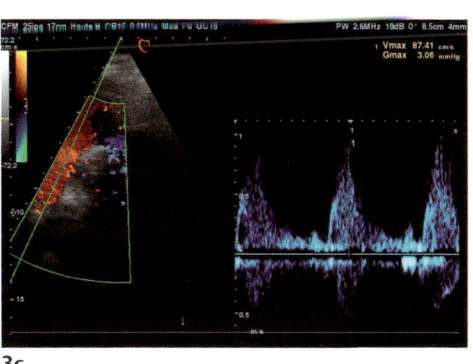

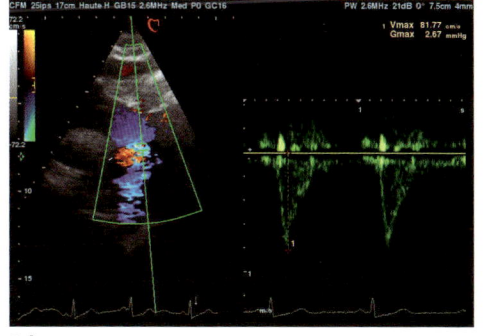

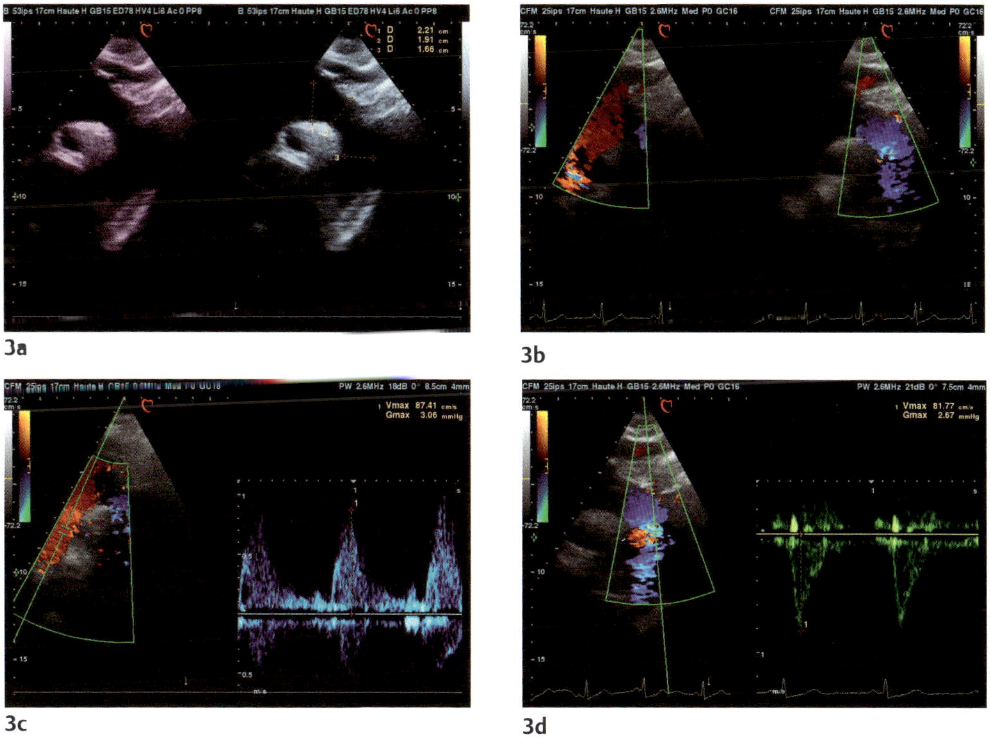

3a

3b

3c

3d

Figura 3 Visualização da crossa da aorta pela via supraesternal no plano 2D longitudinal (a) colorido 2D (b) e no Doppler pulsado (c, d) (fluxo da aorta ascendente codificado em vermelho, espectro positivo, fluxo da aorta descendente codificado em azul, espectro negativo). Medida dos diâmetros dos segmentos da crossa da aorta (a).

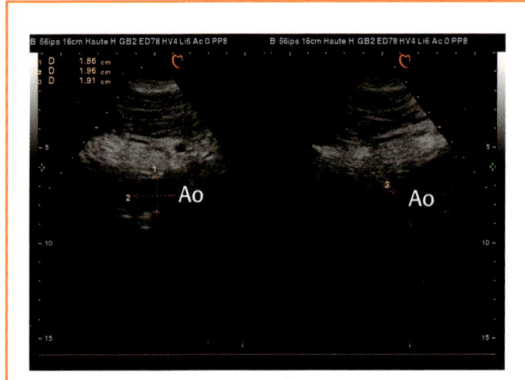

Figura 4 Visualização da aorta abdominal segundo o corte 2D transversal e longitudinal.

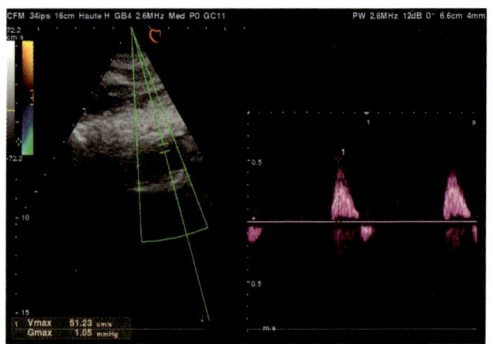

Figura 5 Registro do fluxo da aorta abdominal no Doppler pulsado.

Capítulo 3
Cardiopatias valvulares

Afecções mitrais

Estenose mitral

A estenose mitral (RM) de origem reumática é provocada pela fusão das comissuras, acarretando a diminuição da área do orifício mitral (n = 4-6 cm^2) e a esclerose dos folhetos e do aparelho subvalvular.

A ETT permite diagnosticar a RM definindo os seguintes elementos:
- o estado da válvula e do aparelho subvalvular;
- a forma da válvula;
- o grau da estenose;
- o impacto frente à estenose;
- as lesões associadas (insuficiência mitral, estenose tricúspide, estenose aórtica, insuficiência aórtica).

A ETO permite estudar precisamente a morfologia e a cinética da válvula mitral estenosada.

Estado do folheto e do aparelho subvalvular

As calcificações valvulares se traduzem no TM por ecos densos e pluriestratificados (Figura 3.1a-c). A ecografia 2D permite localizar e apreciar a extensão das calcificações, visualizadas sob forma de ecos densos e brilhantes no nível das válvulas, comissuras (aspecto nodular em corte paraesternal transversal transmitral) e do anel mitral, eventualmente.

As cordas da mitral, bem visíveis no corte apical de duas câmaras, podem estar igualmente espessadas e retraídas. Os papilares fibrosados e calcificados são mais ou menos densos e pouco móveis (Figura 3.1d, e).

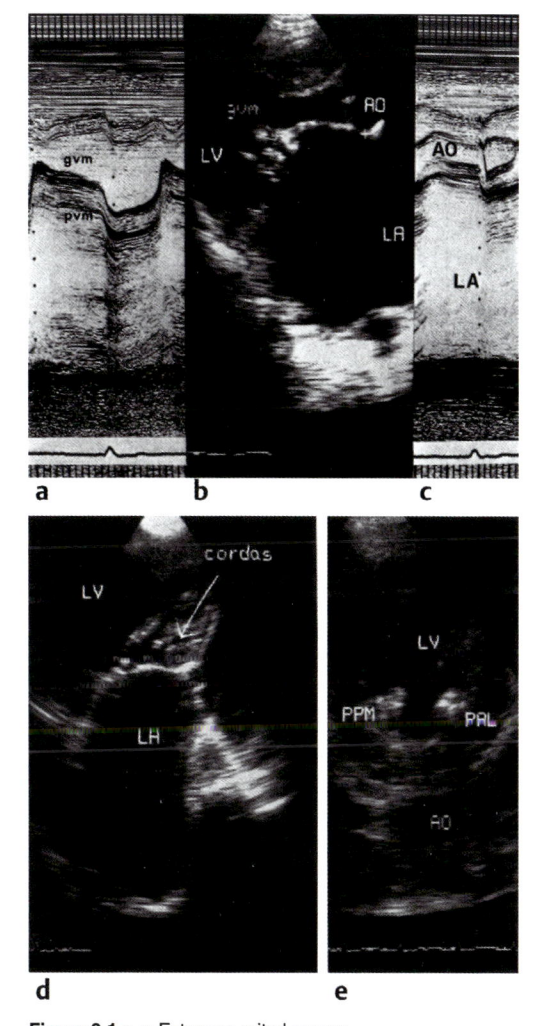

Figura 3.1 a-c. Estenose mitral severa.
Ecocardiograma mitral TM (a); corte 2D paraesternal longitudinal (notar a importante limitação da abertura mitral e o OG ectásico) (b); incidência TM transaórtica; dilatação do OG (70 mm) (c).
d-e. Remanejamento do aparelho subvalvular (RM severa). Cordas (corte apical de duas câmaras) (d); papilares (corte paraesternal transverso) (e).

A quantificação das lesões valvulares e subvalvulares pode ser realizada segundo o escore de Boston (avaliação em quatro parâmetros cotados de 1 a 4) (Figura 3.2). O valor limite entre afecções valvulares moderadas e severas é de 8.

Forma da válvula

No TM

O eco mitral tem um deslocamento em nicho característico (Figura 3.1a-c) com:
- diminuição da amplitude de abertura DE;
- redução do fluxo de enchimento EF;
- achatamento ou mesmo desaparecimento da onda A em ritmo sinusal;
- movimento paradoxal na frente do pequeno folheto mitral (sinal da fusão das comissuras).

No 2D

A RM se traduz pela diminuição do movimento de abertura dos folhetos na diástole (Figura 3.1a-c). No corte paraesternal longitudinal, a válvula mitral, pouco móvel, mas flexível, desenvolve um aspecto diastólico "em membrana". Por outro lado, a válvula calcificada e rígida fornece uma imagem "em funil". O corte paraesternal transversal permite apreciar a forma do orifício mitral na diástole: o aspecto "arredondado" do orifício evoca a fusão das comissuras, o aspecto ovalar "em fenda" sugere a retração das cordas.

Grau da estenose

O fluxo EF inferior a 15 mm/s traduz, habitualmente, uma RM severa. Essa medida TM é um critério atualmente insuficiente da severidade da estenose mitral e, portanto, não é utilizada.

A avaliação do grau da estenose mitral é fundada sobre as medidas:
- da área anatômica (2D) e funcional (Doppler) do orifício mitral;
- do gradiente de pressão diastólica entre o OG e o VG obtido por Doppler contínuo.

Avaliação da área mitral

Método de planimetria

A medida da área anatômica do orifício mitral efetua-se por planimetria, na protodiástole, sobre o corte paraesternal transversal, passando pela borda livre dos folhetos (Figura 3.3). Ela exige boa definição dos contornos do orifício mitral, daí a utilização preferencial do *zoom*.

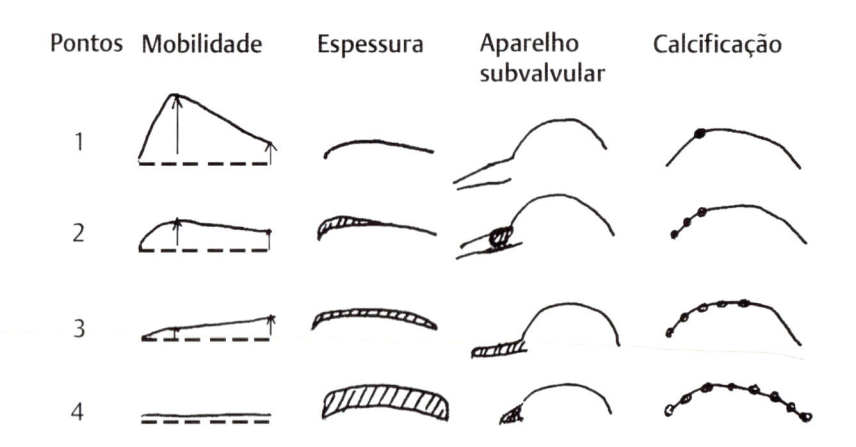

Figura 3.2 Avaliação da estenose mitral segundo o escore de Boston.
Parâmetros avaliados e cotados de 1 a 4: mobilidade, espessura e calcificação valvular; estado do aparelho subvalvular (mínimo: 4 pontos; máximo: 16 pontos).

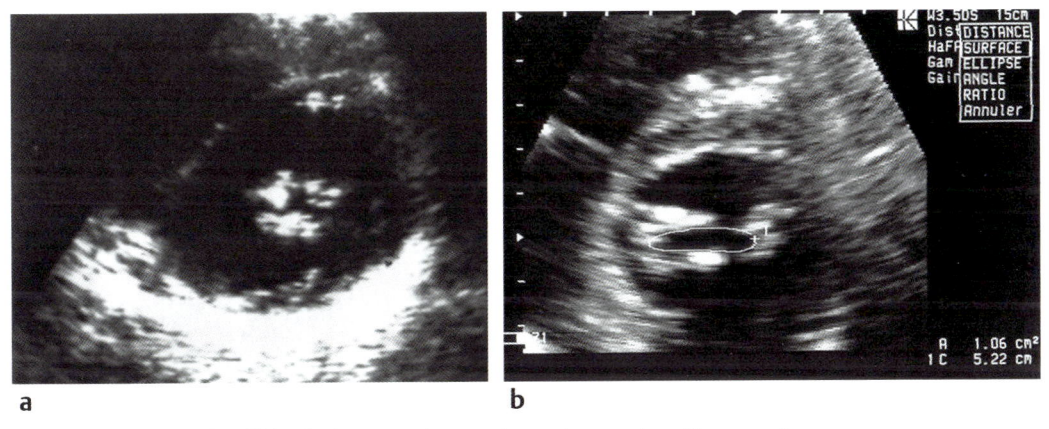

Figura 3.3 Planimetria do orifício mitral estenosado segundo o corte paraesternal transversal.
a. Orifício mitral calcificado irregular, difícil de planimetrar. b. Orifício bem visualizado e corretamente planimetrado.

O estreitamento mitral é:
- muito severo se o valor da área é inferior a 1 cm^2;
- severo se esse valor se situa entre 1 e 1,5 cm^2;
- pouco severo se essa área é superior a 1,5 cm^2.

Os limites da planimetria estão resumidos no Quadro 3.1.

No Doppler, a área mitral (SM) pode ser determinada de maneira empírica segundo o método de Hatle (Figura 3.4), ou a partir da equação de continuidade.

Método de Hatle

É fundado sobre a medida de tempo de decaimento do tempo de meia pressão (T1/2p ou PHT para *pressure half time*):

$$SM\ (cm^2) = 220/T1/2p\ (ms)$$

O fluxo mitral é registrado por via apical por Doppler contínuo em razão das velocidades estenóticas elevadas, podendo atingir 3 m/s.

O T1/2p é medido dividindo o pico da velocidade máxima por 1,4 ($\approx \sqrt{2}$); corresponde a uma redução do gradiente transmitral à metade em relação ao seu valor inicial. Um T1/2p superior a 220 ms corresponde a uma área mitral inferior a 1 cm^2, o que traduz uma RM muito severa.

Quadro 3.1

Limites da planimetria do orifício mitral

- Fraca ecogenicidade do paciente (falha do método em cerca de 17% dos casos).
- Erros de registro:
  - na regulagem dos resultados (falsa definição dos limites do orifício);
  - na escolha do *site* de planimetria (corte 2D oblíquo superestimando a SM real);
  - na identificação da protodiástole (abertura mitral máxima).
- Importantes calcificações do orifício mitral cujos ecos refletidos podem subestimar a SM.
- Após valvuloplastia mitral (negligência do limite pouco visível nas comissuras abertas).
- Estenose mitral subvalvular podem superestimar a SM real. O método de Hatle se aplica nessa situação.

Atualmente, o cálculo da área funcional do orifício mitral é realizado automaticamente graças ao *software* integrado ao ecocardiógrafo traçando simplesmente a curva de redução do fluxo mitral registrado por Doppler (Figura 3.4).

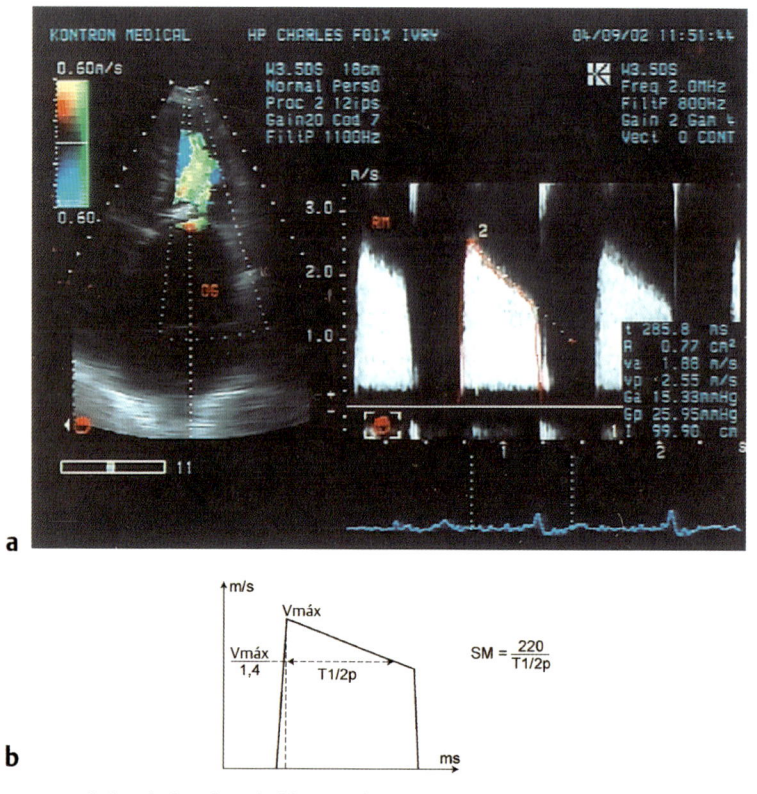

Figura 3.4 RM severa estudada pelo Doppler colorido e contínuo por via apical.
Cálculo da área mitral pelo método de Hatle (0,77 cm²) e dos gradientes de pressão (máxima = 26 mmHg, média = 15 mmHg) por planimetria do fluxo mitral.

Os limites do método de Hatle, podendo desencadear super ou subestimativa da SM, estão resumidos no Quadro 3.2.

Equação de continuidade

Ela é fundada sobre a igualdade dos débitos mitral e aórtico:

VTI mitral × área mitral = VTI aórtico × área aórtica

A área mitral (SM) então é igual ao débito aórtico (Capítulo 2) dividido pela integral velocidade-tempo (VTI) do fluxo mitral diastólico.

SM (cm²) = {VTI aórtico × área aórtica/VTI mitral}

Esse método exige um registro de boa qualidade e de medidas precisas. É confiável, particularmente para as RM puras em ritmo sinusal. A arritmia completa (VTI variável) exige planimetrar e fazer a média de no mínimo três ciclos cardíacos consecutivos. Em caso de IA associada (aumento de VTI aórtico), é o débito pulmonar que pode ser utilizado no cálculo da SM. Finalmente, o método é inaplicável em caso de IM importante associada (aumento de VTI mitral).

O método Doppler é superior, em precisão, à planimetria em modo 2D para determinar a área mitral, exceto em caso de modificação aguda das pressões.

A área do orifício mitral pode ser igualmente calculada a partir da zona de convergência dita PISA (*proximal isovelocity surface area*) identificável por Doppler colorido 2D. O método de PISA

> **Quadro 3.2**
>
> **Limites do método de Hatle na avaliação da área mitral funcional**
> - Definição imperfeita do envelope do espectro (não alinhamento com o jato estenótico, má regulagem dos resultados ou dos filtros; IA associada suscitando o *fluttering* da curva mitral).
> - Taquicardia sinusal: "telescopagem" (fusão) das ondas E e A (curva de decrescimento difícil de determinar).
> - Arritmia completa responsável por T1/2p variável (média de 3 a 5 ciclos necessários).
> - Decrescimento não linear das velocidades da estenose com a curva inicial acentuada e breve seguida de uma curva mais lenta (medida de T1/2p sobre a segunda curva preconizada);
> - Condições hemodinâmicas associadas:
>   – T1/2p encurtado: RA, IA importante, transtorno da complacência do VG, no decurso imediato de valvuloplastia mitral percutânea (risco de superestimação da SM);
>   – T1/2p alongado: IM importante, transtorno de relaxamento do VG (risco de subestimação da SM).

é pouco utilizado na prática em caso de RM causada por sua complexidade e numerosas causas de erros possíveis.

Cálculo do gradiente transmitral

O gradiente transmitral máximo instantâneo, calculado segundo a equação de Bernoulli: $\Delta P = 4 \times V_{max}^2$, depende da frequência cardíaca e do débito cardíaco. A variabilidade desse gradiente não permite utilizá-lo para apreciar a severidade da estenose mitral.

O gradiente transmitral médio, obtido pela planimetria do fluxo Doppler, responde melhor ao obstáculo, devido à integração do gradiente instantâneo durante toda a duração da diástole, mas ele deve ser igualmente analisado em função do débito transvalvular e, portanto, na ausência de uma IM (Figuras 3.4 e 3.5). O gradiente baixo pode corresponder a uma RM "solta", mas também a uma estenose mitral severa em baixo débito. Em caso de fibrilação atrial, é preciso tirar a média de diversos valores (pelo menos cinco ciclos).

Na prática, o gradiente médio inferior a 5 mmHg sinaliza RM não severa; se ele é superior a 10 mmHg, sinaliza RM severa em caso de débito cardíaco normal.

Estreitamento com origem na estenose

O estreitamento hemodinâmico da estenose mitral se traduz pela:

- dilatação do átrio esquerdo (Figura 3.1a-c). O eventual trombo no OG ou intra-atrial (detectável facilmente pela ETO) deve ser sistematicamente pesquisado;
- dilatação das veias pulmonares (corte apical de quatro câmaras);
- dilatação do ventrículo direito;
- insuficiência tricúspide funcional (ver mais adiante, Insuficiência tricúspide);
- hipertensão arterial pulmonar (HTAP) (Capítulo 4).

Critérios de severidade da RM

Estão resumidos no Quadro 3.3.

É desejável relacionar a área mitral calculada no eco-Doppler à área corporal do paciente examinado.

A elevação das pressões pulmonares depende da complacência atrial esquerda e é mais importante quando o OG é pouco complacente.

Interesse da ecocardiografia de esforço

A significação funcional da estenose mitral (RM "solta" sintomática ou RM severa assintomática) pode ser avaliada durante o esforço realizando aumentos progressivos de 20 a 30 W a cada 3 minutos. O teste de esforço também encontra interesse em caso de discordância entre a ecocardiografia e os sintomas clínicos de difícil interpretação.

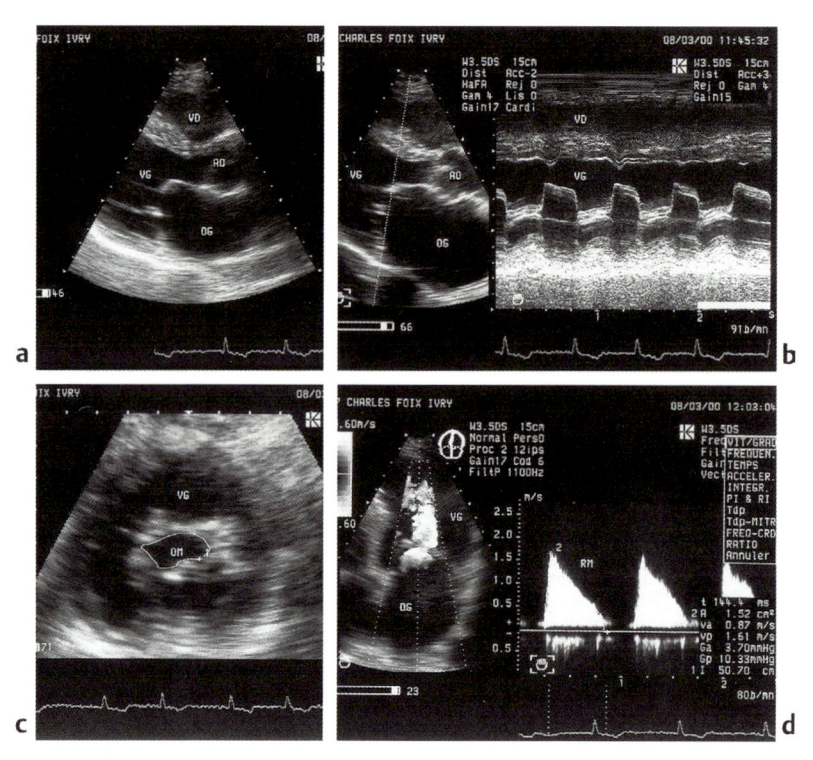

Figura 3.5 Estenose mitral pouco severa com "folhetos flexíveis".
Avaliação correta da área mitral na planimetria (1,54 cm²) e por Doppler contínuo (1,52 cm²).

Quadro 3.3

Critérios de severidade da estenose mitral

- Área mitral < 1,5 cm² (< 1 cm²/m²).
- Gradiente transmitral médio ≥ 10 mmHg (em caso de RM pura com o débito cardíaco conservado).
- PAP sist. > 50 mmHg.

Os critérios do estreitamento hemodinâmico significativo da estenose mitral na ecocardiografia de esforço são:
- o aumento do gradiente transmitral médio de mais de 15 mmHg no pico do esforço (ou o dobro do valor de repouso);
- o aumento da pressão arterial pulmonar sistólica em mais de 60 mmHg no pico do esforço.

Interesse da ecocardiografia 3D

O modo 3D em tempo real encontra interesse na RM na condição de uma técnica perfeita e de uma *expertise* suficiente. Permite preencher os limites da ecocardiografia 2D, em particular, na planimetria do orifício mitral estenosado (Figuras 3.6 e 3.7).

Atitude terapêutica

Os dados ecocardiográficos permitem adotar uma atitude terapêutica em caso de RM severa:
- seja uma troca valvar (indicações: válvula rígida calcificada, comissuras calcificadas, cordas francamente retraídas, insuficiência mitral não negligenciável associada, trombo intra-atrial visível);
- seja uma comissurotomia mitral percutânea (CMP) por dilatação (indicação ideal: RM pura com válvulas flexíveis, cordas longas, comissuras fundidas, mas não calcificadas).

As contraindicações ecocardiográficas formais à CMP são: a existência de uma IM superior a um grau 1 e/ou a presença de um trombo intra-atrial esquerdo. A ecocardiografia é particularmente útil no monitoramento do desenvolvimento do procedimento da CMP.

Os resultados da CMP (aumento da área valvular ou falha da dilatação), eventuais complicações (in-

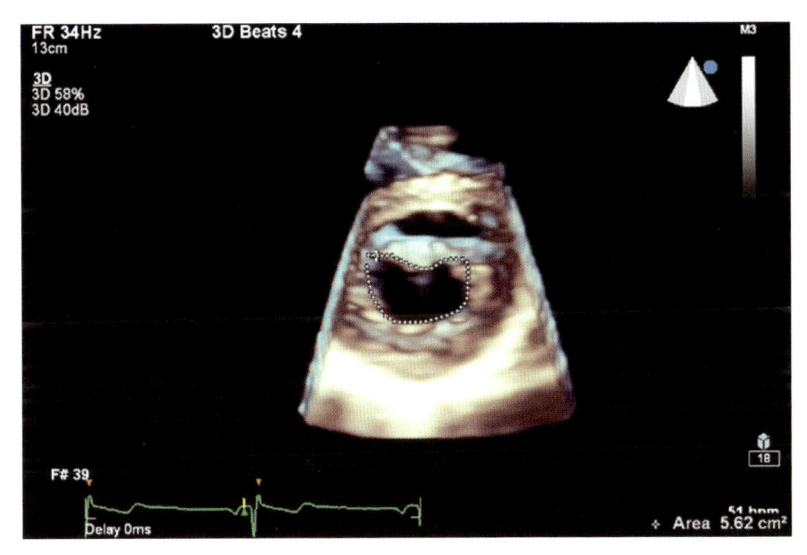

Figura 3.6 Planimetria do orifício mitral na ETT 3D (área mitral = 5,6 cm²).

suficiência mitral, shunt residual no nível atrial), assim como o aparecimento da reestenose, podem ser confirmadas pela ecocardiografia 2D e Doppler.

A ETO desempenha importante papel no tratamento terapêutico da estenose mitral (procura de trombo ou de contraste espontâneo intra-atrial, principalmente).

Finalmente, os resultados da ecocardiografia de esforço influenciam igualmente a atitude terapêutica em alguns portadores de RM.

Na prática, o tratamento cirúrgico precoce de RM se coloca em duas situações:
- em caso de indicação de uma outra cirurgia cardíaca diante de uma RM severa ou moderada;
- em caso de RM severa assintomática podendo se beneficiar de uma valvuloplastia mitral percutânea (morfologia valvular favorável na ausência de contraindicação).

Insuficiência mitral

A insuficiência mitral (IM) caracteriza-se por regurgitação anormal do sangue do VG no OG durante a sístole ventricular. Essa regurgitação pode ser resultado seja de uma IM funcional (não orgânica), seja de uma IM orgânica que pode ser de múltiplas etiologias. A insuficiência mitral distrófica (degenerativa) é atualmente a mais prevalente das IMs primárias, com 60 a 70% dos casos.

Os elementos ecocardiográficos que permitem diagnosticar uma IM são: os sinais de sobrecarga volumétrica das cavidades esquerdas, os sinais etiológicos e os sinais Doppler.

Sinais de sobrecarga volumétrica das cavidades esquerdas

Estes são os sinais indiretos da IM, comuns para todas as formas etiológicas que traduzem o estreitamento hemodinâmico da regurgitação valvular, sobretudo antigo. Esses sinais oferecidos pela ecocardiografia clássica (TM, 2D) permitem unicamente cogitar uma IM. Trata-se na verdade de uma dilatação do ventrículo esquerdo com hipercinesia de suas paredes expressa pelo aumento da FR, associado a uma dilatação do OG (Figura 3.8a e b). Nas formas severas, uma expansão sistólica do OG (recuo do fundo do átrio na sístole) pode ser observada (Figura 3.8 b).

Finalmente, a dilatação das cavidades esquerdas pode falhar em caso de IM aguda.

Sinais etiológicos

Alguns sinais ecocardiográficos permitem estabelecer o diagnóstico etiológico da regurgitação mitral e precisar seu mecanismo. A ETO pode ser particularmente útil nesse início de diagnóstico.

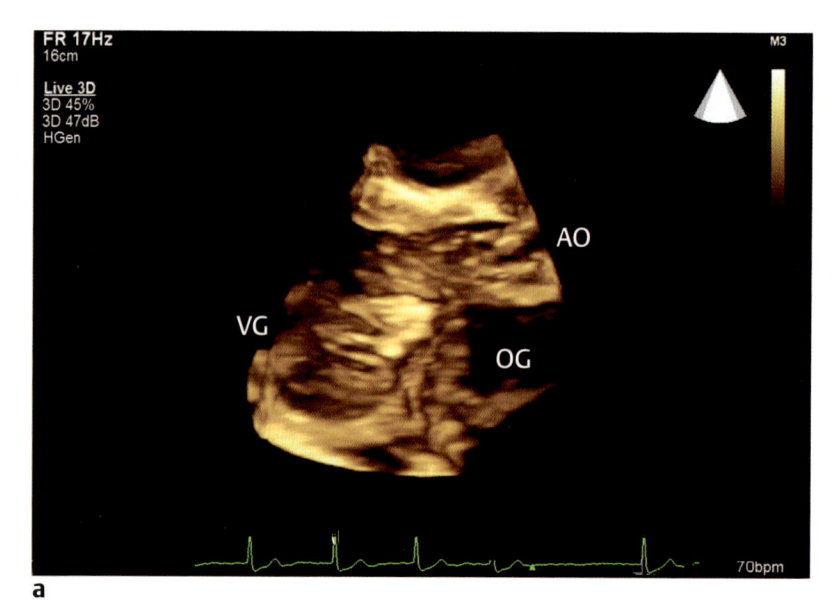

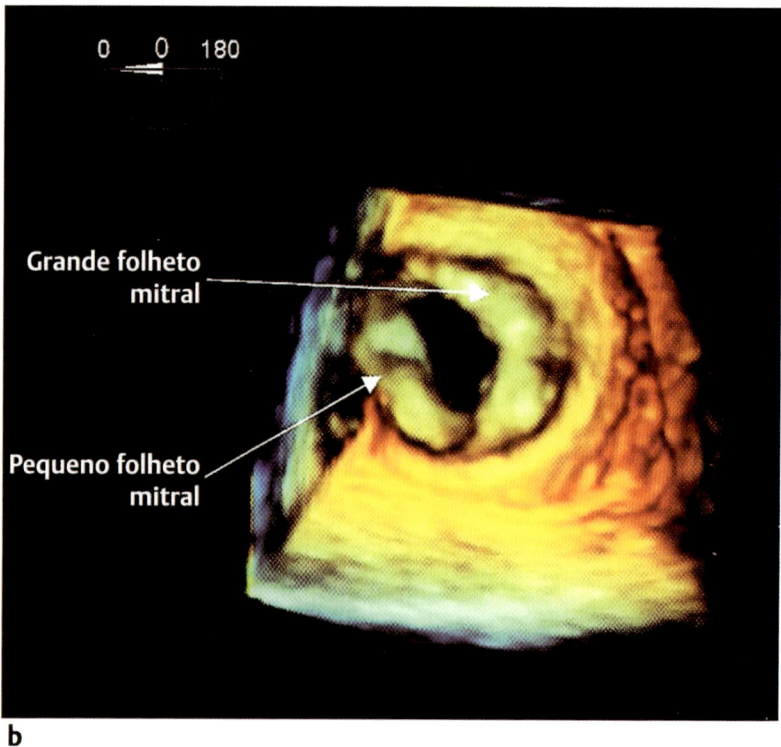

Figura 3.7 Estenose mitral reumática visualizada no ETT 3D (a) e visão ETO 3D do orifício mitral estenosado (imagem em *zoom*) (b).

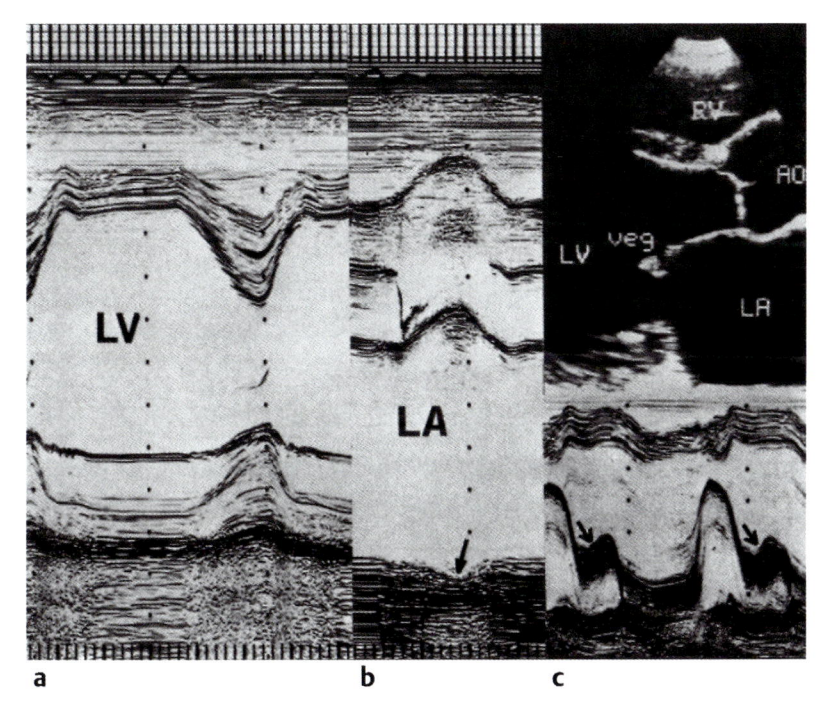

Figura 3.8 Insuficiência mitral de Osler.
a. Incidência TM transventricular: VG significativamente dilatado (70/30 mm) e hipercinético (FR = 57%). b. Incidência TM transaórtica: importante dilatação do OG (62 mm) com a expansão sistólica de sua parede posterior (seta). c. Vegetação situada na região do grande folheto mitral visualizado em corte longitudinal (acima) e na ecoTM (abaixo, setas).

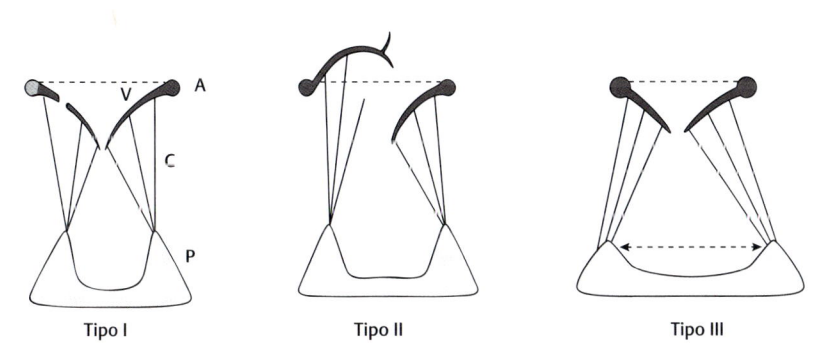

Figura 3.9 Classificação da insuficiência mitral segundo Carpentier em três tipos.
A: Anel mitral; V: válvula mitral; C: cordas; P: papilares.

Tabela 3.1 Classificação da IM em três tipos

Tipo I	Tipo II	Tipo III
Dilatação do anel mitral Perfuração valvular	Prolapso valvular mitral com ou sem estiramento e/ou ruptura das cordas	Limitação do movimento valvular mitral (restrição) em decorrência de: – calcificação anular – afecção reumática – isquemia miocárdica

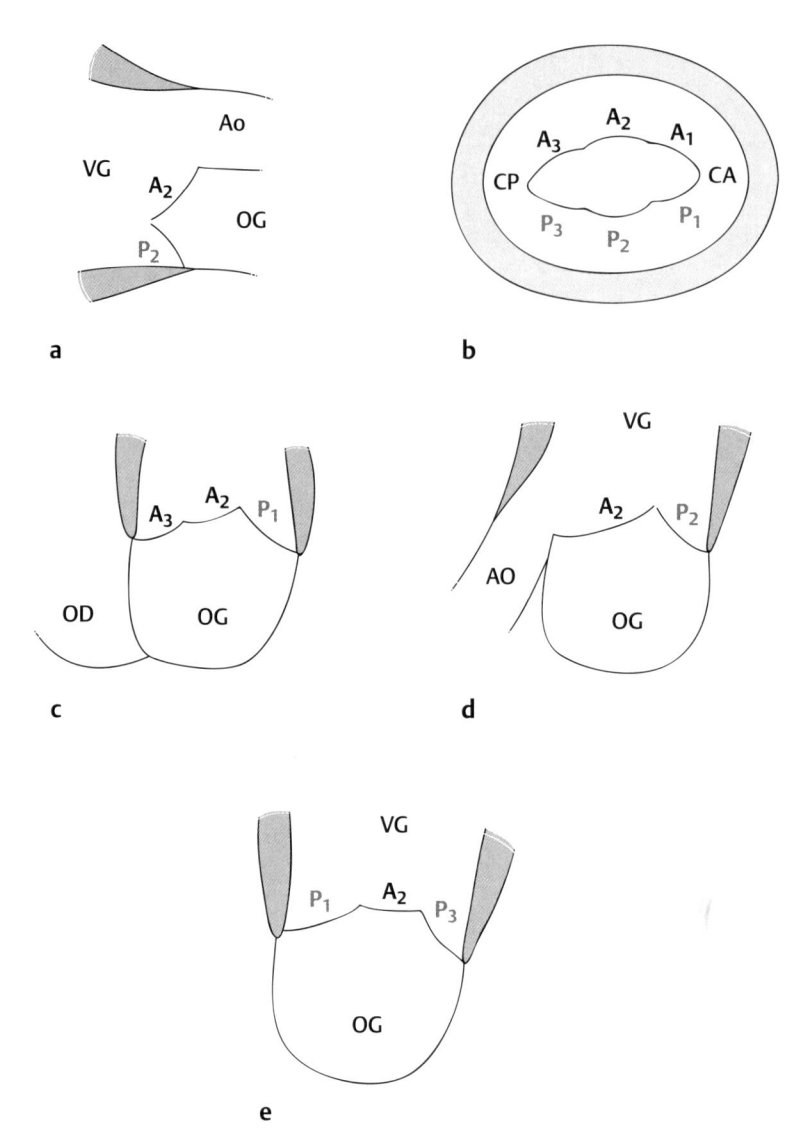

Figura 3.10 Segmentação da válvula mitral na ETT segundo 5 cortes 2D (centrados no orifício mitral).
Paraesternais: longitudinal (a), transversal (b). Apicais: 4 câmaras (c), 2 câmaras com aorta (d), 2 câmaras esquerdas (e).
Segmentos do grande folheto mitral: A1, A2, A3.
Segmentos do pequeno folheto mitral: P1, P2, P3.
Comissuras: anterior (CA), posterior (CP).

A análise ecocardiográfica da morfologia e da cinética do aparelho mitral permitiu definir três tipos ditos "funcionais" de IM segundo a classificação de Carpentier (Figura 3.9). Esses três tipos podem se associar a graus diversos.

Uma segmentação padronizada da válvula mitral facilita a descrição das lesões valvulares (Figura 3.10 e Tabela 3.1).

O estudo do mecanismo da regurgitação mitral pode ser igualmente facilitado pela ecocardiografia 3D. Graças ao 3D, é possível obter uma vista "em face" da válvula mitral, comparável à do cirurgião (Figura 3.11).

O exame 3D realizado por um clínico experiente permite melhor apreender as diferentes estruturas mitrais valvulares e subvalvulares.

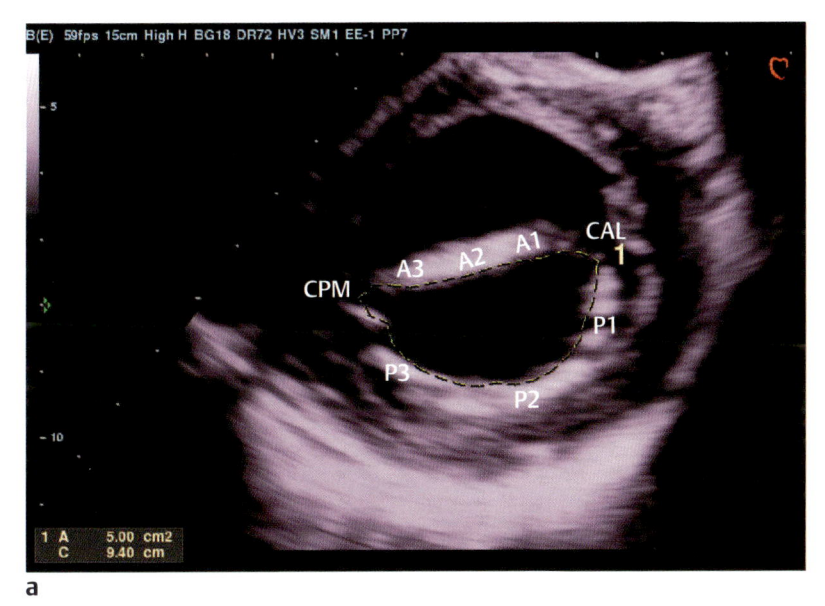

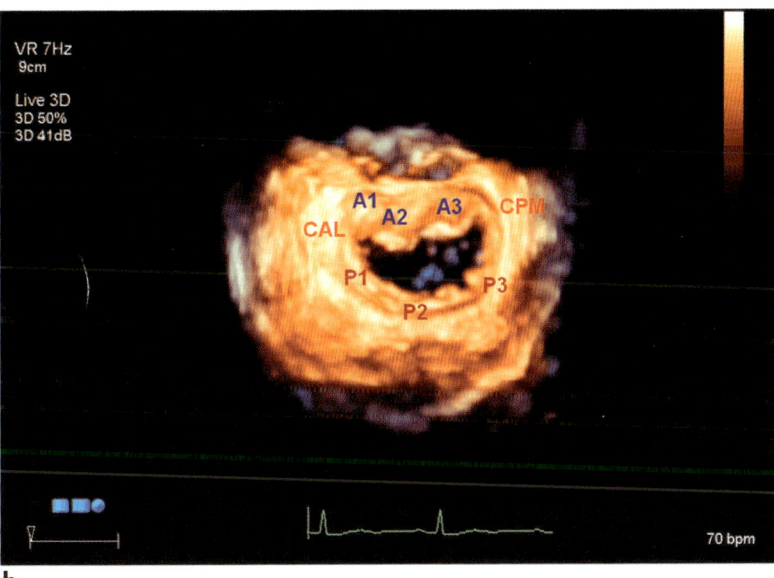

Figura 3.11 Segmentação anatômica da válvula mitral.
a. No modo ETT 2D (corte paraesternal transversal).
b. No modo ETT 3D (visão "cirúrgica" de face pelo verso auricular).
Segmentação valvular: 3 segmentos do grande folheto mitral (A1, A2, A3), 3 segmentos do pequeno folheto mitral (P1, P2, P3). Comissuras valvulares: anterolateral (CAL) e posteromediana (CPM).

IM reumática

A doença reumática induz sequelas fibrosas do aparelho mitral. A restrição do jato valvular é o mecanismo principal da IM suscitada por ela.

A válvula mitral atingida é mais ou menos espessa, mas móvel. No TM, nota-se um aspecto bimodal da curva EF do grande folheto em "espreguiçadeira". O pequeno folheto mitral tem um movimento normal ou intermediário para a frente.

Em 2D (corte paraesternal transverso), pode-se, por vezes, visualizar um hiato sistólico (diástase) entre o grande e o pequeno folhetos que revela o mecanismo da regurgitação mitral.

IM por prolapso mitral

O prolapso da válvula mitral (PVM) é a valvulopatia mais disseminada na população (4 a 6% dos indivíduos). Seu substrato anatômico consiste em uma degeneração mixomatosa do tecido valvular.

Dois sinais clássicos de PVM são descritos no modo TM:
- a deformação posterior mesotelessistólica do segmento CD do ecocardiograma mitral em "cúpula" (Figura 3.12);
- o deslocamento posterior do eco mitral ao longo de toda a sístole em "rede" holossistólica (Figura 3.13).

O aspecto do prolapso em rede é mais frequente (60% dos casos), mas sua especificidade é significativamente menor.

A ecocardiografia TM possui na verdade numerosos falsos negativos e falsos positivos no diagnóstico do PVM. Além disso, ela não permite precisar exatamente o folheto prolapsado e avaliar o grau de sua diminuição sistólica no OG.

O diagnóstico ecocardiográfico do PVM repousa sobre a imagiologia 2D, que permite visualizar diretamente em tempo real a diminuição de um ou de dois folhetos no OG, na sístole. Para afirmar o caráter patológico do prolapso mitral na ecocardiografia, é preciso levar em consideração três elementos:
- o grau do deslocamento sistólico da válvula mitral no OG;
- a importância da distrofia valvular;
- a existência e a severidade da regurgitação mitral.

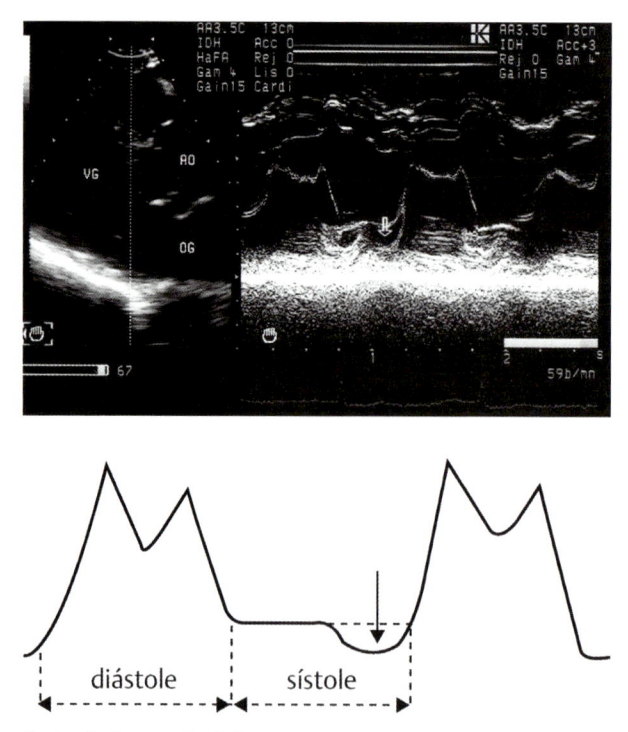

Figura 3.12 Prolapso da válvula mitral em modo 2D (corte paraesternal longitudinal) e em modo TM (aspecto em cápsula mesotelessistólica) (setas).

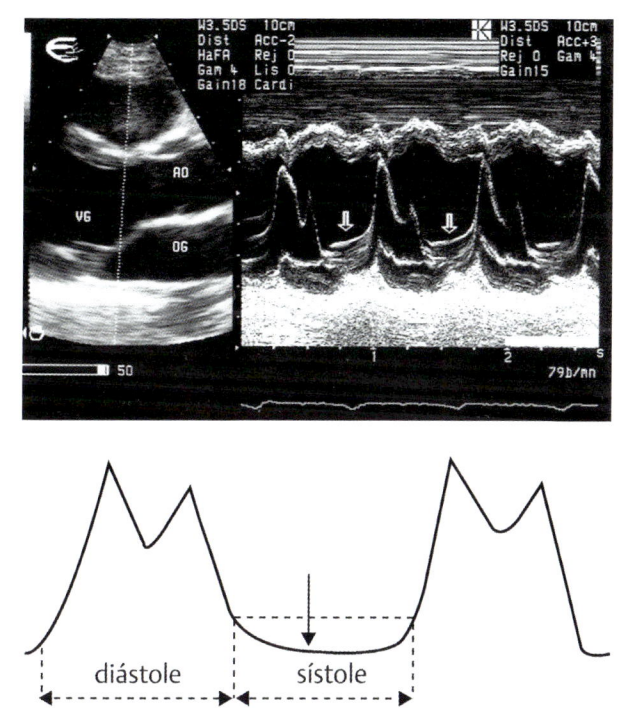

Figura 3.13 Prolapso da válvula mitral em modo 2D (corte paraesternal longitudinal) e em modo TM (aspecto em rede holossistólico) (setas).

A multiplicação dos cortes 2D permite determinar os segmentos valvulares mitrais prolapsados.

Grau do deslocamento primário

É avaliado pela diminuição do ponto de coaptação sistólica dos folhetos em relação ao plano do anel mitral (Figura 3.14). O diagnóstico ecocardiográfico de PVM deve ser feito em corte paraesternal longitudinal, considerado como a incidência de referência mais confiável. O termo de prolapso mitral verdadeiro é reservado às formas onde o corpo do folheto acometido bombeia no OG na sístole e o ponto de coaptação valvular ultrapassa o plano do anel mitral. Na balonização mitral (forma ecocardiográfica menor do prolapso), a coaptação valvular permanece acima do plano do anel (Figura 3.15). É preciso notar que a balonização de um ou dois folhetos mitrais é observada em cerca de 25% dos indivíduos normais até a idade de 18 anos (variante morfológica da válvula mitral normal).

Finalmente, a imagem de PVM pode ser criada artificialmente no corte apical de quatro câmaras pela inclinação excessiva da sonda e a descentralização atrioventricular.

Além disso, a forma particular do anel mitral em "sela de cavalo" pode ser responsável por um falso aspecto de prolapso na incidência apical no indivíduo normal.

Degeneração mixomatosa da válvula mitral

Notada em 40 a 60% das PVM, ela se traduz no TM por ecos mitrais anormalmente espessos (ultrapassando 5 mm) "arredondados". No 2D, as "bolhas mixoides" suspensas sobre a válvula são bem visíveis em corte paraesternal transversal. O grande folheto mitral, flácido e distendido em razão de distrofia, apresenta, na diástole, uma deformação característica em "capacete" (Figura 3.16).

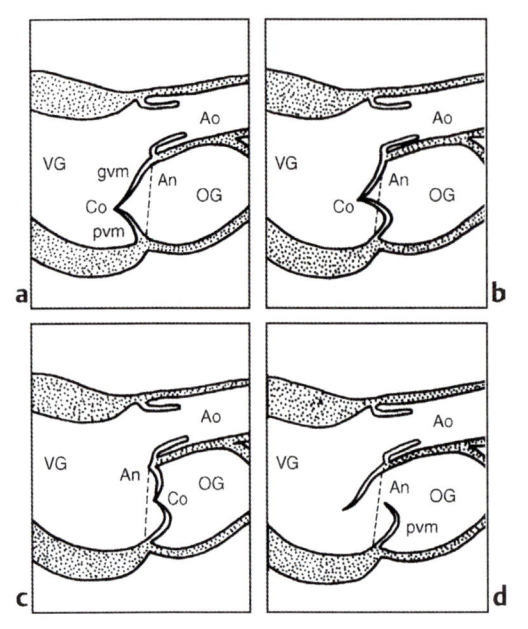

Figura 3.14 Representação esquemática do corte longitudinal do coração em eco-2D centrado no grande e no pequeno folheto mitral, na sístole.
a. Aspecto normal da válvula. A coaptação valvular (Co) é situada claramente à frente do plano do anel mitral (Na).
b. Balonização do pequeno folheto mitral.
c. Prolapso dos dois folhetos mitrais.
d. Eversão no OG do pequeno folheto mitral (ruptura de cordas).

As formas "mixoides" do PVM parecem estar mais expostas a certas complicações (regurgitação mitral, ruptura de cordas, acidentes neurológicos).

Insuficiência mitral

Ela é encontrada pelo Doppler em 65 a 70% dos PVM, enquanto 35% somente das regurgitações são audíveis clinicamente. Na verdade, apenas 10% dessas regurgitações são moderadas ou severas, sendo os outros insignificantes. As regurgitações pouco importantes são frequentemente localizadas e menos centrais em caso de afecção anatômica desigual dos folhetos mitrais (Figura 3.17).

Prolapso plurivalvular

As outras válvulas cardíacas podem ser igualmente atingidas pelo processo degenerativo de modo mais ou menos difuso, o que acarreta um prolapso plurivalvular. O prolapso bivalvular (mitrotricúspide) é notado em 40 a 60% dos casos, trivalvular (mitral, tricúspide e aórtico) em 18 a 22% dos casos, e quadrivalvular em 12% dos casos.

IM por ruptura de cordas

No modo TM, a ruptura de cordas é uma suspeita diante da existência de vibrações caóticas e amplas da válvula mitral na diástole. O diagnóstico das rupturas de cordas se baseia no modo 2D (Figura 3.18); exige a associação de dois critérios:
- a ausência de coaptação dos folhetos mitrais na sístole;
- a reversão sistólica no OG da extremidade livre do folheto cujas cordas estão rompidas.

A visualização direta na ETT de uma corda rompida que flutua na cavidade ventricular é rara. A ETO permite confirmar a existência de uma ruptura de cordas.

O PVM pode ser do mesmo modo perfeitamente explorado na ecocardiografia tridimensional.

O modo 3D permite determinar a localização exata dos segmentos valvulares implicados numa regurgitação mitral por prolapso e estudar precisamente as regiões comissurais (Figuras 3.19 e 3.20).

IMs isquêmicas

Eles estão ligados a uma cardiopatia isquêmica. Podem-se separar as IMs isquêmicas:
- agudos, por ruptura parcial ou completa dos músculos papilares, principalmente;
- crônicos, devidos às modificações da geometria ventricular (remodelagem, calcificação) suscitando um fechamento incompleto da válvula mitral por restrição.

O conceito da IM por disfunção isquêmica isolado da musculatura papilar é controverso. Essa disfunção papilar poderia se traduzir no 2D pela acinesia do músculo papilar atingido e o prolapso "secundário" da válvula mitral. O papilar músculo necrosado aparece anormalmente denso e brilhante.

IM por calcificação do anel mitral

As calcificações anulares mais frequentemente posteriores são registradas no TM sob forma de ecos densos situados atrás do pequeno folheto mitral e paralelos à parede posterior do VG. No 2D, o anel calcificado é visível em corte paraesternal transverso em forma de "meia-lua" brilhante localizado atrás do pequeno folheto mitral.

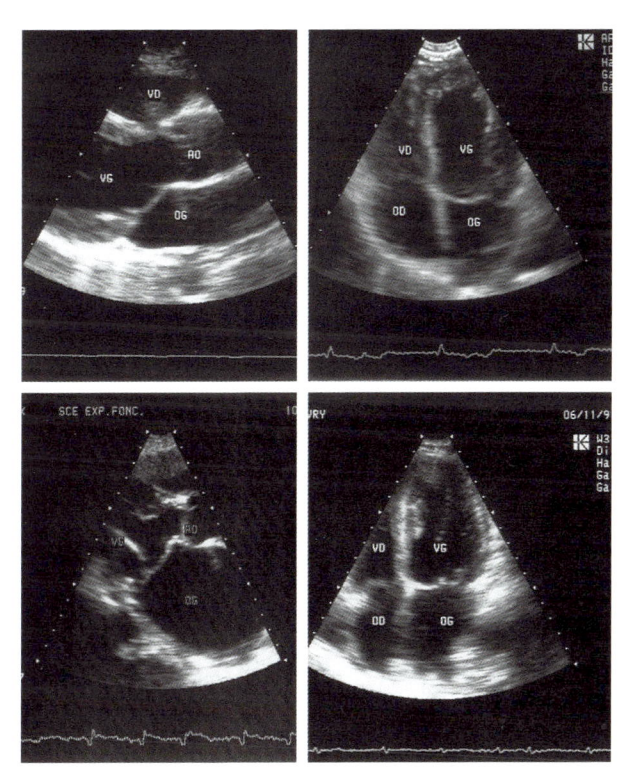

Figura 3.15 Imagens 2D da balonização (acima) e do prolapso (abaixo) da válvula mitral segundo os cortes paraesternais longitudinais e apicais.

IM por endocardite

O diagnóstico se baseia na identificação das vegetações valvulares (Capítulo 5) e das rupturas de cordas.

IM da miocardiopatia hipertrófica (MCH)

A IM da MCH está ligada ao movimento anterior normal da válvula mitral (*systolic anterior motion* ou SAM) contemporâneo da obstrução dinâmica (Capítulo 7, Outras anomalias ecocardiográficas de MCH). As anomalias morfológicas podem igualmente estar implicadas no mecanismo de IM (anteroposição dos músculos papilares, excesso de tecido valvular mitral).

IM por disfunção protética

Ver Capítulo 11.

IM funcional

Ela resulta, mais frequentemente, de uma dilatação do VG e do anel mitral. A integridade anatômica da válvula mitral é conservada.

A dilatação do anel mitral é causada diante de uma relação diâmetro do anel/comprimento do grande folheto mitral, medida na diástole no mesmo plano, superior a 1,3.

Sinais Doppler

A ecocardiografia Doppler permite a identificação e a quantificação da IM. O jato regurgitado é constituído de três partes, podendo ser exploradas em Doppler (Quadro 3.4):
- a zona de convergência intra-VG;
- um cone central convergente, laminar, de alta velocidade intra-OG;
- turbulências de aval divergentes.

Doppler pulsado

No Doppler pulsado, a regurgitação mitral se exprime pela presença do fluxo sistólico turbulento no OG, se inscrevendo de uma parte e de outra da linha do zero (fenômeno de enchimento espectral) (Figura 3.21).

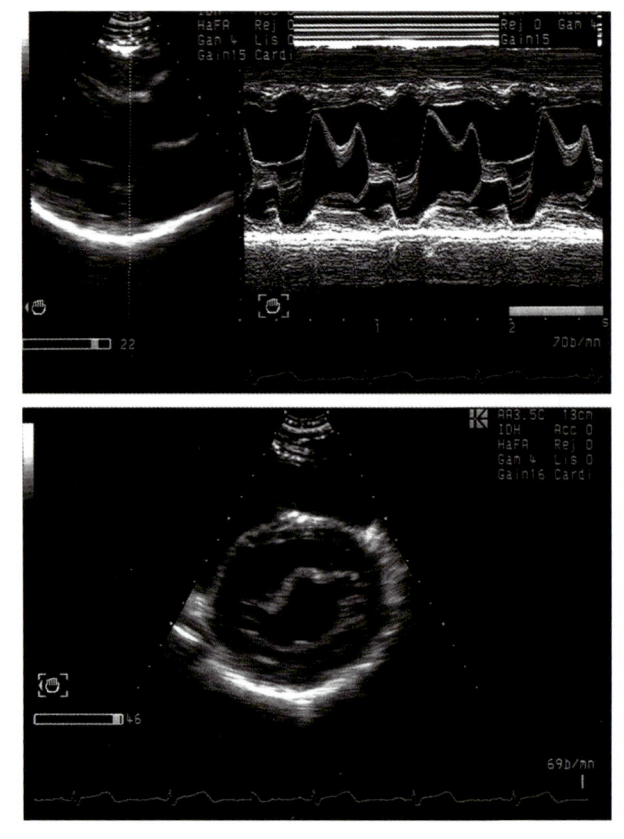

Figura 3.16 Prolapso mitral. Válvula mitral espessada "mixoide" no modo TM e 2D (corte paraesternal transversal).

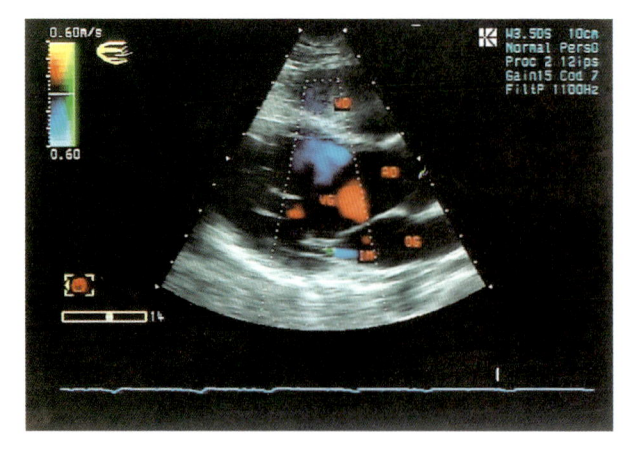

Figura 3.17 Mínima insuficiência mitral por balonização da válvula mitral (identificada em Doppler colorido 2D).

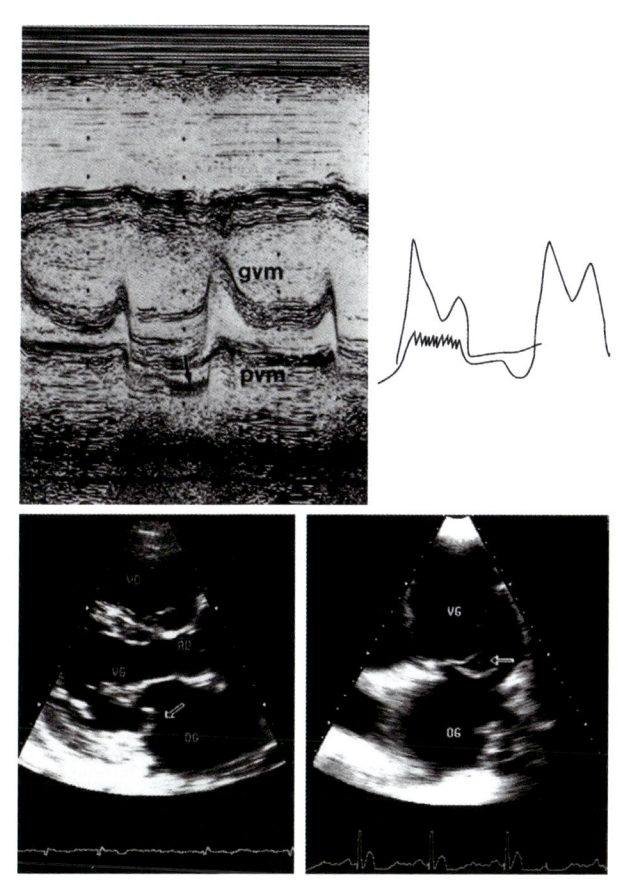

Figura 3.18 Ruptura de cordas do pequeno folheto mitral (pvm) identificada em modo TM (movimento diastólico anterior anormal do folheto mitral espessado, deformação sistólica do eco mitral em "cúpula") e em cortes 2D: paraesternal longitudinal e apical (eversão sistólica da pvm no OG, na sístole).

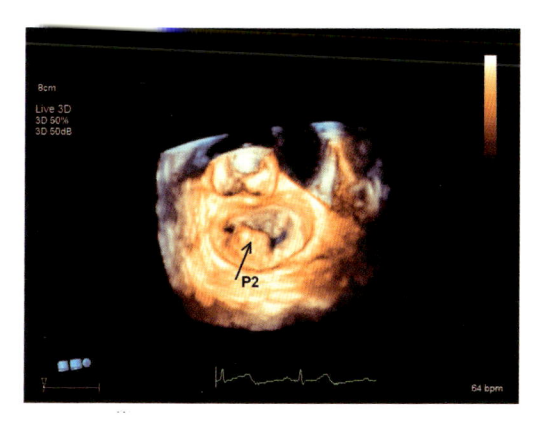

Figura 3.19 Prolapso do segmento P2 do pequeno folheto mitral visualizado na ETO 3D.

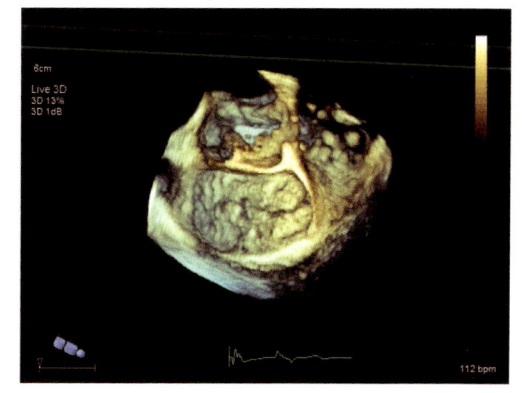

Figura 3.20 Síndrome de Barlow. Imagem 3D da degeneração "mixoide" da válvula mitral.

> **Quadro 3.4**
>
> ### Estudo da zona de convergência (ou PISA)
>
> Cálculo do débito instantâneo máximo regurgitado (Qr) (ver Figura 3.22)
>
> a. Estrutura do jato regurgitante: zona de convergência (1); jato central (2); turbulências (3).
> b. Zona de convergência: zona do fluxo laminar que converge para o orifício regurgitante hemisférico, de isovelocidade, identificável no Doppler colorido 2D abaixando a velocidade do *aliasing* entre 30 e 40 cm/s.
>
> O débito da zona de convergência (Qc) é igual ao débito no nível do orifício regurgitante (Qr), segundo o princípio de conservação do débito:
>
> $$Qc = Qr = S \times Va$$
>
> Onde $S = 2\Pi r^2$ (área da zona de convergência)
>
> $$Qr \ (mL/s) = 2 \ \Pi r^2 Va$$
>
> r = raio da zona de convergência (cm/s) medido entre o primeiro *aliasing* (onde a cor muda) e o orifício regurgitante.
>
> Va = velocidade da zona de convergência (cm/s) correspondendo à velocidade de *aliasing* do Doppler colorido fornecido pelo aparelho.
>
> #### Outros cálculos
>
> *Área do orifício regurgitante (SOR)*
>
> $$SOR \ (cm^2) = \{Qr/V_{máx} \ de \ IM\}$$
>
> $V_{máx}$ de IM = velocidade máxima de IM registrada no Doppler contínuo (cm/s).
>
> *Volume regurgitado por ciclo cardíaco (VR)*
>
> $$VR \ (mL) = SOR \times VTI \ de \ IM \ ou$$
> $$VR = \{Qr \times VTI \ de \ IM/V_{máx} \ de \ IM\}$$
>
> VTI = integral da velocidade de IM registrada no Doppler contínuo (cm).
>
> *Fração de regurgitação (FRg)*
>
> $$FRg \ (\%) = \{VR/VR + VE_{AO}\}$$
> $$VE_{AO} = \text{volume de ejeção aórtica} = \Pi D^2/4 \times VTI_{ao}.$$
>
> D = diâmetro do anel aórtico medido em 2D (cm).
> VTI_{ao} = integral da velocidade do fluxo aórtico registrado em Doppler pulsado (cm).

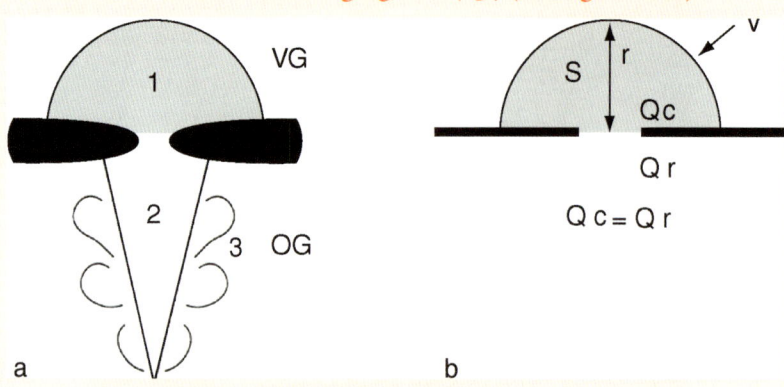

Ele é procurado, habitualmente, pela via apical que permite alinhar bem o raio de ultrassom com o fluxo regurgitante. O volume de amostragem é posicionado sob o ponto de coaptação das válvulas e deslocado progressivamente de modo a poder explorar a totalidade da área retromitral. Isso permite localizar a origem e determinar a largura e a direção do jato regurgitante. A propagação da regurgitação no OG é estudada ponto por ponto por cartografia em diferentes planos.

Essa pesquisa trabalhosa de IM por Doppler pulsado "às cegas" foi ultrapassada pelo Doppler colorido sistematicamente aplicado.

Doppler contínuo

Ele permite registrar o jato de IM em totalidade sem *aliasing* (Figura 3.21), mas em compensação perde o valor localizador do Doppler pulsado. Além disso, não existe correlação entre a velocidade máxima do fluxo regurgitante e a importância da regurgitação mitral.

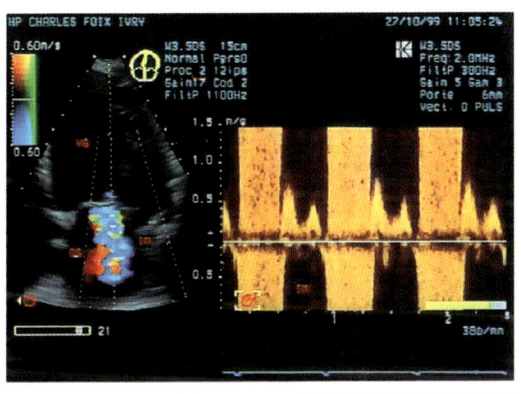

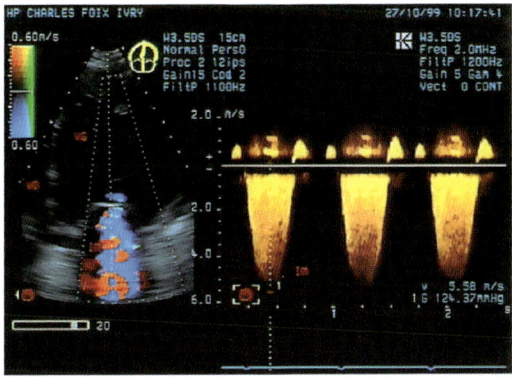

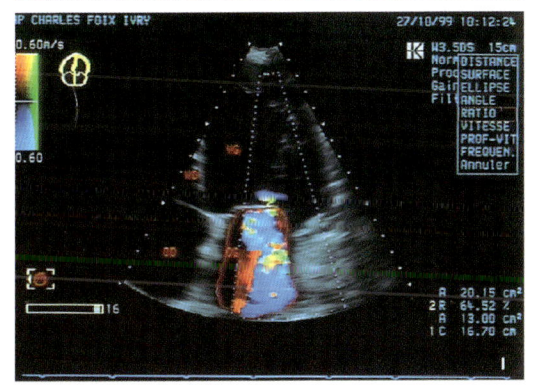

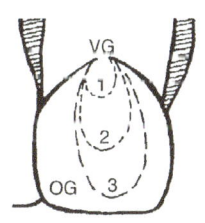

Figura 3.21 Insuficiência mitral importante. Jato regurgitado registrado no Doppler pulsado, contínuo e colorido: relação das áreas IM/OG = 64%. Estudo da extensão do jato de IM no OG (1: moderada; 2: média; 3: importante).

Doppler colorido 2D

Ele simplifica a identificação do jato de IM, mesmo quando este é de pequeno volume. Permite precisar rapidamente o trajeto do jato regurgitante para julgar sua extensão no OG (Figura 3.21).

Quantificação de IM

A importância da regurgitação mitral pode ser avaliada de modo aproximativo pelo tamanho das cavidades esquerdas, a existência da hipercinesia do VG, da expansão sistólica do OG e do HTAP (Capítulo 4). A dilatação do OG é um sinal pouco confiável e que depende tanto da antiguidade da regurgitação quanto de sua importância. Ela pode faltar nas IM agudos. Além disso, numerosas regurgitações mitrais pouco importantes não têm tradução ecocardiográfica, permanecendo as dimensões das cavidades esquerdas nos limites da normalidade.

No Doppler

Vários índices foram propostos para avaliar a importância da IM, classificada em quatro graus e depois em três graus recentemente (ver Capítulo 2, Detecção e quantificação das regurgitações valvulares):

- a intensidade acústica e a densidade gráfica do sinal Doppler;
- a duração das turbulências da IM (proto-, meso-, tele- ou holossistólicas);
- o aumento da velocidade máxima do fluxo anterógrado mitral (onda E) na ausência de RM. Em caso de IM pura, essa velocidade transmitral varia entre 1,2 e 2,1 m/s. Esse parâmetro depende do débito, da frequência cardíaca e da complacência VG-OG. O valor limite de 1,5 m/s é o mais frequentemente utilizado para definir uma regurgitação importante;
- a extensão do jato regurgitante no OG definida pela cartografia em Doppler pulsado (Figura 3.21) ou diretamente por Doppler colorido. Esse tipo de avaliação, mais habitualmente, é igualmente semiquantitativo. Ele permite distinguir as regurgitações mitrais moderadas (localizados no plano do anel), medianos (não ultrapassando a parte média do OG) e importantes (seguidos até o teto do OG). A quantificação da IM em função do comprimento máximo do jato colorido medido no OG adota os seguintes valores: < 1,5 cm = IM mínima; 1,5 a 3 cm = IM moderada; 3 a 4,5 cm = IM média; > 4,5 cm = IM importante. Os numerosos limites do método são resumidos no Quadro 3,5;
- a área máxima do jato regurgitado planimetrado em Doppler colorido bidimensional. Na verdade, uma área do jato superior a 8 cm^2 sinaliza uma IM importante e uma área inferior a 4 cm^2 evoca uma IM moderada. Esse método tem limites, pois outros fatores além da IM intervêm (Quadro 3.5);
- a relação área do jato regurgitado; planimetrada no Doppler colorido, sobre a área do OG, planimetrada em 2D (Figuras 3.21 e 3.22). De fato, esse método leva em conta o tamanho do OG. Uma relação > 40% demonstra uma IM importante enquanto uma relação < 20% sinaliza uma IM moderada;
- a fração de regurgitações (FRg), podendo ser calculada segundo duas fórmulas:

> **Quadro 3.5**
>
> **Fatores que determinam a extensão e o tamanho do jato de IM no Doppler colorido**
>
> - Importância e energia cinética da regurgitação.
> - Tamanho do orifício regurgitante.
> - Tamanho e complacência do OG.
> - Condições de carga (pré e pós-carga).
> - Período do ciclo cardíaco considerado.
> - Direção do jato com subestimação dos jatos excêntricos e aderentes às paredes do OG (efeito Coanda).
> - Fatores técnicos: ecogenicidade do paciente, nível dos resultados coloridos e de filtros, cadência das imagens, frequência de emissão, pós-tratamento da imagem.
> - Incidências ecocardiográficas estudadas.

– a partir dos volumes de enchimento transmitral (VM) e de ejeção aórtica (VE_{AO}):

$$\{FRg = VM - VE_{AO}/VM\}$$

– a partir dos volumes de ejeção ventricular esquerda (VE_{VG}) e de ejeção aórtica (VE_{AO}):

$$FRg = \{VE_{VG} - VE_{AO}/VE_{VG}\}$$

O VE_{VG} é deduzido dos volumes telediastólico (VTD) e telessistólico (VTS) do VG calculados em modo 2D pelo método de Simpson:

$$VE_{VG} = VTD - VTS$$

Na prática, esses métodos são relativamente exigentes e necessitam de medidas meticulosas por vezes difíceis de reproduzir. Eles não continuam válidos na presença de IA ou de RM associada à IM. Sua aplicação é difícil em caso de fibrilação atrial. Em geral, uma FRg < 20% identifica uma IM moderada e uma FRg > 50% uma IM importante:

- a relação VTI mitral/VTI aórtico (n = 0,6 a 0,9). Esse método é simples de realizar e permite escapar do cálculo das áreas valvulares. Em compensação, ele só é igualmente válido na ausência de RM e de IA. Uma relação superior a 1,3 corresponde a uma fração regurgitada superior a 40%.

Na ecocardiografia transesofágica (ETO)

Três abordagens de quantificação da IM são propostas:

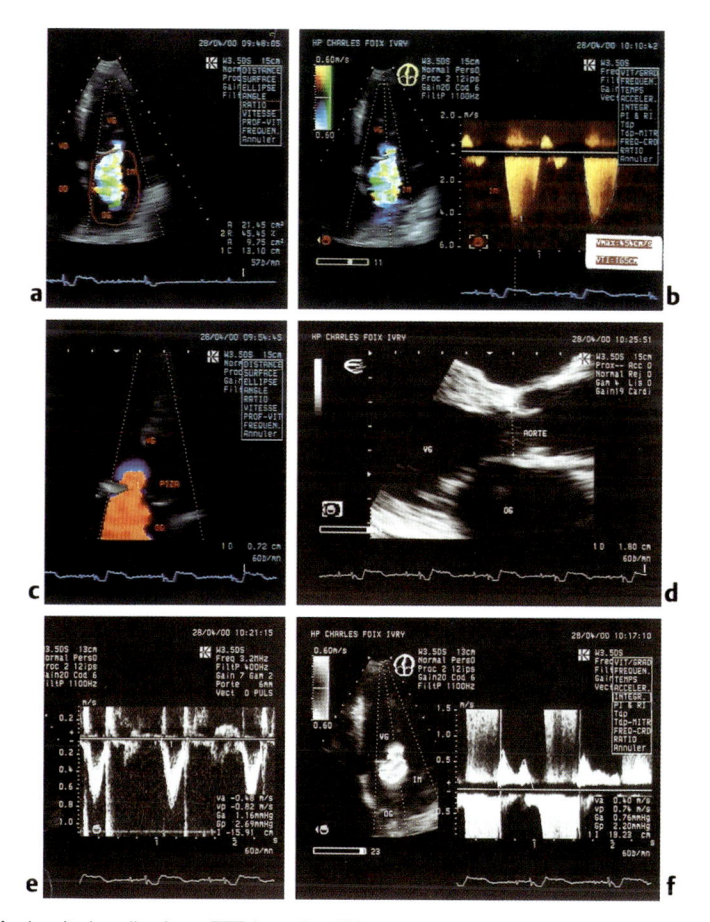

Figura 3.22 Insuficiência mitral analisada na ETT (grau 3 a 4/4).
Jato de IM registrado no Doppler colorido 2D pela via apical (a): área IM = 9,7 cm², relação IM/OG – 45%, e no Doppler contínuo (b): $V_{máx}$ IM = 454 cm/s, VTI de IM = 165 cm. Zona de convergência de IM (c) visualizada em vermelho sobre o verso ventricular da válvula mitral: raio (r) = 0,72 cm, velocidade de *aliasing* (V) = 45 cm/s.
Cálculos: Qr = 147 mL/s (2 × 3,14 × 0,72² × 45); SOR = 0,33 cm² (147/454); VR = 54 mL (0,33 × 165); FRg = 57% (54/54 + 41).
Volume de ejeção aórtica: VE_{ao} = 41 mL (3,14 × 1,8²/4 × 16).
Diâmetro subaórtico = 1,8 cm (d), VTI aórtico = 16 cm (e), VTI mitral = 18 cm (f).
Relação $VTIm/VTI_{ao}$ = 1,13.
Qr = débito instantâneo máximo regurgitado; VR = volume regurgitado por ciclo cardíaco; SOR = área do orifício regurgitante; FRg = fração de regurgitação.

- largura do jato colorido do IM na origem em sua parte mais estreita entre a zona de convergência e a extensão do jato regurgitante (*vena contracta*); a medida da *vena contracta* é igualmente realizável na ETT. Sua largura em modo 2D colorido reflete a área do orifício regurgitante (Figuras 3.23 e 3.24). A medida da *vena contracta* no 2D deve ser realizada em uma incidência onde o ultrassom é perpendicular ao jato regurgitante, num setor colorido estreito em *zoom* com os resultados ajustados de modo ideal;
- área do jato colorido de IM (Figura 3.28);
- aspecto do fluxo registrado na veia pulmonar superior esquerda, no Doppler pulsado (regurgitação nas veias pulmonares).

Novos métodos da quantificação de IM
Estudo da zona de convergência intraventricular esquerda do jato regurgitante (método PISA)

A zona de convergência de IM corresponde ao fluxo laminar de isovelocidade situado sobre a face ventricular da válvula mitral que converge em direção ao orifício regurgitante. Ela é identificável no Doppler colorido 2D ETT/ETO. Na ETT, o

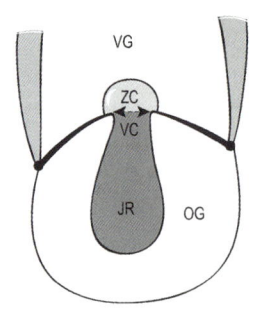

Figura 3.23 Três elementos da insuficiência mitral (IM) identificáveis no Doppler colorido 2D (corte apical): zona de convergência (ZC) no VG, *vena contracta* (VC) (parte mais estreita do jato no nível do orifício mitral), jato regurgitante (JR) no OG.

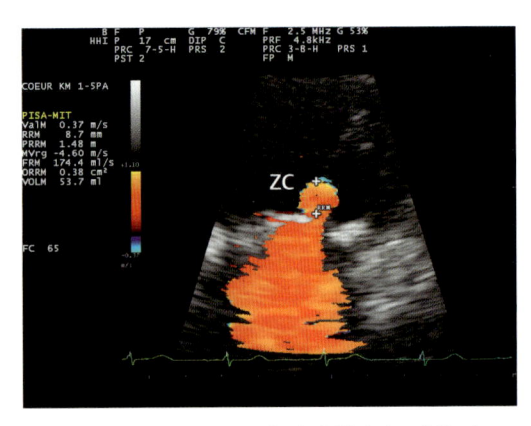

Figura 3.25 Zona de convergência (ZC) da insuficiência mitral visualizada na ETT segundo o corte apical de quatro câmaras (imagens em *zoom*) (raio da ZC = 8,7 mm).

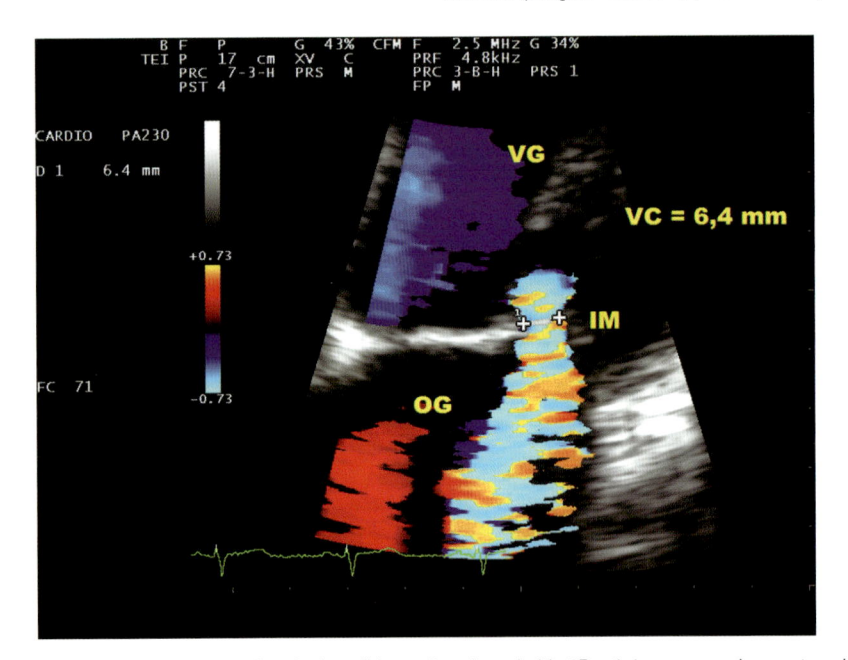

Figura 3.24 *Vena contracta* da regurgitação mitral medida em Doppler colorido 2D a 6,4 mm segundo o corte apical de quatro câmaras em *zoom* (IM importante).

estudo de PISA é realizado classicamente em incidência 2D apical quatro câmaras. Exige deslocar a linha de base de escala de cor para baixo para obter uma velocidade de *aliasing* (Va) de 30 a 40 cm/s e uma zona de convergência de forma hemisférica segundo o princípio físico do método. A utilização do zoom sobre o setor colorido 2D estreito e otimizado se impõe. A medida do raio da zona de convergência (r) é efetuada na mesosístole entre o primeiro aliasing e o orifício mitral.

Conhecendo o raio (r), pode-se calcular a área da zona de convergência. Multiplicando essa área pela velocidade de *aliasing* (Va), obtém-se o débito da zona de convergência igual ao débito do orifício regurgitante.

Pode-se em seguida calcular:
- a área do orifício regurgitante (SOR);
- o volume regurgitado por ciclo cardíaco (VR);
- a fração de regurgitação (FRg) (Quadro 3.4 e Figura 3.22).

Quadro 3.6

Critérios Doppler de IM orgânica importante na ecocardiografia transtorácica (ETT) e transesofágica (ETO)

ETT

- Velocidade protodiastólica máxima do fluxo mitral > 1,5 m/s.
- Extensão espacial do jato regurgitante até o fundo do OG (critério controverso).
- Diâmetro do jato colorido na sua origem (*vena contracta* > 6 mm).
- Área máxima do jato regurgitante > 8 cm^2.
- Relação área do jato regurgitante/área do OG > 40%.
- Fração de regurgitação > 50%.
- Relação VTI mitral/VTI aórtico > 1,3.
- Débito mitral > 10 L/min (em caso de IM pura com a função sistólica do VG conservada).

ETO

- *Vena contracta* > 6 mm.
- Área do jato colorido > 6 cm^2.
- Abolição ou mesmo inversão do componente sistólico do fluxo venoso pulmonar (refluxo sistólico).

PISA (ETT ou ETO)

- Débito máximo regurgitado (Qr) > 140 mL/s.
- Área do orifício regurgitante (SOR) > 40 mm^2.
- Volume regurgitado (VR) > 60 mL.
- Fração regurgitada (FRg) > 50%.

Quadro 3.7

Limites potenciais do método de PISA

- Más condições de exame não permitindo a visualização perfeita da zona de convergência ou a medida precisa de seu raio.
- Deformação da zona de convergência (fenômeno de confinamento da zona de convergência: compressão pelas paredes ventriculares, formas não hemisféricas da zona de convergência, refluxos mitrais excêntricos...).
- Velocidade de *aliasing* (Va) mal regulada: muito alta (zona de convergência "achatada" subestimando o débito regurgitante); muito baixa (zona de convergência "alargada" superestimando o débito regurgitante).
- Velocidade do fluxo de IM não mensurável ou impreciso no Doppler contínuo.
- Variações do raio da zona de convergência ao longo do ciclo cardíaco (IMs funcionais).
- Jatos regurgitantes múltiplos que demandam eventualmente adicionar SOR de cada um dos jatos para calcular uma SOR fictícia.

Os valores limites desses parâmetros quantitativos de IM estão resumidos no Quadro 3.6.

Os limites potenciais do método PISA estão resumidos no Quadro 3.7.

Estudo da área sob a tenda mitral na mesossístole: entre as válvulas mitrais e o plano do anel mitral (tenting area)

Essa área de *tenting* medida em incidência paraesternal longitudinal, na mesossístole, é igual a 0,6 ± 0,2 cm^2 nos indivíduos normais (Figura 3.26). Ela é causada pela deformação do aparelho mitral na IM isquêmica e correlacionada à importância da regurgitação mitral. Uma área sobre a tenda superior a 2,5 cm^2 representa um risco elevado de regurgitação residual após plastia mitral (Figura 3.27).

Estudo do jato colorido de IM em ecocardiografia tridimensional

A ecocardiografia 3D em tempo real abre perspectivas na quantificação de uma regurgitação mitral através:

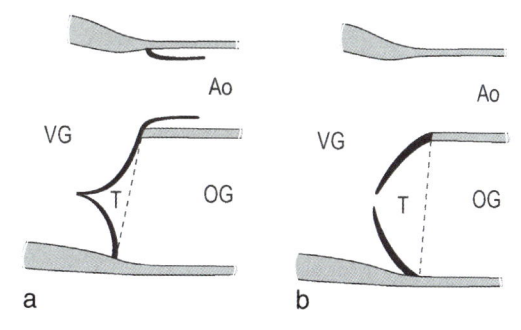

Figura 3.26 Medida da área sobre a tenda mitral *(tenting area-t)* compreendida entre os folhetos mitrais e o plano do anel mitral segundo o corte 2D paraesternal longitudinal. a. Aspecto normal. b. IM isquêmica (área aumentada).

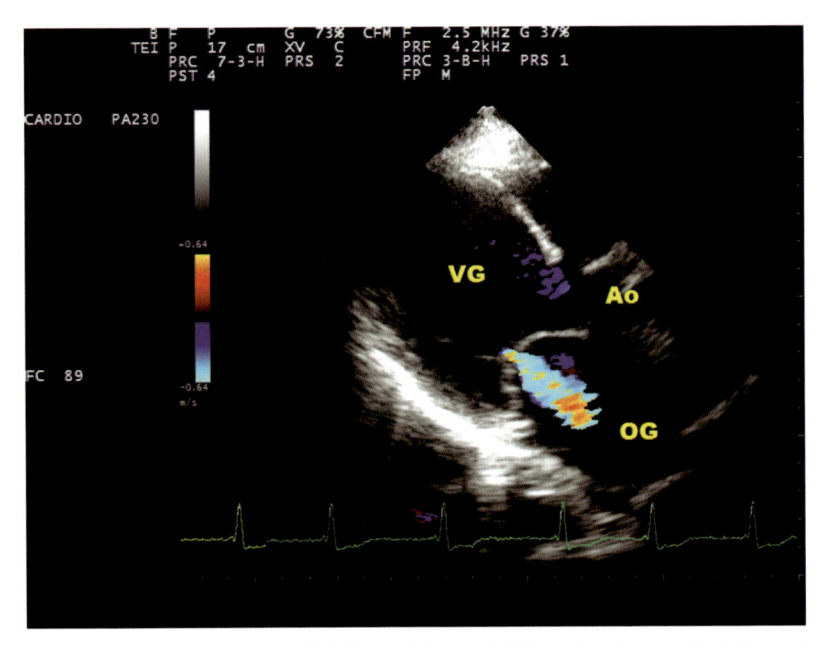

Figura 3.27 Insuficiência mitral isquêmica secundária à remodelagem do VG suscitando aumento da área sob a tenda mitral (> 2 cm²).

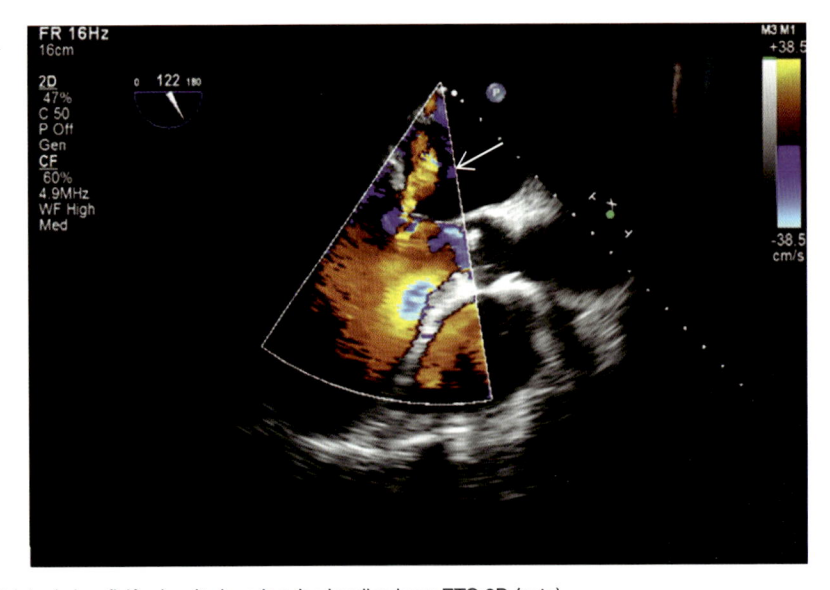

Figura 3.28 Jato de insuficiência mitral moderada visualizado na ETO 2D (seta).

- do estudo da zona de convergência (o tamanho da PISA);
- da planimetria da área do orifício regurgitante (*vena contracta*);
- a medida da área sob a tenda mitral (*tenting area*).

No total, a quantificação ecocardiográfica da IM, apesar da contribuição do Doppler, é ainda muito imperfeita em razão da multiplicidade de fatores que podem influenciar os diferentes critérios utilizados. Ela continua igualmente muito subjetiva. Uma abordagem quantitativa multipa-

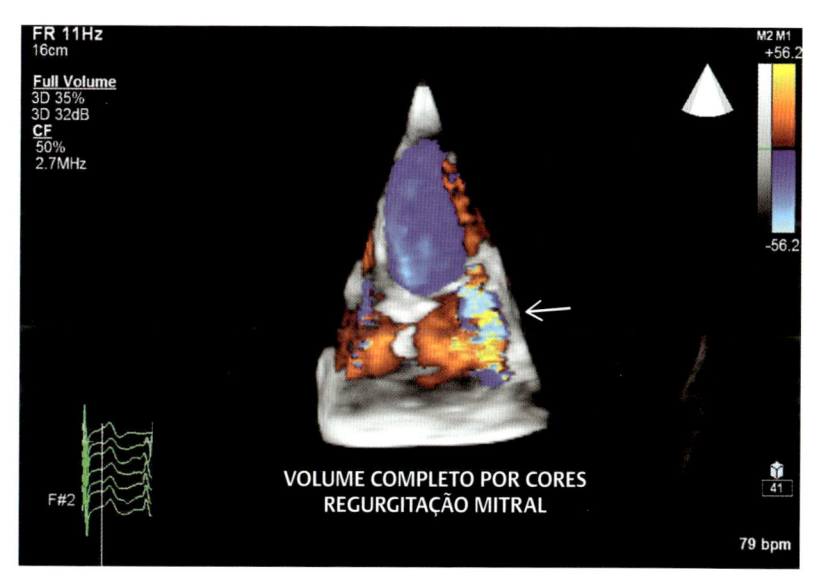

Figura 3.29 Jato de insuficiência mitral visualizado na ETT 3D (seta).

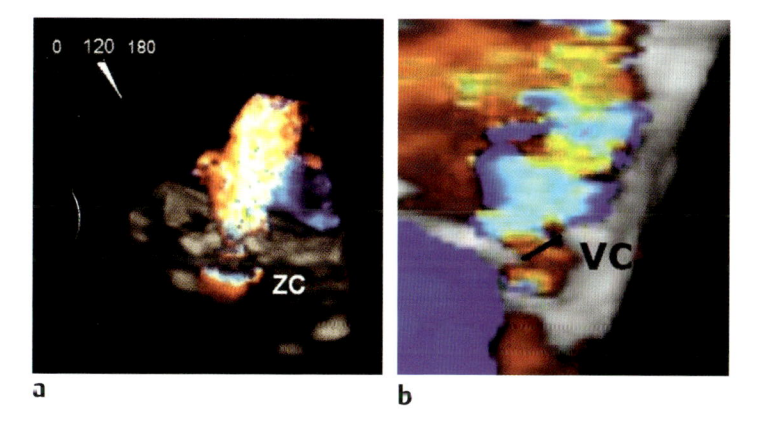

Figura 3.30 Insuficiência mitral explorada na ETO 3D.
a. Estudo da zona de convergência (ZC) de IM.
b. Estudo da *vena contracta* (VC) de IM.

ramétrica da regurgitação é indispensável (Figuras 3.29 e 3.30).

Os critérios Doppler que sinalizam uma IM orgânica estão resumidos no Quadro 3.6.

Interesse da ecocardiografia de esforço

O caráter dinâmico de certas IM como as IM isquêmicas pode ser demonstrado pela ecocardiografia de esforço. Os valores limites definindo uma IM isquêmica importante são: SOR ≥ 20 mm² em repouso e elevado em 13 mm² no esforço; VR > 30 mL, PAP sistólica > 60 mmHg no esforço.

O aumento da severidade da IM isquêmica no esforço com elevação da SOR (> 13 mm²) está correlacionado, clinicamente, ao surgimento da insuficiência cardíaca, do edema pulmonar e à baixa da taxa de sobrevivência.

Como a IM isquêmica, a IM orgânica por prolapso mitral também pode ser dinâmica em mais de 30% dos casos. A ecocardiografia de esforço pode ser útil no diagnóstico de IM provocada por prolapso mitral. Ela permite:
- detectar, durante o esforço, IM ausente no repouso;
- identificar aumento ou diminuição da regurgitação mitral no esforço.

Aumento no esforço da SOR (> 10 mm^2) e do volume regurgitado (> 15 mL) está associado à diminuição da sobrevivência sem sintomas nos pacientes.

Evolução de IM

Na evolução da IM crônica importante, observam-se tardiamente:
- dilatação importante do VG (diâmetro telessistólico > 45 mm ou 26 mm/m^2) e do OG (diâmetro anteroposterior > 60 mm);
- disfunção sistólica do VG (FE < 60%);
- dilatação das cavidades direitas (área telediastólica do VD > 28 cm^2, área telessistólica do OD > 20 cm^2);
- uma HTAP.

A ecocardiografia permite a identificação dos fatores de mau prognóstico nos pacientes assintomáticos com IM distrófica severa. Os principais índices prognósticos estão reunidos no Quadro 3.8. A identificação desses fatores prognósticos é primordial para descobrir os pacientes que podem se beneficiar de uma intervenção precoce.

Atitude terapêutica

O exame ecocardiográfico, fornecendo informações precisas sobre o mecanismo da regurgitação mitral, permite guiar uma terapêutica em caso de prolapso mitral, por exemplo: substituição valvular ou plastia cirúrgica reconstrutora, cujos resultados podem ser igualmente julgados através de ecocardiografia.

Os estiramentos ou rupturas de cordas do pequeno folheto mitral representam as formas ideais para a plastia mitral.

Quadro 3.8

Índices prognósticos na IM distrópica assintomática severa

- DTS do VG ≥ 45 mm ou 22 mm/m^2 na presença de um *flail* ou eversão valvular.
- Volume do OG > 60 mL/m^2.
- PAP sistólica > 50 mmHg no repouso ou > 60 mmHg no esforço.
- Aumento da área do orifício regurgitante SOR ≥ 10 mm^2 ou do volume regurgitante ≥ 15 mL no esforço.
- *Strain* longitudinal global (SLG) do VG < −18% no repouso.
- Diminuição da reserva contrátil do VG: aumento da FR do VG < 4% ou SLG < −2% no esforço.
- Uma TAPSE do VD < 19 m no esforço.
- Um valor de BNP (B *natriuretic peptid*) ≥ 105 pg/mL no repouso.

Na prática, a decisão operatória é justificada em caso de IM importante:
- sintomática e principalmente descompensada;
- assintomática:
  - com disfunção sistólica do VG: FE ≤ 60%, DTS do VG ≥ 45 mm;
  - com risco cirúrgico fraco, alta probabilidade de plastia mitral (válvula mitral flutuante ou *flail leaflet*, DTS do VG ≥ 40 mm, volume do OG ≥ 60 mL/m^2 em ritmo sinusal ou HTAP de esforço ≥ 60 mmHg);
  - grave com fibrilação atrial recorrente ou HTAP de repouso > 50 mmHg;
  - grave quando o risco espontâneo é considerado como superior ao risco cirúrgico pela presença de fatores de gravidade;
  - moderada a severa quando uma cirurgia cardíaca está prevista para outra indicação (critério relativo).

Historicamente, o tratamento da IM primária assintomática era, na maioria das vezes, tardio, mas a expansão da reparação valvular conduziu progressivamente a uma modificação das indicações e das recomendações. No entanto, é preciso ponderar benefício/risco a curto e longo prazos para cada paciente em cada situação.

No indivíduo idoso, a decisão operatória é muito mais complexa. De fato, a prevalência das regurgitações mitrais degenerativas severas é a mais elevada na população dos pacientes idosos.

Os dados da literatura incitam a não renunciar à cirurgia mitral sob o pretexto da idade, mas também a não aguardar a ocorrência de episódios de insuficiência cardíaca recorrentes ou de uma disfunção sistólica ventricular esquerda profunda para fazer a indicação e a dar preferência à reparação em vez da substituição valvular mesmo em caso de idade avançada.

A Figura 3.31 resume a estratégia terapêutica em caso de IM orgânica importante.

Novas técnicas percutâneas

A ecocardiografia é igualmente útil na escolha das novas técnicas de tratamento percutâneo de IM: clipe mitral, anuloplastia mitral, substituição valvular mitral percutânea.

Clipe mitral

Em alguns casos, é possível reparar o escape da válvula mitral por implantação do clipe sobre a válvula por via percutânea. O mitraclipe fixado diretamente sobre a válvula mitral com a ajuda de um cateter de orientação permite assegurar bom fechamento sistólico da válvula conservando sua estrutura nativa.

A implantação de um clipe mitral poderia concernir aos pacientes:
- que tenham uma regurgitação mitral primária inoperável;
- com alto risco cirúrgico para um *HEART team*;
- que tenham insuficiência mitral secundária com disfunção ventricular esquerda definida por uma FE compreendida ente 15 e 40%, sintomáticos para insuficiência cardíaca apesar do tratamento médico e, eventualmente, uma ressincronização.

Anuloplastia mitral percutânea

A anuloplastia mitral percutânea constitui uma nova técnica promissora de correção das IMs. Na medida em que nenhum procedimento valvular esteja indicado, essa técnica se destina unicamente às insuficiências mitrais funcionais em cardiopatia dilatada ou isquêmica.

Substituição valvular mitral percutânea

A possibilidade de implantação de uma válvula mitral por via percutânea (*transcatheter mitral valve replacement* ou TMVR) nos portadores de

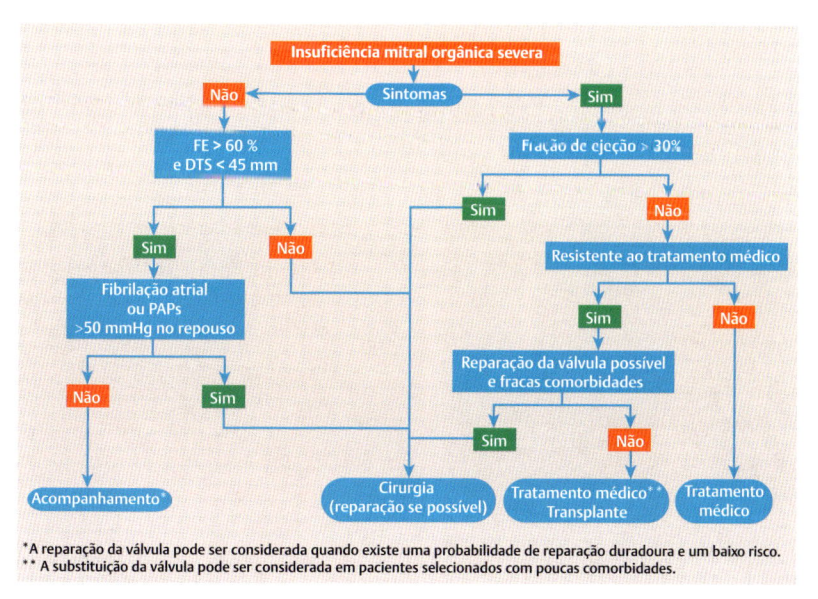

Figura 3.31 Árvore decisional para a retomada do tratamento da insuficiência mitral orgânica severa (recomendações da Sociedade Europeia de Cardiologia).
Fonte: segundo D. Messika-Zeitoun, *Consensus Cardio*, 2007.

IM abre uma nova era no tratamento terapêutico da insuficiência mitral.

O TMVR, nova técnica em fase de desenvolvimento, oferece uma alternativa interessante à substituição valvular mitral cirúrgica clássica.

No geral, a ecocardiografia desempenha um papel fundamental seja para o diagnóstico, o acompanhamento, o impacto e o tratamento da insuficiência mitral.

Afecções aórticas
Estenose aórtica

A estenose aórtica (RA) valvular caracteriza-se pela redução da área do orifício aórtico (n = 2,6-3,5 cm^2), o que cria um obstáculo à ejeção ventricular e determina um gradiente sistólico de pressão ventriculoaórtica.

As RAs adquiridas do adulto são mais frequentemente de origem degenerativa, em decorrência de esclerose valvular ou de origem reumática.

A avaliação ecográfica do RA compreende:
- o estado valvular;
- o grau da estenose;
- o impacto hemodinâmico;
- as anomalias associadas (dilatação da aorta inicial, calcificação do anel aórtico, insuficiência aórtica...).

Estado valvular

Os folhetos aórticos espessados, mais ou menos calcificados, produzem no TM ecos densos lineares sístole-diastólicos. A abertura limitada da válvula produz uma imagem em "botoeira".

A ecografia 2D determina a localização das calcificações ao nível dos folhetos, sua extensão, o grau de lesão comissural e a mobilidade de cada folheto. O modo 3D permite uma visualização ótima e precisa do orifício aórtico estenosado pela sua face ventricular ou aórtica (Figura 3.32). A rotação e "o recorte" da imagem 3D permitem uma análise da forma (válvula aórtica bicúspide...) e da área do orifício estenosado (planimetria).

Grau da estenose

Para apreciar o grau da estenose aórtica, três medidas são classicamente realizadas:
- a fosseta intersigmoideana;
- a área do orifício aórtico;
- o gradiente sistólico transestenótico.

Medida da fosseta intersigmoideana

Essa medida constitui uma boa abordagem em apenas 30 a 50% dos casos. Ela é efetuada em modo TM ou em corte 2D paraesternal longitudinal, no início da sístole.

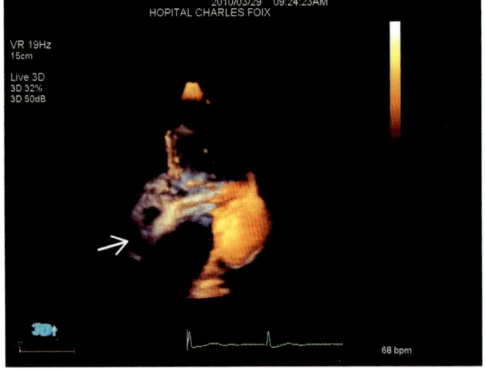

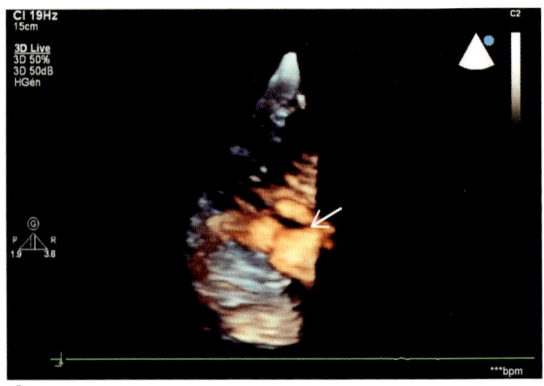

Figura 3.32 Visões do orifício aórtico estenosado (RA) na ETT 3D (a,b) (setas).

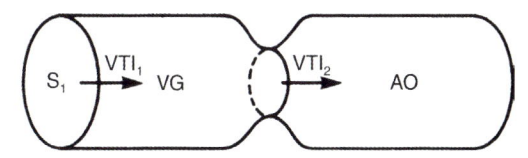

Figura 3.33 Representação figurada da equação de continuidade: $S_1 \times VTI_1 = S_2 \times VTI_2$

Uma abertura sigmoideana inferior a 8 mm sugere uma RA severa; compreendida entre 8 e 12 mm, indica uma RA mediamente severa; compreendida entre 13 e 15 mm, uma RA leve.

As calcificações aórticas importantes constituem o obstáculo principal para determinar a fosseta das sigmoides na sístole.

Cálculo da área aórtica (SA)

Raramente é possível determinar corretamente a área anatômica em corte 2D transverso por planimetria (pequeno orifício irregular, válvulas muito ecogênicas). Em compensação, a ecocardiografia com Doppler permite calcular a área funcional do orifício aórtico, o que torna possível distinguir as RAs severas (SA inferior a 1 cm^2) das medianamente severas (SA compreendida entre 1 e 1,5 cm^2).

Para calcular a área aórtica, utiliza-se habitualmente a equação de continuidade, que se baseia na igualdade dos débitos da câmara do VG e do orifício aórtico (Figura 3.32). Cada um desses débitos é o produto da seção pela integral velocidade-tempo (VTI). A área aórtica (S2) é, então, igual ao débito da câmara do VG, dividido pela integral velocidade-tempo do fluxo através da estenose (VTI$_2$):

$$S_2 = \{S_1 \times VTI_1/VTI_2\}$$

A *área subaórtica* (S_1) é calculada a partir do diâmetro subaórtico (D) medido na mesossístole abaixo da inserção das sigmoides, em corte paraesternal longitudinal (Figuras 3.34 e 3.35), utilizando o *zoom*, e fazendo a média de três a cinco medidas:

$$S_1 = 3{,}14 \times D_2/4$$

Os valores desse diâmetro se escalonam, habitualmente, entre 1,5 e 2,3 cm (em média 20 mm).

A medida do diâmetro subaórtico pode ser difícil e pouco precisa em caso de borda septal subaórtica ou de importantes calcificações que mascarem a inserção das sigmoides.

A *velocidade subaórtica* (VTI_1) é medida no Doppler pulsado por planimetria em corte apical passando pela raiz da aorta. O volume de amostragem é posicionado ligeiramente abaixo do orifício aórtico (Figuras 3.34 e 3.35), 5 a 10 mm acima da válvula. Ela varia habitualmente entre 19 e 29 cm nos portadores de RA sem disfunção sistólica do VG. A fórmula exige um fluxo subaórtico laminar e um perfil de velocidade plano.

A *velocidade supra-aórtica* (VTI_2), ou seja, a velocidade do jato estenótico, é medida pela planimetria no Doppler contínuo em razão das altas velocidades do fluxo transestenótico, podendo mesmo ultrapassar 5 m/s (Figuras 3.34 e 3.35).

Para obter o melhor alinhamento entre o feixe ultrassonográfico e o jato central da estenose, utiliza-se de preferência a sonda de 2 MHz de tipo Pedoff sem imagiologia acoplada ("às cegas") em razão de sua facilidade de manuseio. Diferentes vias de acesso são tentadas: apical, paraesternal direita (indivíduo examinado em decúbito lateral direito), supraesternal e subcostal. É preciso multiplicar as incidências de modo a obter os valores de velocidade mais elevados possíveis. O espectro registrado deve ser nítido e bem desenhado para ser válido. Na prática, a VTI pode ser substituída pela velocidade máxima ($V_{máx}$) quando seu cálculo não é realizado por um *software* integrado ao ecocardiográfico ou impreciso. O valor máximo do jato estenótico > 4 m/s em Doppler contínuo sugere uma RA severa nos pacientes que tenham um débito cardíaco normal.

Na presença de uma arritmia completa, os cálculos de velocidade são efetuados em cinco a dez ciclos sucessivos para obter um valor médio.

A medida Doppler da área aórtica permanece válida, mesmo em caso de IM ou IA associadas. As correlações com os dados obtidos pelo cateterismo (método de Gorlin) são excelentes (r = 0,95) e as medidas reprodutíveis.

O cálculo do índice de permeabilidade (relação VTI subaórtica/VTI transestenótica) permite dispensar a medida do diâmetro subaórtico. Evidentemente, a área aórtica não é calculável nesse caso.

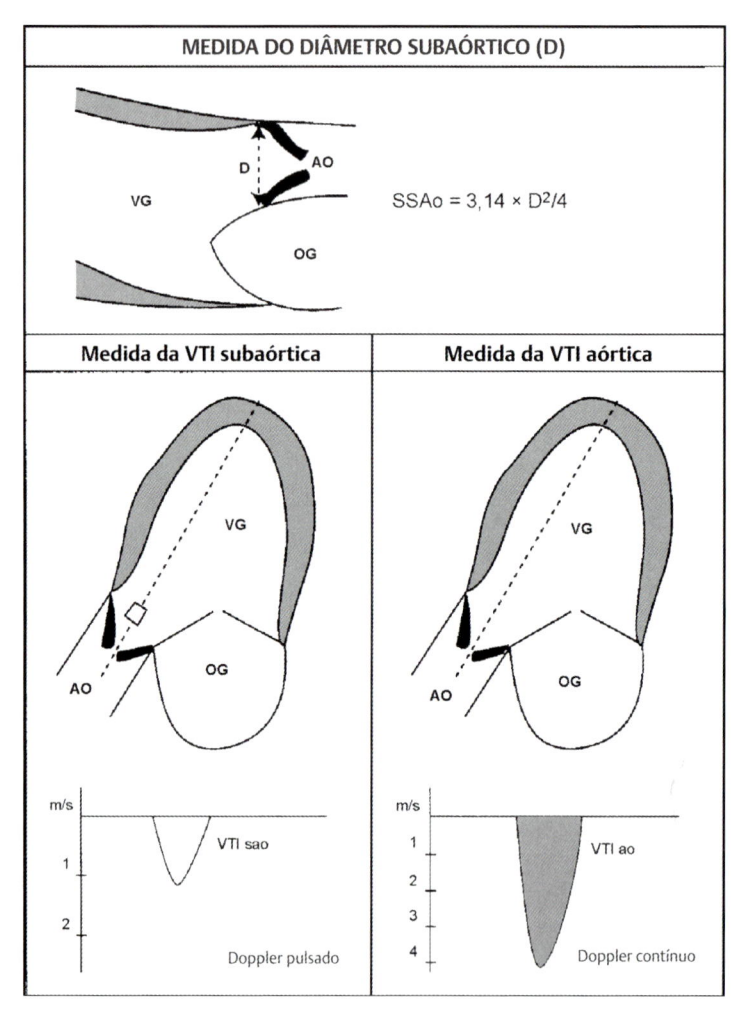

Figura 3.34 Três medidas eco-Doppler utilizadas para o cálculo da área do orifício aórtico pela equação de continuidade.

Medida dos gradientes

O gradiente de pressão sistólica (ΔP) ventriculoaórtica pode ser expresso de três maneiras diferentes (Figura 3.36).

O *gradiente instantâneo máximo* corresponde à diferença de pressão maior entre VG e aorta. É calculado por Doppler contínuo (mesma técnica de exame que para a medida da velocidade supra-aórtica) a partir da velocidade sistólica máxima, segundo a equação de Bernoulli ($\Delta P = 4V^2$).

A morfologia da curva aórtica é em "dedo de luva". A cronologia do pico de velocidade dá uma aproximação da severidade da estenose: um pico precoce evoca uma estenose leve, um pico tardio é sinal de uma estenose severa. O gradiente máximo, por vezes utilizado na prática corrente, permite uma discriminação entre estenoses pouco severas (ΔP < 40 mmHg), das quais 87% são bem classificadas, e estenoses severas (ΔP > 70 mmHg), com um valor preditivo de

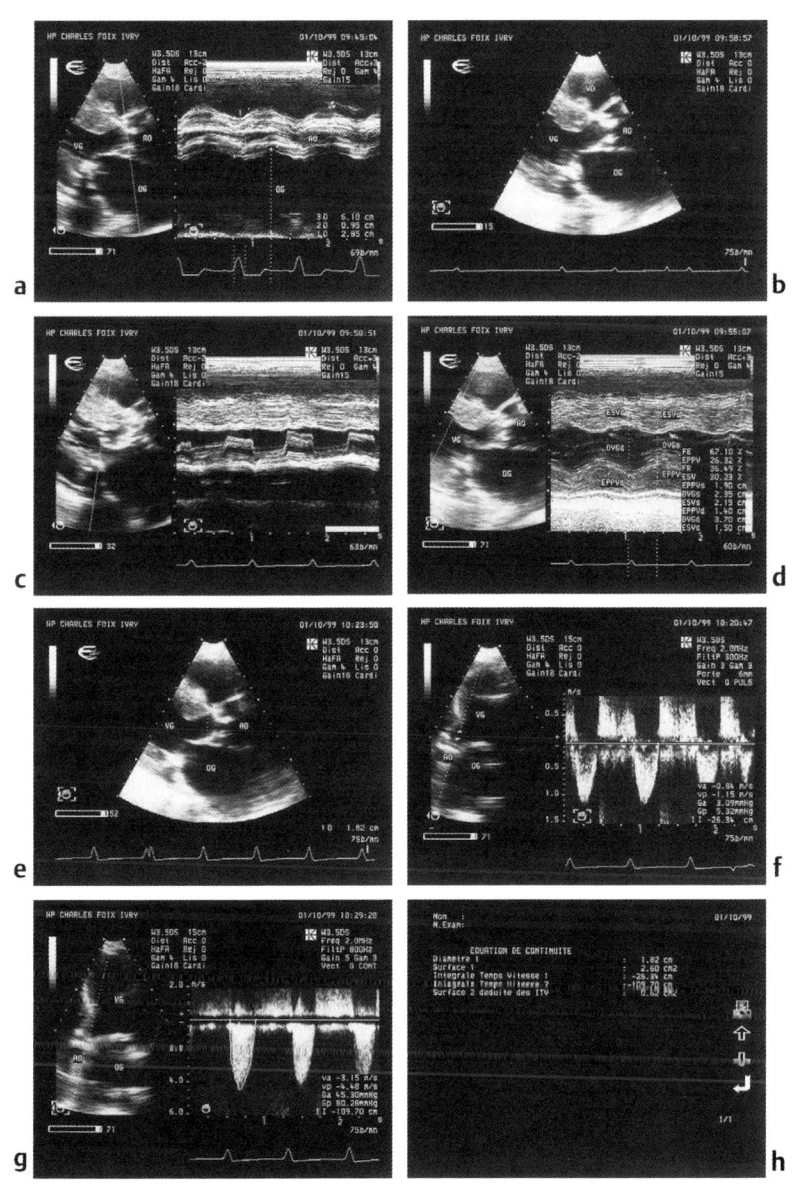

Figura 3.35 Estenose aórtica severa.
Sigmoides aórticas espessadas, calcificadas, de mobilidade reduzida no TM (a) e no 2D (b). *Fluttering* diastólico do grande folheto mitral testemunhando regurgitação aórtica associada (c). Importante hipertrofia concêntrica das paredes do ventrículo esquerdo (ED_{siv} = 15 mm, ED_{pp} = 14 cm) se contraindo corretamente (FR = 36%, FE = 67%) (d). Área funcional do orifício aórtico avaliada em 0,62 cm² segundo a equação de continuidade (h): diâmetro subaórtico = 1,82 cm (e); VTI subaórtico = 26,3 cm (f); VTI do jato estenótico = 109,7 cm (g). Gradiente máximo de pressão transaórtica = 80 mmHg; médio = 45 mmHg (g).

85%. As estenoses cujo gradiente se situa entre 40 e 70 mmHg são mais difíceis de classificar (Figura 3.37).

Esse gradiente ao Doppler pode ser superestimado no caso de uma IA associada (aumento do débito transaórtico). O baixo débito cardíaco, assim como a

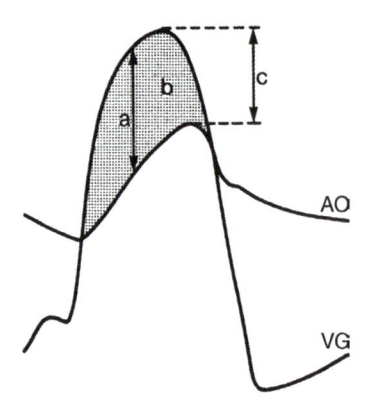

Figura 3.36 Representação esquemática dos três Gradientes sistólicos medidos em caso de estenose aórtica. As curvas de pressão no VG e na aorta são sincronizadas.
a: Gradiente instantâneo máximo; b: gradiente médio (zona escura/tempo de ejeção); c: gradiente de picos.

ausência de alinhamento perfeito do feixe ultrassonográfico sobre o jato aórtico, podem suscitar uma certa superestimativa do gradiente estenótico.

O gradiente máximo medido ao Doppler ultrapassa em 15 a 20 mmHg o gradiente hemodinâmico de pico a pico.

O *gradiente sistólico médio* é obtido no Doppler contínuo após transformação quadrática da curva de velocidade aórtica. Ele dá conta melhor da severidade do estreitamento aórtico, por isso é o mais frequentemente utilizável no estudo de RA. Ele é perfeitamente correlacionado ao gradiente médio hemodinâmico. Mantém-se o valor de 40 mmHg como indicando uma estenose grave com débito cardíaco normal.

O *gradiente sistólico de pico* é um gradiente clássico em hemodinâmica. Ele não é real porque o pico aórtico é deslocado e mais tardio do que o pico ventricular (Figura 3.36).

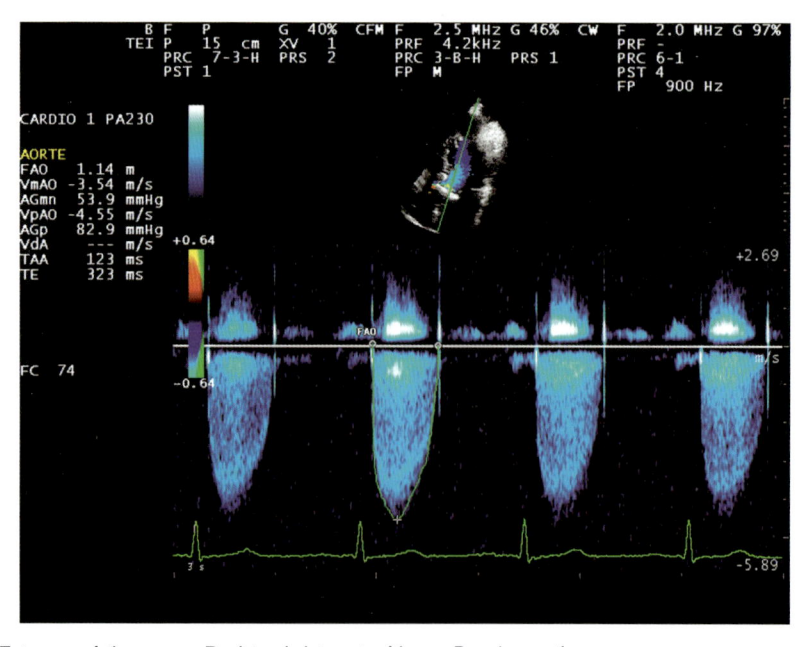

Figura 3.37 Estenose aórtica severa. Registro do jato estenótico no Doppler contínuo.
Velocidade máxima = 4,6 m/s, gradiente sistólico máximo = 83 mmHg, médio = 54 mmHg.

Impacto hemodinâmico de RA

A estenose aórtica, desde que se torne significativa, causa impacto sobre o ventrículo esquerdo e modifica a cinética mitral.

Pode-se notar:
- a hipertrofia concêntrica mais ou menos importante das paredes do VG devida à sobrecarga de pressão (na ausência de RA);
- a diminuição do relaxamento do VG expressa classicamente pela inversão da relação E/A com grande onda A do fluxo mitral no Doppler e pelo alongamento de TD e de TRIV.

Em caso de RA descompensada, o VG se dilata e sua função se altera, o que indica uma diminuição da FR e da FE.

Critérios de severidade de RA

A classificação da severidade do RA está resumida na Tabela 3.2.

Os sinais ecocardiográficos que sinalizam uma RA severa estão resumidos no Quadro 3.9.

A progressão dita "rápida" da estenose aórtica se traduz por uma diminuição da área aórtica de 0,1 cm² por ano ou por aumento anual da velocidade máxima de RA em mais de 0,3 m/s.

Caso particular de RA

Trata-se de:
- RA com gradiente baixo com FE do VG alterada (RA de baixo débito) (Capítulo 8),
- RA com gradiente baixo com FE do VG conservada (RA de baixo débito paradoxal).

Esta última entidade corresponde a pacientes que tenham um RA com AS < 1 cm², uma FE do VG normal (> 50%), mas um gradiente médio transaórtico baixo (< 40 mmHg) por baixo débito

Tabela 3.2 Classificação da severidade do estreitamento aórtico (RA)

RA	Área (cm²)	Gradiente médio (mmHg)	Velocidade máxima (m/s)
Não severo	> 1,5	< 25	< 3
Mediamente severo	1-1,5	25-40	3-4
Severo	< 1	> 40	> 4

Quadro 3.9

Critérios ecocardiográficos sinalizando RA severa
- Fossa intersigmóidea < 8mm.
- Área aórtica < 1 cm² (seja < 0,6 m²/m² área corporal).
- Gradiente de pressão média > 40 mmHg*.
- Pico de velocidade aórtica > 4 m/s* e tardio.
- Índice de permeabilidade: VTI subaórtica/VTI aórtica < 0,25.
- Relação gradiente máximo/gradiente médio < 1,5.
- Espessura parietal telediastólica do VG > 12 mm (na ausência de hipertensão arterial).

* Em caso de débito cardíaco normal.

(VES < 35 mL/m²). Trata-se mais frequentemente de mulheres idosas, hipertensas, tendo um pequeno VG em relação com uma remodelagem concêntrica. Sua prevalência é estimada em torno de 8 a 10% das estenoses aórticas. O tratamento da RA de baixo débito paradoxal permanece em discussão.

Uma nova classificação das RA severas (SA < 1 cm²) com FE preservada (> 50%) foi recentemente proposta em função do débito cardíaco (VES < ou > 35 mL/m²) e do gradiente estenótico médio (< ou > 40 mmHg, VES sendo o volume de ejeção sistólica indexado do VG). Trata-se de quatro grupos: RA de débito normal e gradiente baixo; RA de débito normal e gradiente baixo; RA de baixo débito e gradiente baixo; RA de baixo débito e gradiente baixo (RA paradoxal).

Conduta terapêutica

Em caso de RA sintomática, orienta-se, na ausência de contraindicação, uma substituição valvular. Uma valvuloplastia aórtica percutânea por balão pode ser discutida em certos casos particulares (à espera de uma substituição valvular aórtica ou de um TAVI – Capítulo 11 – num paciente tendo RA severa muito sintomática).

A RA assintomática severa necessita de controle ecocardiográfico a cada 6 meses. Com o surgimento dos primeiros sintomas, como uma dispneia de esforço, deve se considerar a cirurgia valvular em caso de área aórtica < 1 cm² sem aguardar os sinais tardios da doença (angina, síncope, insuficiência cardíaca). As recomendações europeias para o tratamento da RA severa assintomática privilegiam as anomalias da prova de esforço (queda de pressão, modificações do ECG, aumento do gradiente transaórtico médio em mais de 20 mmHg no esforço) (Figura 3.38) para justificar uma intervenção cirúrgica.

O tratamento precoce da RA assintomática se coloca em duas circunstâncias:
- em caso de RA severa, mas apresentando fatores de gravidade particulares;
- em caso de indicação de outra cirurgia cardíaca diante de uma RA severa ou moderada.

Nos sujeitos idosos, a decisão operatória se discute caso a caso em função de diferentes fatores.

Finalmente, em caso de RA supostamente severa (área aórtica < 1 cm²) e com baixo débito cardíaco (FE 40%, gradiente médio < 40 mmHg), a ecocardiografia de estresse com baixas doses de dobutamina é útil na decisão cirúrgica (Figura 3.39). Ela permite se diagnosticar uma RA realmente severa ou pseudosevera, assim como avaliar a reserva inotrópica miocárdica.

De fato, três tipos de respostas hemodinâmicas à dobutamina são possíveis (Tabela 3.3):

- o tipo I reflete uma RA realmente severa com uma reserva contrátil que justifica o tratamento cirúrgico da estenose;
- o tipo II permite descobrir uma RA moderada (pseudosevera no estado basal) associada à miocardiopatia de outra origem. Ele confirma a presença de uma reserva contrátil. Uma RA pseudosevera é caracterizada por um aumento da área aórtica ≥ 0,3 cm² com obtenção de uma área > 1 cm² no fim do teste, sem variável notável do gradiente médio. O tratamento clínico como primeira opção se impõe nessa situação;
  - o tipo III não permite determinar o caráter severo da RA. Essa resposta atesta a ausência de reserva contrátil. A conduta terapêutica é mal definida; ela deve ser discutida caso a caso.

A reserva contrátil é definida por um aumento de ao menos 20% da VTI subaórtica durante a ecocardiografia de estresse.

Tratamento percutâneo de RA por TAVI

A substituição valvular aórtica percutânea chamada TAVI (*transcatheter aortic valve implantation*) é um novo método não cirúrgico para o tratamento da RA calcificada. Consiste na implantação por via percutânea (femural de preferência)

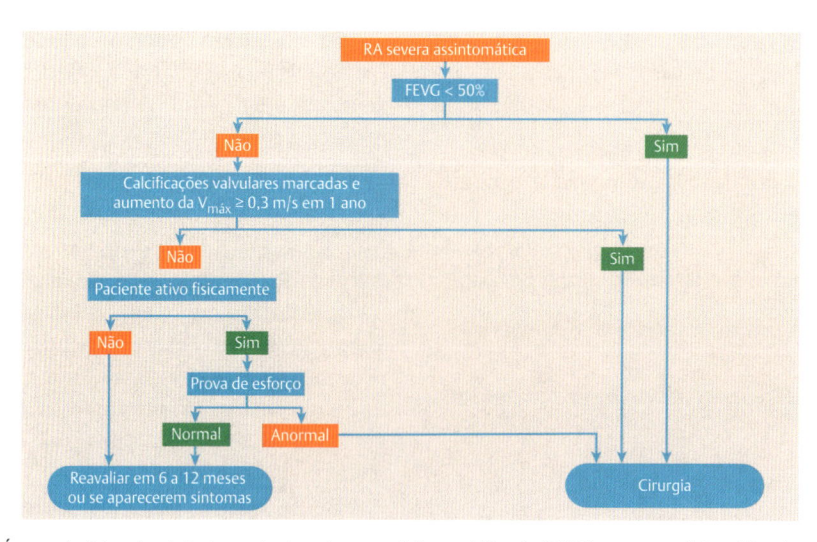

Figura 3.38 Árvore decisional pelo tratamento da estenose aórtica calcificada (RAC) severa assintomática (recomendação da Sociedade europeia de cardiologia).
Fonte: segundo B. Iung, *Consensus Cardio*, 2007.

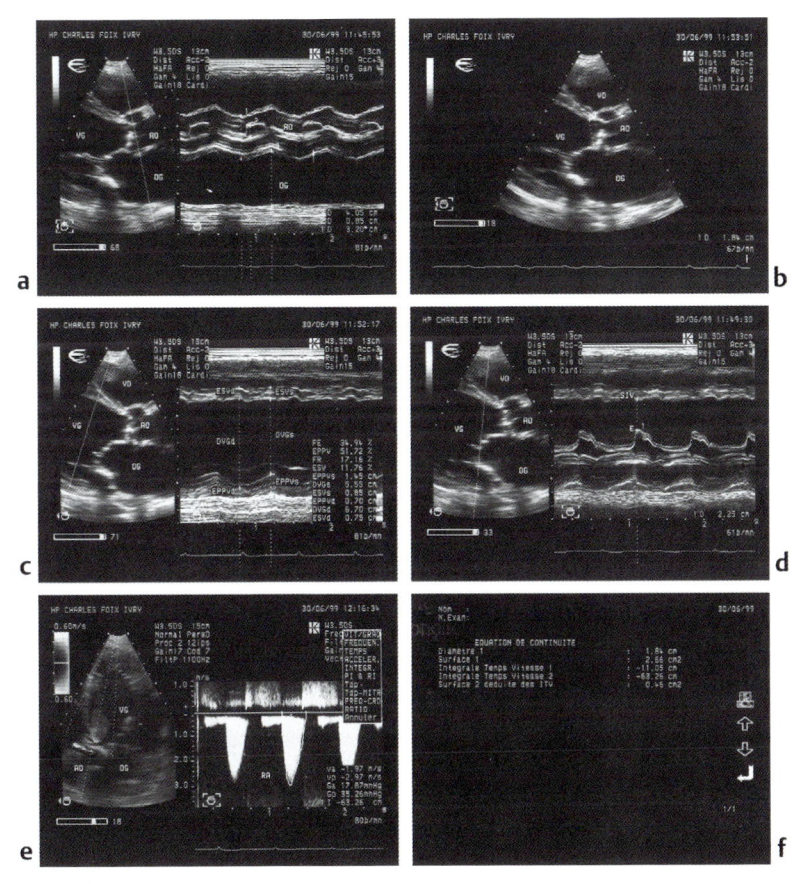

Figura 3.39 Estenose aórtica severa descompensada.
Remodelação das sigmoides aórticas no TM (a) e no 2D (b). Disfunção sistólica do ventrículo esquerdo: FR = 17%, FE = 35% (c), com aspecto de baixo débito mitral (d). Gradiente da pressão transestenótico máximo = 35 mmHg; médio = 18 mmHg (e). Área funcional do orifício aórtico = 0,46 cm² (f).

Tabela 3.3 Três tipos de respostas hemodinâmicas à dobutamina em caso de RA severa de baixo débito

	Tipo I	Tipo II	Tipo III
Débito cardíaco	↑	↑	Estável
Gradiente transvalvular	↑	Estável	Estável
Área aórtica	Estável	↑	Estável
Reserva contrátil	Presente	Presente	Ausente
Estenose aórtica	Severa	Moderada	?

de uma bioprótese aórtica num orifício aórtico estreitado.

O TAVI constitui uma alternativa terapêutica interessante, eficaz e muito menos arriscada à cirurgia.

Classicamente, o TAVI é recomendado em caso de indicação de uma substituição valvular aórtica num paciente: com alto risco cirúrgico, tendo contraindicações à cirurgia, inoperável ou cujo risco operatório seja proibitivo. Graças aos progressos tecnológicos consideráveis, as indicações do TAVI se estendem progressivamente a outros pacientes: assintomáticos com fatores de gravidade e alto risco cirúrgico, pacientes idosos.

O TAVI é logicamente contraindicado para os pacientes que tenham comorbidades severas com risco de impedir qualquer melhora funcional após TAVI.

A ecocardiografia é particularmente importante na TAVI porque permite:
- um exame detalhado da morfologia e da cinética da válvula aórtica antes do procedimento;
- a medida precisa em pré-TAVI do diâmetro aórtico (ETT, ETO, *scanner*) que condiciona a escolha apropriada do tipo e do tamanho da prótese a ser implantada;
- uma orientação em tempo real do cateter e da prótese durante a intervenção;
- o posicionamento preciso da prótese valvular no nível do orifício aórtico;
- a verificação da inserção anular aórtica correta da prótese;
- a detecção e a localização de uma eventual insuficiência aórtica residual pós-TAVI;
- a identificação rápida de complicações potenciais ao longo de todo o procedimento TAVI.

A ETO 3D em tempo real é particularmente adaptada ao procedimento de implantação percutânea das próteses aórticas.

Insuficiência aórtica

A insuficiência aórtica (IA) se caracteriza por uma regurgitação anormal do sangue da aorta para o VG durante a diástole. Ela pode ser por etiologias múltiplas.

O diagnóstico ecocardiográfico do IA é estabelecido segundo os sinais diretos, indiretos, etiológicos e Doppler.

Sinais diretos de IA

A ausência de coaptação diastólica das sigmoides aórticas pode ser objetivada no TM sob forma de uma diástase diastólica dos ecos sigmoideanos. No 2D, uma abertura central triangular pode ser visualizada em corte transverso transaórtico (Figura 3.40a). É uma prova direta da insuficiência aórtica que, apesar disso, raramente é notada.

Sinais indiretos de IA

Compreendem o *fluttering* diastólico e os sinais de sobrecarga volumétrica do VG.

O *fluttering diastólico* registrado no eco TM (Figura 3.40b) corresponde a vibrações finas

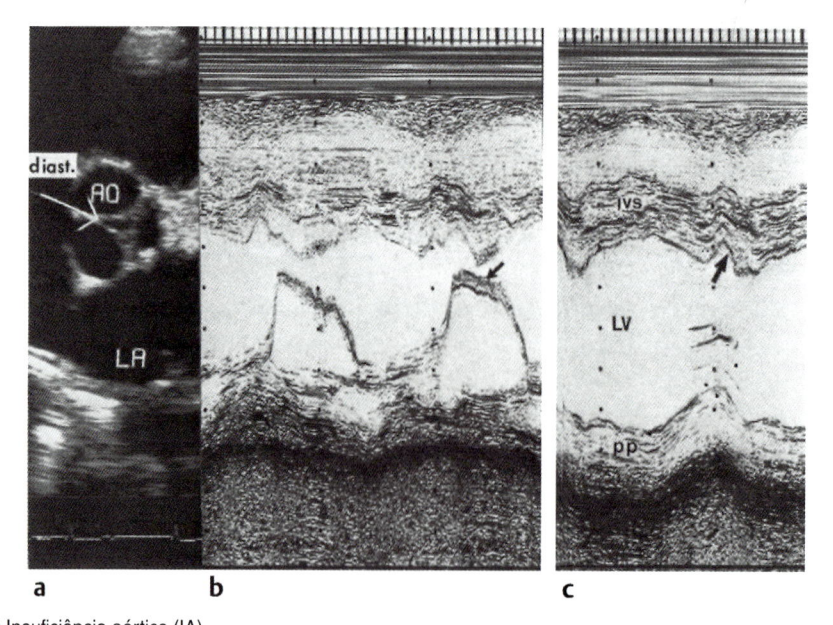

Figura 3.40 Insuficiência aórtica (IA).
a. Diástase diastólica das sigmoides aórticas (corte transversal transaórtico). b. *Fluttering* diastólico do grande folheto mitral (seta) e do septo interventricular. c. Ranhura protodiastólica septal (seta).

rápidas e regulares da válvula mitral (da grande válvula em particular), das cordas e por vezes igualmente das paredes do VG. Traduz a vibração dessas estruturas sob o efeito do jato de regurgitação. O *fluttering* mitral é um sinal característico de IA. Pode estar ausente quando a IA é pouco importante e em caso de afecção mitral reumática diminuindo a flexibilidade da válvula (RM associada).

A *sobrecarga volumétrica do VG* devida à IA crônica se traduz pela dilatação progressiva do VG e a hipercinesia das paredes ventriculares (aumento da FR) (Figura 3.41b). Uma ranhura protodiastólica pode ser visualizada sobre o septo interventricular, em modo TM (Figura 3.40c). Ela corresponde ao enchimento anormal do VG desde o fechamento das válvulas aórticas, antes da abertura mitral.

Em caso de IA aguda, o VG é pouco dilatado e mais frequentemente hipercinético. Pode-se, igualmente, observar um fechamento prematuro da válvula mitral acontecendo antes do início do QRS, pré-sistólico, portanto (Figura 3.42), ele indica que a pressão telediastólica do VG está elevada e ultrapassa a pressão do OG. Esse sinal só é válido na ausência do bloqueio atrioventricular de primeiro grau que prolonga o intervalo PR.

Na IA crônica avançada descompensada, o aumento do diâmetro diastólico do VG se acompanha secundariamente de uma diminuição da FR e da FE.

Sinais etiológicos

São os sinais específicos que permitem em certos casos determinar a etiologia ou o mecanismo da IA.

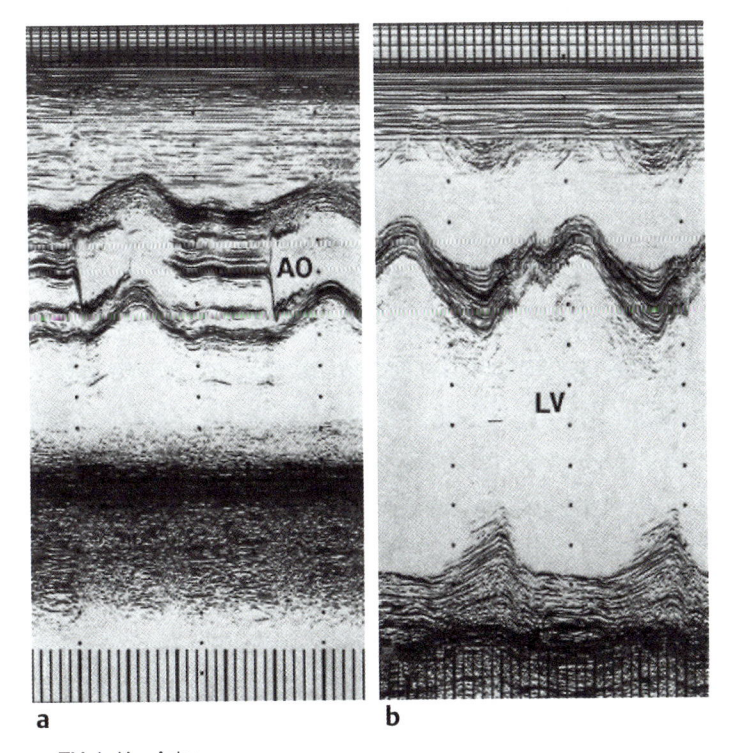

Figura 3.41 Ecogramas TM da IA crônica.
a. Espessamento reumático das sigmoides aórticas. b. Importante dilatação do VG (79/46 mm) com hipercinesia parietal.

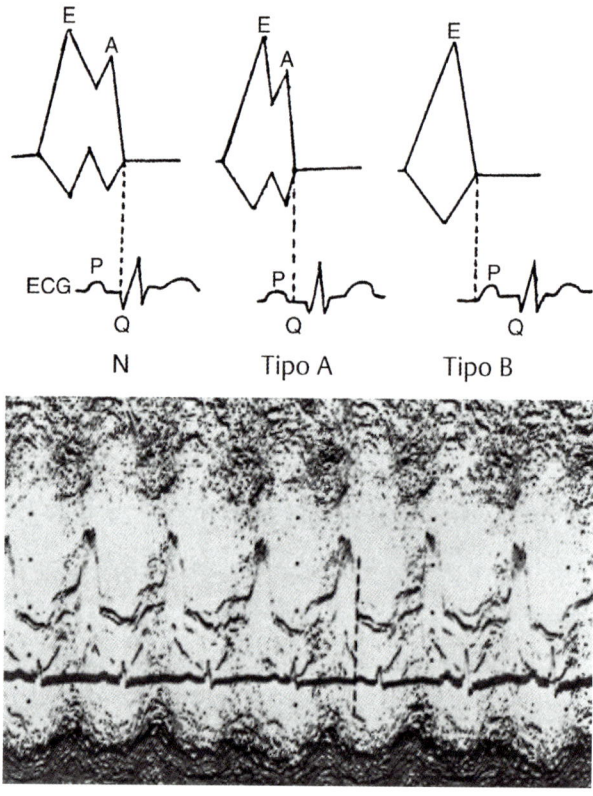

Figura 3.42 IA aguda.
Acima: Aspecto TM esquemático do fechamento mitral em ritmo sinusal, normal (n), prematuro, de Tipo A (onda A conservada) e de Tipo B (onda A suprimida). Abaixo: Fechamento prematuro da válvula mitral (tipo B) registrado no eco-TM.

O estudo do mecanismo de uma regurgitação aórtica pode, igualmente, ser facilitado pela ecocardiografia 3D, permitindo examinar a válvula aórtica sob diferentes ângulos.

IA reumática

As sigmoides aórticas são mais ou menos espessadas, mas sua abertura sistólica é conservada (IA pura) (Figura 3.41a). Uma diástase diastólica das sigmoides é por vezes visível.

IA por válvula aórtica bicúspide

A válvula aórtica bicúspide pode ser suspeitada diante de uma descentração diastólica dos ecos sigmóideos sobre o TM. A ecocardiografia 2D (ETT e/ou ETO) permite confirmar o diagnóstico, visualizando, em corte transversal transaórtico, duas sigmoides de tamanho desigual (Figura 3.43a).

IA por prolapso sigmóideo

O prolapso sigmóideo se traduz no modo 2D por uma protrusão diastólica da sigmoide que alcança a câmara do VG.

IA por endocardite

A visualização das vegetações sigmóideas permite relacionar a IA com a endocardite de Osler (Figura 3.43b) (Capítulo 5). A eversão e a queda do VG na diástole sugerem uma ruptura sigmóidea.

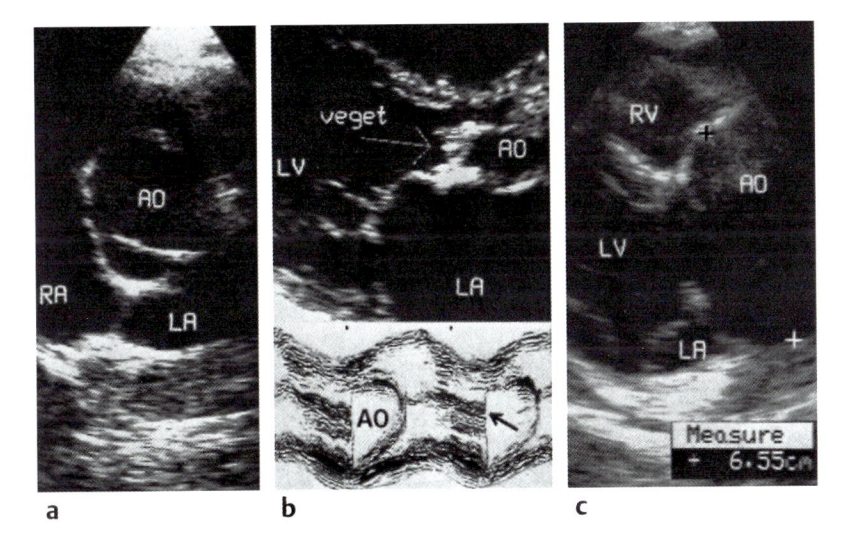

Figura 3.43 Diagnóstico etiológico do IA.
a. Válvula aórtica bicúspide (corte transversal).
b. Endocardite: aspecto de vegetação aórtica em corte longitudinal no eco-TM (seta).
c. Aneurisma da aorta proximal (diâmetro aórtico em 65 mm em corte longitudinal).

IA associada à afecção da aorta proximal

O IA pode complicar uma dissecção aórtica, um aneurisma da aorta ascendente ou do seio aórtico.

Classicamente, a dissecção aórtica se traduz no eco por um alargamento do diâmetro da aorta (> 42 mm) e a duplicação paralela de suas paredes (> 16 mm). No entanto, seu diagnóstico é difícil e pouco confiável pela via transtorácica.

É na verdade a ecocardiografia, por via esofágica, que permite melhor identificar dois canais bem separados no seio da luz aórtica pela membrana íntima fina e móvel chamada *flap* (Figura 3.44). O Doppler colorido ligado à ecocardiografia transesofágica pode objetivar um fluxo na duplicação parietal e, assim, afirmar a existência do falso canal. Os orifícios de entrada e de saída eventual da dissecção podem ser igualmente visualizados. O aneurisma da aorta proximal se manifesta pelo aumento do diâmetro interno da aorta (> 55 mm). A IA é funcional em razão da dilatação do anel aórtico (Figura 3.43c).

O aneurisma do seio aórtico produz uma imagem característica de uma hérnia numa cavidade cardíaca. O aneurisma perturba a estrutura valvular, sua ruptura pode se dar principalmente no VD.

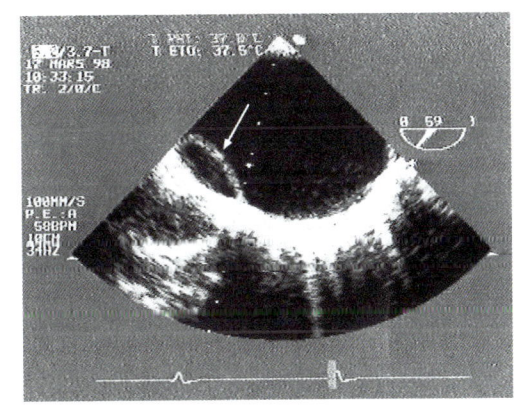

Figura 3.44 Dissecção aórtica visualizada na ETO multiplanar.
O *flap* íntimo (seta) separa a luz aórtica em dois canais.

IA por disfunção protética

A IA por disfunção protética é abordada no Capítulo 11.

Sinais Doppler

O Doppler cardíaco permite identificar e quantificar a IA. A identificação da IA se faz classicamente por *Doppler pulsado* ligado ao modo 2D colorido segundo o corte apical passando pela raiz da aorta.

O jato regurgitante é identificado imediatamente sob as sigmoides aórticas, depois seguido ponto a ponto no interior do VG a fim de determinar sua zona de extensão. A IA se traduz por um fluxo diastólico anormal, o espectro é largo e bidirecional devido ao *aliasing* (Figura 3.45).

A IA pode ser igualmente detectada por via supraesternal posicionando o volume de amostragem no nível da crossa da aorta na aorta ascendente ou descendente. Isso permite registrar o fluxo sistólico normal e o fluxo regurgitante da IA que se inscreve no sentido oposto, na diástole (Figura 3.45b).

No Doppler contínuo, o jato de IA é registrado na totalidade sem *aliasing*. O exame é realizado mais frequentemente por via apical. O fluxo regurgitante confere um espectro unidirecional positivo com uma subida rápida da velocidade (3 a 6 m/s), seguida de uma desaceleração progressiva da velocidade durante a diástole (Figura 3.49).

O Doppler colorido permite visualizar diretamente o jato regurgitante sob forma de uma faixa colorida e seguir sua extensão no VG nos diferentes planos (Figuras 3.46 e 3.47).

Quantificação da IA

A via transtorácica é geralmente suficiente. A importância da IA crônica é refletida pela dilatação e pela hipercinesia do VG. O VG pode ser normal nas regurgitações de pequeno volume; ele é dilatado e mais ou menos hipercinético quando a regurgitação é importante.

Em caso de IA aguda severa, o VG é habitualmente não dilatado e significativamente hipercinético.

No Doppler, a importância da IA pode ser avaliada de maneira mais precisa segundo diversos métodos:
- análise da intensidade acústica e da densidade gráfica do sinal Doppler;
- estudo da extensão e do tamanho do fluxo regurgitante no VG pela técnica de cartografia por Doppler pulsado ou por Doppler colorido bidimensional:
  – a IA será tão mais importante quanto mais o jato regurgitante estiver estendido em profundidade até a ponta e em largura: a IA mínima é limitada à região subsigmóidea, a

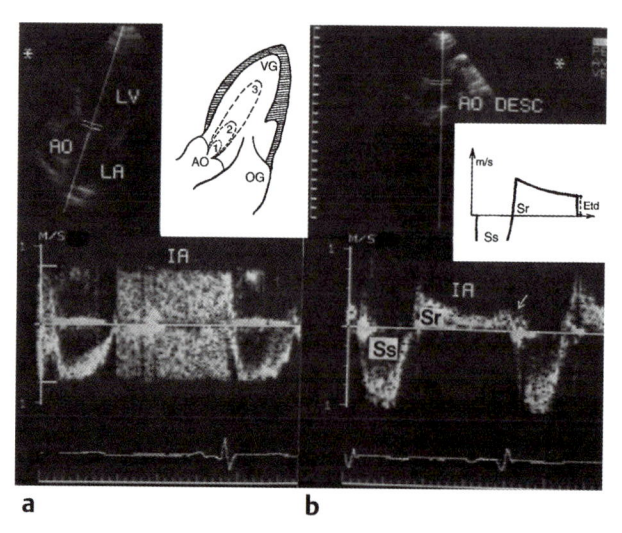

Figura 3.45 Registro de Doppler pulsado da IA.
a. Na câmara do VG por via apical. Notar as turbulências holodiastólicas internas bidirecionais (*aliasing*). Acima: Semiquantificação da IA (1: IA mínima, 2: IA média, 3: IA importante).
b. Na aorta descendente por via supraesternal. Notar o fluxo sistólico negativo (Ss) e o refluxo diastólico positivo do IA (Sr). Efeito Doppler telediastólico (Etd) de 0,27 m/s. Relação das áreas planimetradas Sr/Ss refletindo $VTI_{diast.}/VTI_{sist.}$

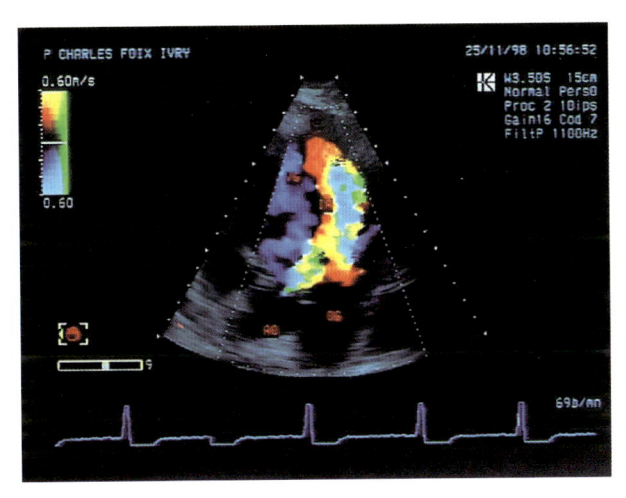

Figura 3.46 Jato de insuficiência aórtica importante visualizado no Doppler colorido 2D.

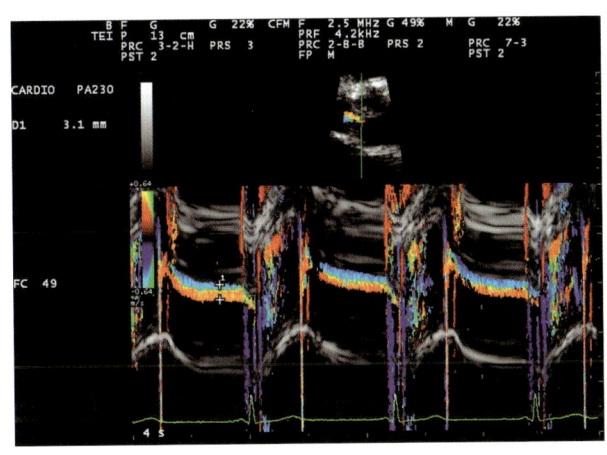

Figura 3.47 Insuficiência aórtica. Jato regurgitante visualizado no Doppler colorido 2D e TM a partir do corte 2D paraesternal longitudinal (imagens em *zoom*).

IA moderada se estende até a extremidade da válvula mitral, a IA importante é percebida além do funil mitral (Figura 3.45 e 3.46);
- esse método de avaliação da IA é semiquantitativo e de uma precisão limitada. Na verdade, a extensão espacial do jato regurgitante depende da importância da regurgitação, mas também de outros fatores (regulagem dos resultados, trajetória do jato, condições hemodinâmicas...).
- medida do diâmetro do jato regurgitante na origem em sua parte mais estreita (*vena contracta*) no Doppler colorido 2D (corte paraesternal longitudinal) (Figura 3.48). Sua largura reflete a área do orifício regurgitante. Um valor superior a 6 mm sugere uma IA importante. O valor mantido é a média de três medidas. Essa medida é pouco confiável em caso de calcificações valvulares importantes e de jatos excêntricos muito oblíquos. Ela não se aplica aos orifícios regurgitantes não circulares e aos jatos múltiplos;
- medida da velocidade ou "efeito" telediastólico sobre o espectro obtido no Doppler pulsado ao nível da crossa da aorta, imediatamente posterior à artéria subclávia esquerda. O efeito telediastólico ao nível do istmo aórtico superior a 18 cm/s evoca uma IA importante. Esse parâmetro segue válido na presença de uma estenose

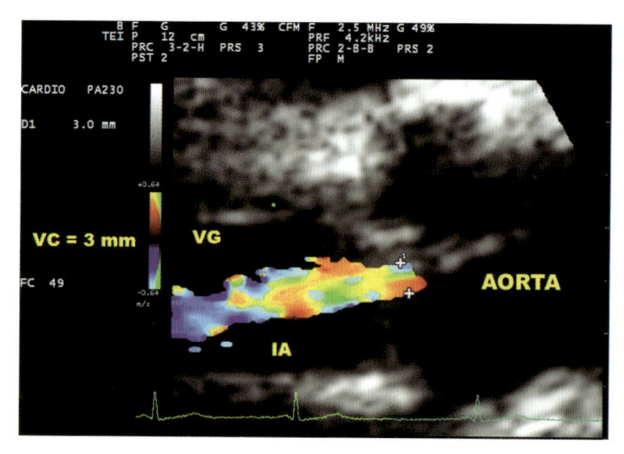

Figura 3.48 *Vena contracta* da regurgitação aórtica medida no Doppler colorido 2D em 3 mm segundo o corte paraesternal longitudinal em *zoom* (IA de média importância).

aórtica associada. Os limites desse método são técnicos (má definição do espectro) ou devidos às patologias associadas (dissecção aórtica, canal arterial, coarctação aórtica). O método é inválido em caso de regurgitação aórtica aguda severa. Ele é dependente da frequência cardíaca e superestima a regurgitação em caso de taquicardia (FC > 90/min), enquanto o subestima em caso de bradicardia (FC < 50/min). Duas relações são propostas na quantificação da IA a partir do fluxo do istmo:
– a relação VTI diastólico/VTI sistólico. Um valor ≥ 50% sinaliza uma IA importante;
– a relação velocidade telediastólica/velocidade sistólica máxima. Um valor > 20% sugere uma IA importante.
• medida do tempo de meia pressão (T1/2p) do IA registrado em Doppler contínuo (Figura 3.49). Esse tempo corresponde a uma redução pela metade do gradiente de pressão transvalvular aórtica diastólica em relação ao seu valor inicial. A velocidade de decrescimento da pressão aórtica depende sobretudo da importância da regurgitação aórtica que tende a igualar rapidamente as pressões entre o VG e a aorta na diástole. O T1/2p será, então, tanto mais curto quanto mais severa for a IA. Ele é medido por Doppler contínuo dividindo o pico da velocidade máxima diastólica por 1,4 (≈ $\sqrt{2}$) ou automaticamente traçando a curva da IA:
– os valores de T1/2p permitem distinguir:

– IA leve (T1/2p: 470 ± 100 ms),
– IA moderada (T1/2p: 370 ± 70 ms),
– IA importante (T1/2p: 250 ± 80 ms),
– IA severa (T1/2p: 140 ± 30 ms);
– Na prática, um T1/2p < 200 ms é sinal de uma IA severa;
– Esse método parece mais confiável que os outros métodos Doppler propostos. Ele exige uma definição excelente dos contornos do espectro registrado em sua integralidade com a velocidade protodiastólica ultrapassando 3 m/s. No entanto, a severidade da regurgitação aórtica pode ser superestimada (diminuição de T1/2p) em caso de elevação da pressão telediastólica do VG (RA associada, insuficiência cardíaca).
• medida da curva de desaceleração diastólica de IA registrado por Doppler contínuo. Se sugere uma IA importante quando a velocidade dessa curva é superior a 3,4 m/s^2;
• cálculo da fração regurgitada (FRg) a partir dos débitos aórtico (QA), pulmonar (QP) ou mitral (QM) calculados no Doppler:

$$FRg = \{QA - QP \text{ (ou QM)}/QA\}$$

– uma FRg superior a 50% corresponde a uma IA importante;
– esse cálculo é reservado às IA puras e isoladas. O método é de difícil realização na prática atual; ele necessita um perfeito domínio das medidas dos débitos no eco-Doppler;

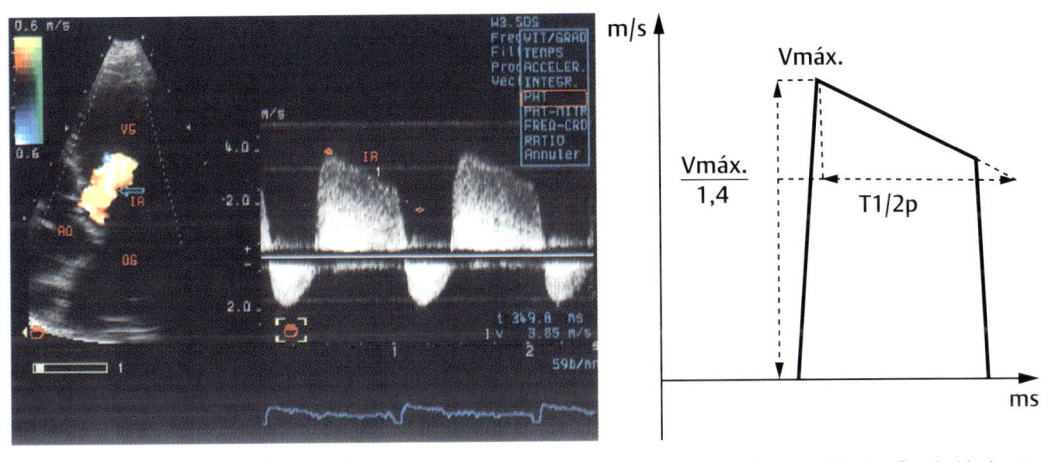

Figura 3.49 Medida do T1/2p de insuficiência aórtica registrada no Doppler contínuo ligado à imagiologia 2D colorida (corte apical). T1/2p = 349 ms.

- o método de medida do débito da FRg pode ser simplificado utilizando o volume de ejeção aórtica (VE_{AO}) e o volume transmitral (VM) ou de ejeção pulmonar (VP), como segue:

    FRg= {VE_{AO} – VM (ou VP)/VE_{AO} }

- a FRg pode ser igualmente calculada a partir do volume de ejeção ventricular esquerda (VEVG) avaliado no 2D pelo método de Simpson e do volume mitral (VM) ou pulmonar (VP):

    FRg= {VE_{VG} – VM (ou VP)/VE_{VG}}

- estudo da zona de convergência de IA (método de PISA, ver Quadro 3.4):
  - o Doppler colorido 2D oferece a possibilidade de identificar a zona de convergência do jato regurgitante. Essa zona de convergência intra-aórtica, hemisférica, de isovelocidade, pode ser visualizada ao redor do orifício aórtico segundo o corte apical liberando a aorta descendente, deslocando a linha de base das velocidades no Doppler colorido para cima (entre 20 e 40 cm/s). Ela exige a utilização do *zoom*, de um setor colorido estreito e de uma regulagem ótima dos resultados. O método de PISA permite calcular os parâmetros que podem ser utilizados na quantificação da IA, como:

  - o débito instantâneo regurgitante protodiastólico (Qr);
  - a área do orifício regurgitante (SOR);
  - o volume regurgitado por ciclo cardíaco (VR);

- para os cálculos, aplicam-se os mesmos modelos matemáticos que no caso de IM (Quadro 3.4):

    $Qr = 2\Pi r^2 Va$ SOR= {$Qr/V_{máx}$ de IA}
    VR = SOR × VTI de IA

- o raio (r) da zona de convergência é medido na protodiástole entre o primeiro *aliasing* e o orifício aórtico;
  - a velocidade máxima ($V_{máx}$) do fluxo de IA é medida no Doppler contínuo na protodiástole.

A fórmula PISA necessita da utilização de um fator de correção angular em caso de ectasia da aorta proximal. As calcificações valvares aórticas responsáveis pelos cones de sombra podem mascarar a zona de convergência tornando inexplorável.

Na prática, a IA é julgada moderada em caso de SOR < 10 mm², severa em caso de SOR ≥ 30 mm² e média entre esses dois valores.

No total, a avaliação da severidade da IA no Doppler segue difícil e deve ser fundada sobre o conjunto dos índices propostos (abordagem multiparamétrica). O estudo da zona de convergência merece ser integrado na quantificação da IA. O Doppler colorido 3D em modo multiplano pode ser útil para pesquisar a incidência ideal, permi-

Tabela 3.4 Classificação da severidade da insuficiência aórtica (IA)

IA	VC (mm)	SOR (mm²)	VR (mL)	FRg (%)
Leve	< 3	< 10	< 30	< 30
Moderada	3-6	10-30	30-60	30-50
Severa	> 6	> 30	> 60	> 50

VC = vena contracta; SOR = superfície do orifício regurgitante; VR = volume regurgitante; FRg = fração de regurgitação.

tindo a medida mais confiável de tamanho do PISA de uma regurgitação aórtica.

A classificação da severidade da IA está resumida na Tabela 3.4.

Um certo número de critérios permite, no entanto, determinar uma regurgitação *aórtica importante* (Quadro 3.10).

Os sinais eco-Doppler de *IA aguda severa* são:
- um fechamento prematuro da válvula mitral;
- uma abertura prematura das sigmoides aórticas;
- um T1/2p de IA < 180 ms;
- uma anulação da velocidade telediastólica subístmica (velocidade zero);
- um fluxo mitral hipernormal com relação E/A elevada e T1/2p mitral curto;
- uma IM telediastólica (equivalente Doppler do fechamento mitral prematuro).

Quadro 3.10

Critérios Doppler de IA importante

- Extensão espacial do jato regurgitado além do funil mitral (critério controverso).
- Diâmetro do jato na origem (*vena contracta*) > 6 mm.
- T1/2p < 300 ms.
- Curva de desaceleração > 3,4 m/s².
- Efeito telediastólico > 0,18 m/s.
- Relações ístmicas: VTI diastólica/ VTI sistólica > 50%; V telediastólica/V sistólica > 20%.
- Fração regurgitada > 50%.
- Débito aórtico > 9 L/minuto (em caso de IA pura com função sistólica do VG conservada).
- Critérios de PISA: SOR > 30 mm², VR > 60 mL.

Conduta terapêutica

Na presença de uma IA sintomática importante, a indicação operatória é habitualmente mantida. A IA aguda impõe uma intervenção cirúrgica rápida.

Em caso de IA assintomática importante, os seguintes parâmetros do VG devem fazer se considerar o tratamento cirúrgico: DTS > 50 mm ou 25 mm/m² e/ou DTD > 70 mm, FR < 30%, FE < 50%, VTS > 100 mL/m², VTD > 200 mL/m².

As principais recomendações que concernem à substituição valvular aórtica (RVA) em caso de insuficiência aórtica estão resumidas na Tabela 3.5.

No que diz respeito ao tratamento de uma dilatação da aorta proximal, as recomendações dizendo respeito à síndrome de Marfan fixam um limite para intervenção: o diâmetro máximo aórtico > 50 mm. Um valor pré-operatório acima de 55 mm foi identificado como preditivo de mau prognóstico pós-operatório (função VG, sobrevivência...).

Tabela 3.5 Recomendações para a substituição valvular aórtica (RVA) em caso de insuficiência aórtica (IA)

RVA	Insuficiência aórtica (IA)
Indicado	IA crônica severa e sintomática qualquer que seja a função sistólica do VG IA crônica severa e assintomática com disfunção sistólica do VG (FE < 50%) IA crônica severa se uma cirurgia cardíaca é indicada por outros motivos (revascularização miocárdica, outra cirurgia valvular, cirurgia da aorta ascendente)
Razoável	IA crônica severa assintomática com função sistólica do VG preservada (FE > 50%) se o DTS do VG é > 50 mm IA severa assintomática, mas apresentando fatores de gravidade IA crônica moderada a importante se uma outra cirurgia cardíaca é indicada
Concebível	IA crônica severa assintomática com função sistólica do VG preservada (FE > 50%) se o DTD do VG é > 65 mm com baixo risco operatório

Afecções tricúspides e pulmonares

Estenose tricúspide

A estenose tricúspide (RT) é mais frequentemente de origem reumática e associada à afecção mitral.

Os sinais clássicos de RT na ecocardiografia são os seguintes.

No TM

Um aspecto em "ranhura" da válvula tricúspide espessada (similar ao de RM) pode ser observado.

No 2D

Nota-se:
- um espessamento das válvulas tricúspides e das cordas;
- uma limitação do movimento de abertura diastólica das válvulas (aspecto em "domo");
- a dilatação do OD e da veia cava inferior (n = 1,1-2,1 cm).

A planimetria do orifício tricúspide não é realizável.

No Doppler

Os sinais seguintes podem ser assinalados:
- elevação do gradiente de pressão diastólica OD/VD;
- alongamento do tempo de meia pressão (T1/2p) acima de 150 ms até 420 ms (n = 90-140 ms);
- diminuição da área funcional do orifício tricúspide (ST), calculada segundo a fórmula empírica:

$$ST = \{190/T1/2p\}$$

O fluxo da estenose tricúspide é registrado, habitualmente, por via apical de quatro câmaras ou paraesternal esquerda (corte transversal centrado sobre as cavidades direitas). Ele é holodiastólico positivo e produz um platô cujo tempo de meia pressão será tão mais lento quanto mais severa for a estenose. Os sinais Doppler que sugerem uma RT hemodinamicamente significativa são:

- gradiente diastólico médio > 5 mmHg;
- área funcional tricúspide < 2 cm^2.

No entanto, a quantificação da RT por Doppler contínuo ainda não é suficientemente confiável.

No Doppler colorido 2D, o jato de estenose tricúspide fornece uma imagem em "bico de Bunsen" (corte apical de quatro câmaras). Ele permite a otimização do alinhamento do disparo Doppler contínuo.

A ecocardiografia 3D (ETT/ETO) traz elementos complementares muito interessantes em uma análise precisa da válvula tricúspide estenosada ou com escape.

Finalmente, o tratamento cirúrgico de uma estenose tricúspide continua problemático, pois se trata de uma cirurgia frequentemente complexa.

Insuficiência tricúspide

A insuficiência tricúspide (IT), caracterizada por regurgitação sistólica anormal do sangue do VD no OD, é mais frequentemente funcional em razão de HTAP ou dilatação do VD e do anel tricúspide; mais raramente, ela é orgânica.

Diagnóstico ecocardiográfico da IT

Ele é baseado em:
- sinais não específicos de sobrecarga volumétrica (diastólica) direita: dilatação do VD e do OD, movimento paradoxal do septo interventricular, dilatação da veia cava inferior (> 20 mm) e das veias supra-hepáticas (> 7 mm) (Figura 3.50). Essa dilatação pode faltar em caso de regurgitação aguda;
- sinais etiológicos tais como: espessamento valvular em caso de IT reumática, o bombeamento sistólico da válvula no OD em caso de prolapso tricúspide, as vegetações (Figura 3.50b) em caso de endocardite (sobretudo no toxicômano). A IT pode, igualmente, resultar de uma disfunção protética, de um tumor carcinoide, de um traumatismo torácico ou de um transplante cardíaco ortotópico;
- sinais Doppler:
  – a IT pode ser registrada por via paraesternal esquerda, apical ou subcostal. Ela é visuali-

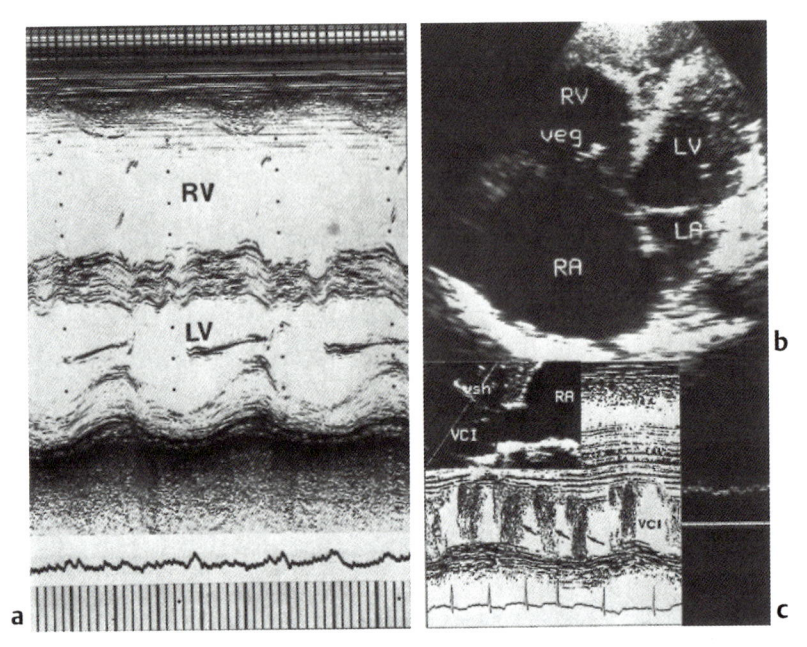

Figura 3.50 Insuficiência tricúspide de Osler.
a, b. Sobrecarga volumétrica direita no eco-TM (a) e em incidência apical 2D (b). Vegetação (veg) localizada sobre a camada septal da tricúspide.
c. Ecografia TM de contraste. Notam-se ecos de contraste na veia cava inferior (VCI) a cada sístole (setas), atestando recuo sistólico do átrio direito em direção à VCI. A VCI é localizada em modo 2D por via subcostal.

zada por Doppler pulsado sob a forma de um fluxo sistólico turbulento retrógrado no OD, que se torna coerente e negativo no Doppler contínuo (Figura 3.51);
– pequenas regurgitações tricúspides muito limitadas, ficando em contato com a válvula tricúspide, podendo ser encontradas frequentemente no paciente jovem; elas são consideradas como fisiológicas.
* um refluxo sistólico do êmbolo contrastado registrado na veia cava inferior (VCI) por ecocardiografia de contraste (Figura 3.50c).

Apreciação da severidade da IT

Ela é fundada sobre os seguintes critérios:
* importância da sobrecarga volumétrica direita (critério pouco específico). O diâmetro do anel tricúspide é bem correlacionado com o grau de IT. Esse diâmetro superior a 3,2 cm na sístole ou a 3,4 cm na diástole é sinal de uma IT significativa;
* intensidade acústica e gráfica do sinal Doppler;
* aspecto do fluxo da IT em Doppler contínuo. Uma morfologia triangular do fluxo ao pico protossistólico orienta para uma regurgitação importante;
* extensão espacial do jato regurgitante no OD, determinada no Doppler pulsado por cartografia ou diretamente no Doppler colorido bidimensional. As regurgitações importantes atingem o teto do OD e a veia cava inferior;
* área máxima do jato regurgitante superior a 9 cm^2 sugere uma IT importante. Da mesma forma, uma relação área IT/área OD superior a 34% é sinal de uma regurgitação importante;
* largura do jato regurgitante medida no Doppler colorido 2D no nível da vena contracta. Esse diâmetro superior a 6,5 mm evoca uma IT importante;
* aceleração do fluxo tricúspide anterógrado. A velocidade máxima protodiastólica superior a 1 m/s evoca uma IT importante;
* inversão da onda sistólica no nível da veia cava inferior em caso de IT importante. O fluxo normal da VCI é composto por duas ondas negativas: uma sistólica predominante e outra diastólica (Figura 2.12).

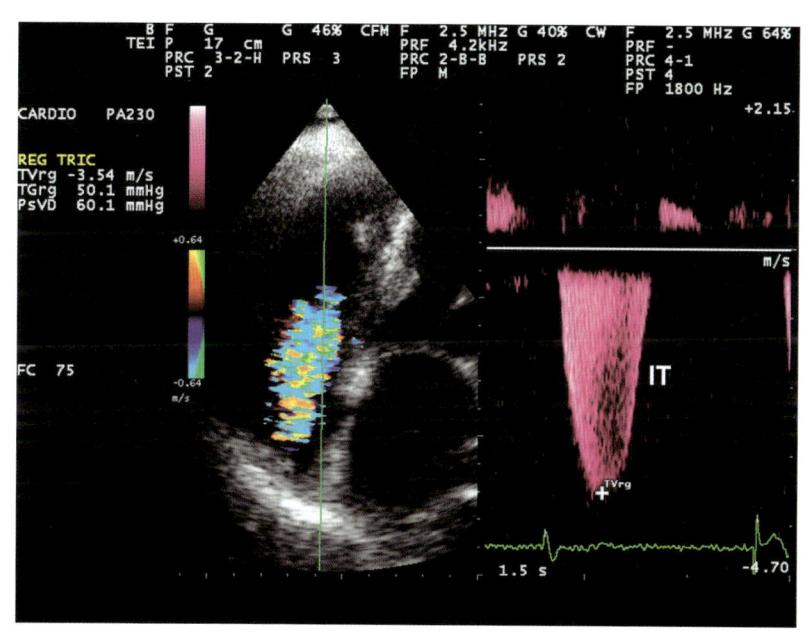

Figura 3.51 Insuficiência tricúspide (IT) registrada em Doppler colorido 2D e contínuo. Velocidade máxima de IT = 3,5 m/s, PAP sist. = 50 + 10 = 60 mmHg (10 mmHg – pressão do átrio direito).

O método da zona de convergência (PISA) pode ser utilizado igualmente para quantificar a IT, técnica análoga à IM (Quadro 3.4) com a velocidade de aliasing regulada entre 20 e 30 cm/s. Ele permite calcular a área do orifício tricúspide regurgitante (SOR) e o volume regurgitante (VR). Uma SOR superior a 40 mm² e/ou um VR > 45 mL são sinais de uma IT importante.

Finalmente, um aspecto laminar do fluxo de IT de fraca velocidade (< 2,5 m/s) no Doppler pulsado é observado no caso de uma IT importante, suscitando a perda completa da coaptação da válvula tricúspide na sístole (Figura 3.52). A equalização das pressões sistólicas entre o VD e o OD explica a fraca velocidade da IT e seu aspecto laminar.

Conduta terapêutica

Um procedimento cirúrgico sobre a válvula tricúspide é mais frequentemente realizado a título preventivo que curativo.

Segundo as recomendações atuais, uma reparação valvular (anuloplastia tricúspide ou colocação de uma prótese) é indicada em caso de:

- IT severa primária ou secundária quando uma intervenção valvular do coração esquerdo está prevista;
- IT primária severa com uma dilatação ou uma disfunção progressiva do VD;
- IT secundária mínimo a moderada com um anel tricúspide dilatado (≥ 40 mm ou 21 mm/m² em incidência ETT apical de quatro câmaras).

Diante de uma IT severa assintomática isolada ou distante de uma cirurgia valvular do coração esquerdo, a existência de uma dilatação ou de uma disfunção progressiva do VD deve, igualmente, considerar uma cirurgia corretiva.

Insuficiência pulmonar

Um fluxo de insuficiência pulmonar (IP) fisiológica é observado no Doppler em mais de 50% dos indivíduos normais jovens; ele é de fraca velocidade, inferior a 1 m/s.

A IP patológica faz parte mais frequentemente de um quadro de HTAP (Capítulo 4, Caráter pós e pré-capilar do HTAP); sua velocidade máxima protodiastólica geralmente é superior a 2 m/s e diminui progressivamente durante a diás-

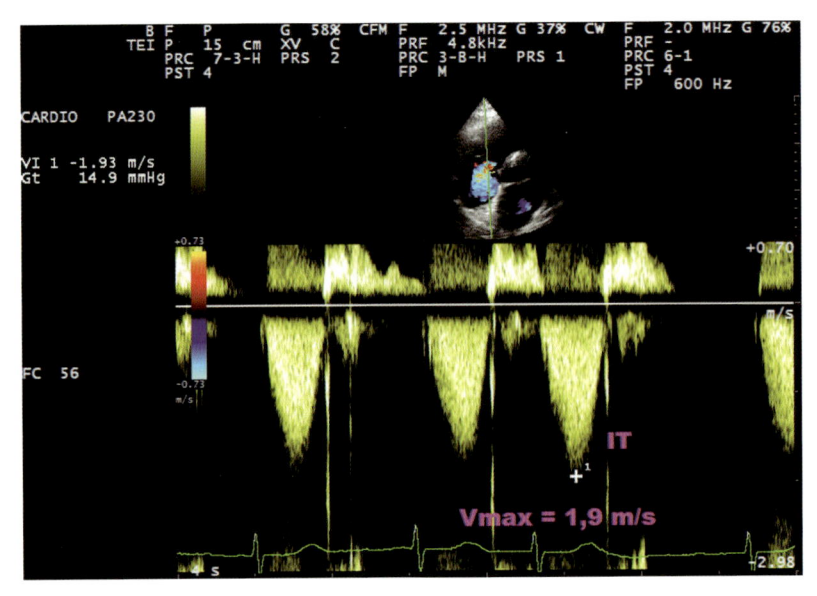

Figura 3.52 Insuficiência tricúspide laminar.
Jato regurgitante volumoso no Doppler colorido 2D; fraca velocidade de IT no Doppler contínuo: 1,9 m/s.

tole (aspecto decrescendo). A incidência padrão do estudo Doppler do fluxo de IP é o corte paraesternal transverso centrado sobre a via de saída do VD (Figura 2.10).

No Doppler colorido, a IP é visualizada nessa incidência sob forma de uma mancha vermelho-alaranjada, pois se aproxima da sonda na diástole (Figura 2.28).

A quantificação da IP é difícil em razão da ausência de técnica de referência. No entanto, certos parâmetros ecocardiográficos permitem identificar a IP severa, tais como:

- larga expansão espacial do jato regurgitante no Doppler colorido;
- dilatação do VD (VTD > 160 mL/m², VTS > 80 mL/m²), da câmara do VD e da artéria pulmonar;
- anulação do fluxo regurgitante na mesodiástole seguida à rápida equalização das pressões entre a artéria pulmonar e o VD;
- forte diminuição da velocidade máxima da IP, porque o orifício pulmonar permanece largo;
- diâmetro da *vena contracta* de IP medido em Doppler colorido 2D > 5 mm.

O método PISA não é válido para as IP.

Finalmente, a IP severa é uma indicação cirúrgica de reparação ou à substituição da válvula pulmonar.

Capítulo 4
Hipertensão arterial pulmonar (HTAP)

A ecocardiografia Doppler constitui um método válido de avaliação das pressões arteriais pulmonares (PAP).

No modo TM, as anomalias da válvula pulmonar que podem sugerir a HTAP são: uma redução da curva ef, um desaparecimento da onda a (em ritmo sinusal), um alongamento do período de pré-ejeção (PPE) (relação PPE/ tempo de ejeção > 0,35), um fechamento pulmonar parcial mesossistólico (Figura 4.1a).

A sobrecarga de pressão e de volume do VD pode causar uma deformação do septo interventricular (aspecto retilíneo, ou mesmo inverso, dito paradoxal).

No modo 2D, pode-se, igualmente, notar uma dilatação, ou mesmo uma hipertrofia do VD, uma dilatação do tronco da artéria pulmonar (n = 1,85-2,35 cm) e seus ventrículos (Figura 4.1b) e uma possível dilatação da veia cava inferior e das veias supra-hepáticas.

Os sinais citados acima não permitem avaliar a importância exata da HTAP. A quantificação numérica da HTAP é baseada no modo Doppler.

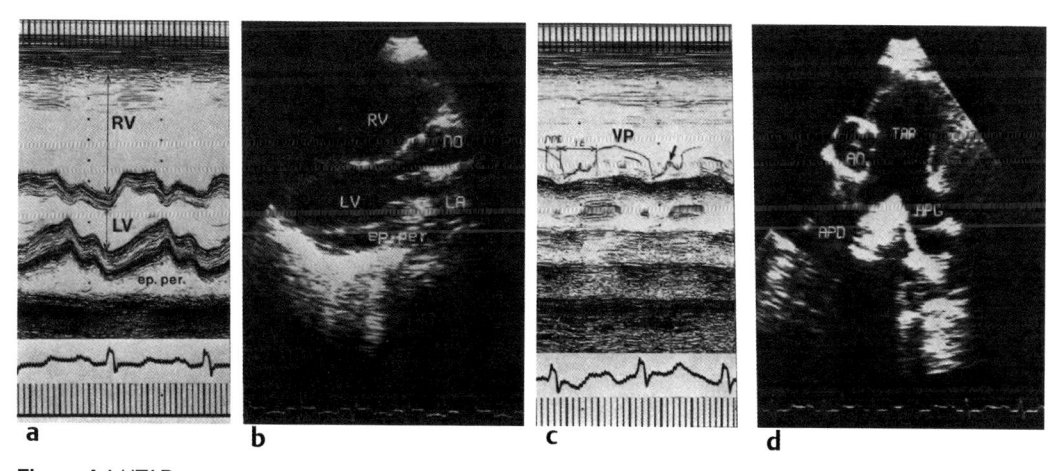

Figura 4.1 HTAP.
a, b. **HTAP primitiva:** a. Eco-TM: incidência transventricular. b. Eco 2D: corte longitudinal. Notar importante dilatação do VD (55 mm na diástole) com movimento septal paradoxal e, além disso, espessamento pericárdico posterior.
c, d. **HTAP (mesmo paciente):** c. Ecograma TM pulmonar: onda a abolida, fechamento mesossistólico da sigmoide pulmonar (seta), relação PPE/TE = 0,41 (0,1/0,24). d. Ecograma 2D, corte paraesternal transverso centrado sobre a via de ejeção do VD: dilatação do TAP (35 mm) e de seus átrios direito (APD) e esquerdo (APG).

Medida da pressão arterial pulmonar (PAP) no Doppler

PAP sistólica (PAPs)

Ela é avaliada a partir do fluxo sistólico de insuficiência tricúspide (IT) que acompanha, habitualmente, uma HTAP significativa. A medida da velocidade MÁXIMA do fluxo de IT ($V_{máx}$ IT) no Doppler contínuo permite calcular, segundo a equação de Bernoulli ($\Delta P = 4V^2$), o gradiente de pressão sistólica entre o VD e o OD (ΔPs VD/OD) (Figuras 4.2 e 4.3).

A pressão sistólica ventricular direita (PVDs) é avaliada acrescentando a esse gradiente um valor arbitrário de pressão auricular direita (POD). Na prática, acrescenta-se um valor fixo de 10 mmHg nos indivíduos adultos normais, de 15 ou 20 mmHg em caso de insuficiência cardíaca direita.

O valor da POD pode ser igualmente apreciado a partir do diâmetro máximo da veia cava inferior (VCI) medido na expiração. Na verdade, esse diâmetro superior a 25 mm sugere uma POD superior a 10 mmHg. Essa estimativa só é válida em ventilação espontânea. Ela é inutilizável no paciente em ventilação assistida. Do mesmo modo, a relação E/Ea tricúspide > 6 (velocidade da onda E do fluxo tricúspide sobre velocidade da onda E anular tricúspide) é prognóstico de uma POD igual ou superior a 10 mmHg.

A pressão sistólica do VD é igual à PAP sistólica, na ausência de estenose pulmonar. Uma PAP sistólica superior a 60 mmHg indica uma HTAP severa.

As correlações entre as medidas de PAP sistólica obtidas no Doppler e aquelas por cateterismo são excelentes (r = 0,90).

Os raros limites do método Doppler são:
- a falha de alinhamento sobre o jato de IT subestimando a $V_{máx}$;
- a estimativa errônea da POD;
- a existência de uma arritmia completa fazendo variar a $V_{máx}$ de IT;

a estenose pulmonar associada: então a PAPs é diferente da PVDs.

O cálculo da PAPs a partir da $V_{máx}$ IT perde sua confiabilidade em caso de IT dita laminar (volumosa, mas de baixa velocidade no Doppler contínuo; ver Figura 3.52), em razão de importante dilatação do anel tricúspide (orifício incontinente). Nessa situação, a análise do fluxo de insuficiência pulmonar se impõe.

PAP diastólica (PAPd)

Ela é avaliada a partir da velocidade telediastólica da insuficiência pulmonar (Vtd IP) que frequente-

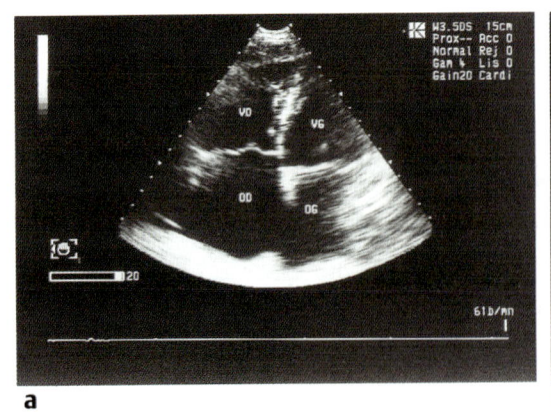

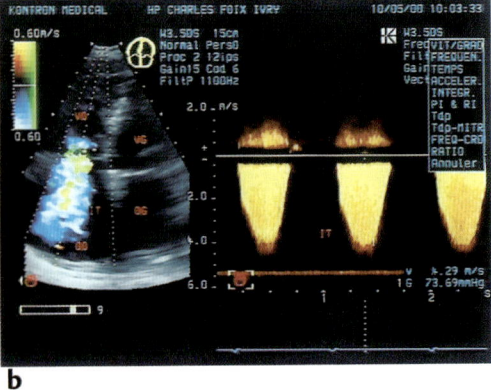

Figura 4.2 HTAP severa.
Importante dilatação das cavidades direitas. Insuficiência tricúspide volumosa registrada no Doppler colorido e contínuo segundo o corte apical. PAPs = 73 + 15 (POD) = 88 mmHg.

mente é registrada em caso de HTAP. Ela é deduzida do gradiente diastólico existente entre a artéria pulmonar e o VD (ΔPd AP/VD), calculado de maneira análoga, graças à equação de Bernoulli. A pressão diastólica do VD (PVDd) é estimada empiricamente, com mais frequência, em 10 mmHg (Figura 4.4). A PVDd pode ser assimilada à POD na ausência de estenose tricúspide (Figura 4.5). Uma subestimação da PAPd é frequente em caso de elevação da pressão telediastólica da VD.

Esse método é inválido em caso de insuficiência cardíaca com diminuição da diástole ou de regurgitação pulmonar severa. Por fim, ela é a única utilizável em caso de IT severa laminar.

Outros métodos

A avaliação da PAP média (PAPm) é possível de maneira empírica:
- a partir da velocidade protodiastólica da IP registrada no Doppler contínuo (Vpd IP):
$$PAPm = 4\ Vpd\ IP^2 + POD$$
- ou segundo a seguinte fórmula:
$$PAPm = 1/3\ PAPs + 2/3\ PAPd$$

A PAP sistólica pode ser igualmente calculada a partir do fluxo de IP:
$$PAPs = 3\ PAPm - 2PAPd$$

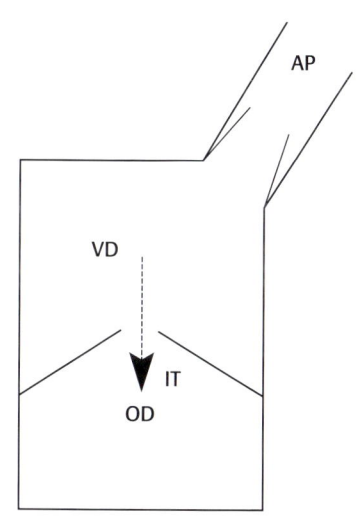

Figura 4.3 Em resumo.
ΔPs VD/OD = 4$V_{máx}$ IT^2
PVDs = ΔPs VD/OD + POD
PAPs = PVDs (na ausência de estenose pulmonar)
PAPs = 4 $V_{máx}$ IT^2 + POD

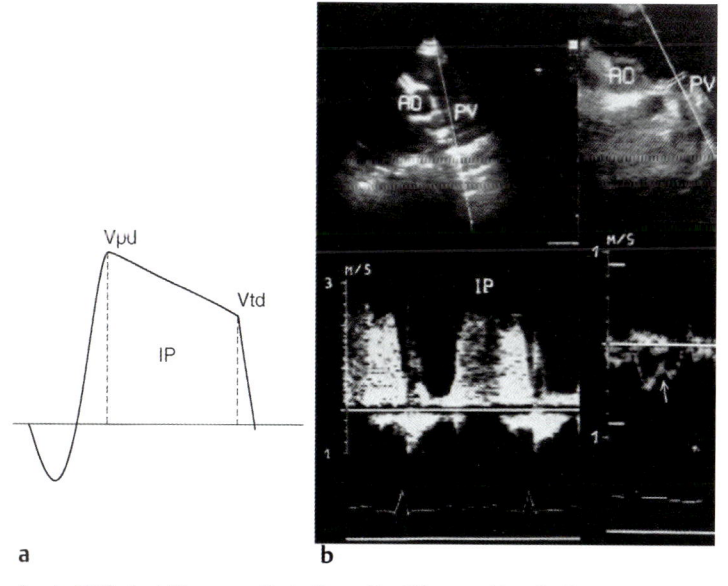

Figura 4.4 Avaliação da PAP diastólica a partir do fluxo diastólico positivo de IP registrado no Doppler contínuo na câmara pulmonar.
Vtd = 2,4 m/s; PAPd = 23 + 10 = 33 mmHg. Notar a ranhura mesossistólica do fluxo pulmonar registrado no Doppler pulsado (seta).

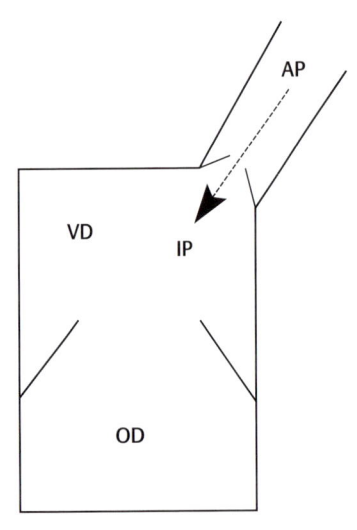

Figura 4.5 Em resumo.
ΔPd AP/VD = 4 Vtd IP²
PAPd = ΔPd AP/VD + PVDd
PVDp = POD (na ausência de estenose tricúspide)
PAPd = 4 Vtd IP² + POD

> **Quadro 4.1**
>
> **Métodos de estimativa da pressão arterial pulmonar: sistólica (PAPs), diastólica (PAPd) e média (PAPm)**
>
> - PAPs = $4\ V_{máx}\ IT^2 + POD$
> - PAPs = 3 PAPm − 2 PAPd
> - PAPs = PAs − $4\ V_{CIV}^2$ (em caso de CIV)
> - PAPs = PAs − $4\ V_{CA}^2$ (em caso de CA)
> - PAPd = $4\ Vtd\ IP^2 + POD$
> - PAPm = $4\ Vpd\ IP^2 + POD$
> - PAPm = 1/3 PAPs + 2/3 PAPd
>
> PAs: pressão arterial sistólica; VCA: velocidade máxima do fluxo do canal arterial; V_{CIV}: velocidade máxima do fluxo sistólico da comunicação interventricular.

Esse método é interessante na ausência de IT. Ela parece mais precisa em caso de IT julgada grave.

A análise em Doppler pulsado do fluxo arterial pulmonar sistólico permite a estimativa indireta das pressões pulmonares:
- na verdade, a HTAP é sugerida quando uma ranhura mesossistólica do fluxo pulmonar é registrada (Figura 4.4). Essa ranhura é análoga ao fechamento parcial mesossistólico de eco pulmonar observado no TM;
- por fim, em caso de HTAP, o tempo de pré-ejeção (TPE) se alonga e o tempo de aceleração (TAcc) do fluxo pulmonar sistólico diminui (< 100 ms), com uma relação TPE/TAcc > 1,1. Uma diminuição do TAcc suscita a precocidade do pico do espectro pulmonar registrado (aspecto triangular com pico protossistólico).

Da mesma forma, a relação TPE/TE (tempo de ejeção) do fluxo pulmonar > 0,35 indica uma HTAP.

O Quadro 4.1 resume os métodos eco-Doppler de estimativa da pressão arterial pulmonar em mmHg.

Características pós/pré-capilar da HTAP

Os argumentos eco-Doppler a favor de uma HTAP pós-capilar acompanhada de elevação da pressão telediastólica do VG (PTDVG) são:
- uma cardiopatia preexistente do coração esquerdo;
- os sinais Doppler: fluxo mitral hipernormal (E/A > 2, TD < 130 ms), fluxo venoso pulmonar anormal (dAp > dAm), velocidade de propagação mitral reduzida (Vp < 45 cm/s), velocidade anular mitral diminuída (Ea < 8 cm/s).

Uma HTAP pré-capilar é sugerida em caso de pressões de enchimento esquerdos normais com dilatação das cavidades direitas e sem cardiopatia esquerda. Suas causas principais são: embolia pulmonar, *cor pulmonale* crônico, HTAP primária, síndrome de Eisenmenger.

Por fim, na HTAP clínica, há aumento lento e progressivo das resistências pulmonares por mecanismo de remodelagem das arteríolas pulmonares. O cálculo das resistências arteriais pulmonares é possível em eco-Doppler cardíaco, mas essa abordagem é complexa e pouco aplicável na rotina.

O cálculo da PAP sistólica em caso de comunicação interventricular (CIV) ou de canal arterial é discutido no Capítulo 13.

Por fim, é preciso destacar que a PAP sistólica aumenta fisiologicamente com a idade. O limite de normalidade da PAPs no sujeito de mais de 60 anos é próximo de 40 mmHg em repouso. A PAP no esforço normal é inferior a 40-45 mmHg no indivíduo não atlético.

Capítulo 5

Endocardites infecciosas

Sob suspeita de endocardite é necessária a realização de ecocardiografia de urgência. O interesse da ecocardiografia, em caso de endocardite infecciosa, é triplo: visualização das vegetações, balanço das lesões destruidoras, particularmente valvulares, avaliação das consequências hemodinâmicas da endocardite. A ecocardiografia 2D é o exame de escolha para suspeita de endocardite. Ela precisa ser complementada pela ETO, com melhor precisão diagnóstica.

A Figura 5.1 resume a metodologia diagnóstica (ETT/ETO) em caso de suspeita clínica de endocardite infecciosa.

Vegetações valvulares

São observadas no eco em 50 a 80% das endocardites (Figuras 3.43b e 3.50 e Figuras 5.2 e 5.3); sua aparição pode ser retardada em relação ao quadro clínico.

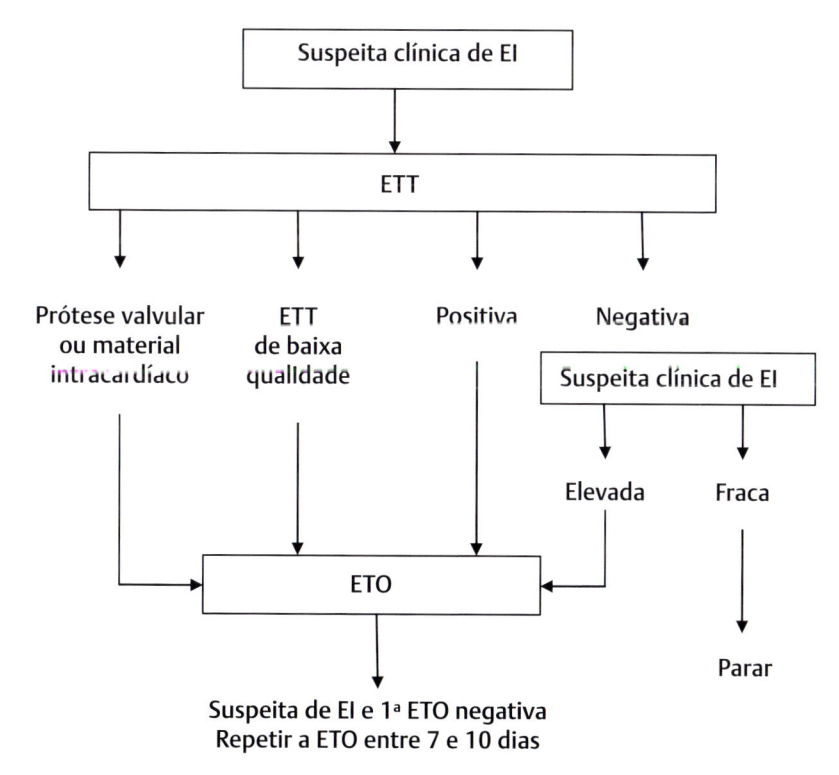

Figura 5.1 Indicação da ecografia cardíaca na suspeita clínica de endocardite infecciosa (EI).
Fonte: segundo Hubert S, Habib G. Échographie cardiaque et prise de décision dans l'endocardite infectieuse. *Échocardiographie* 2014; 33: 10-3.

100   Ecocardiografia clínica

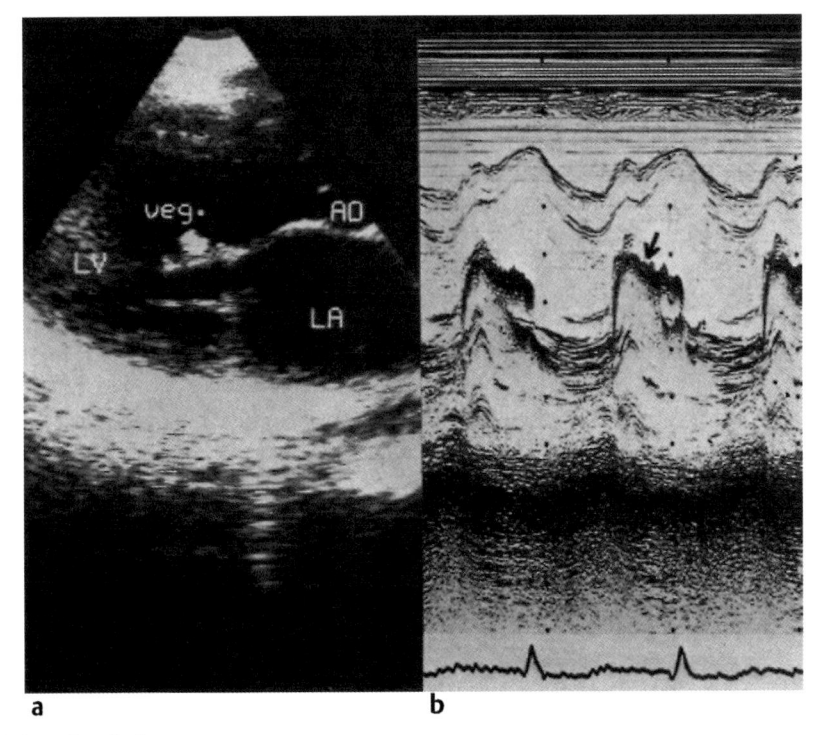

Figura 5.2 Endocardite mitral.
a. Vegetação pedunculada visível ao nível do grande folheto mitral (corte longitudinal).
b. Aspecto TM "ciliado" do grande folheto mitral (seta).

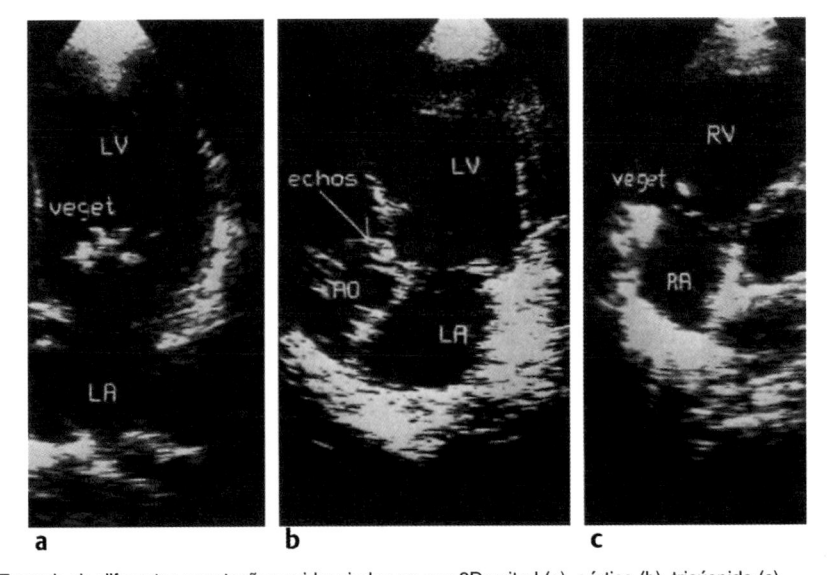

Figura 5.3 Exemplo de diferentes vegetações evidenciadas na eco 2D: mitral (a), aórtica (b), tricúspide (c).

A válvula aórtica é a mais frequentemente atingida (face ventricular), seguida da válvula mitral (face auricular).

As vegetações do coração direito habitualmente observadas nas endocardites dos toxicômanos são mais raras. Elas se assentam sobre a válvula tricúspide mais frequentemente que pulmonar.

O diagnóstico das vegetações é sugerido no modo TM sobre a presença de ecos anormais densos, vibráteis "ciliadas", sobrepostas sobre a válvula, mas não limitando sua cinética. A ecocardiografia 2D fornece a confirmação visualizando diretamente as vegetações sob a forma de uma massa de ecos anormais, que é habitualmente móvel, anexa à válvula, redonda ou oblonga, mais brilhante do que o tecido valvular. Ela permite precisar a localização das vegetações (válvulas, cordas, prótese valvular), seu número, a forma, o tamanho, o caráter pedunculado ou séssil e a mobilidade.

As vegetações que têm o mais alto risco embolígenico são aquelas cujo tamanho ultrapassa 10 mm, pedunculadas, muito móveis, com localização mitral.

A evolução das vegetações (diminuição de volume sob tratamento, desaparecimento em caso de migração, calcificação secundária) pode ser acompanhada repetindo-se periodicamente o exame ecocardiográfico.

O rastreio das pequenas vegetações, inferiores a 3 mm de diâmetro, frequentemente é impossível em ETT. Do mesmo modo, é impossível distinguir uma vegetação ativa bacteriologicamente de uma vegetação estéril.

As vegetações antigas cicatrizadas podem ser difíceis de interpretar no contexto de um novo episódio febril.

As raras causas de falsos positivos são: alteração "modular" da válvula (espessamento reumático ou mixoide, calcificações), rompimento valvular, vegetação não infecciosa (endocardite de Libman-Sacks, endocardite marasmática), tumores valvulares (mixoma, papiloma, fibrolipoma), excrescência de Lambl, certos trombos, depósitos fibrosos, fios de sutura protética.

Por fim, eventual valvulopatia preexistente (prolapso, afecção reumática) deve ser investigada sistematicamente. No entanto, em 40% dos pacientes, a endocardite acontece em um coração aparentemente sadio.

Lesões destrutivas

O exame das lesões destrutivas da endocardite é possível, principalmente, na ecocardiografia 2D, que permite verificar:
- a ruptura das cordas (Capítulo 3, IM por ruptura de cordas);
- a ruptura de uma válvula com rolamento de um retalho valvular;
- as perfurações valvulares identificáveis no Doppler colorido;
- o abscesso do anel valvular ou do septo interventricular (imagem 2D de uma cavidade livre de ecos). Os abscessos do anel aórtico são muito mais frequentes que os do anel mitral (Figura 5.4). Os abscessos de pequeno tamanho ou ainda não escavados podem não ser reconhecidos na ETT.

Todos esses elementos podem orientar o tratamento cirúrgico.

Consequências hemodinâmicas

A ecocardiografia fornece informações precisas que dizem respeito:
- à regurgitação valvular (IM, IA, IT) causada por destruição da válvula. Trata-se da identificação e da quantificação da regurgitação valvular (Capítulo 3, *principalmente* Quantificação de IM);
- à tolerância hemodinâmica de uma regurgitação valvular severa (sinais eco-Doppler de IA em caso de endocardite aórtica aguda: ver Quadro 3.10);
- à função miocárdica, que constitui um elemento prognóstico importante.

Em caso de regurgitação agudo, o tamanho das cavidades cardíacas segue muitas vezes normal e a FE é aumentada.

As consequências hemodinâmicas da endocardite podem só aparecer secundariamente.

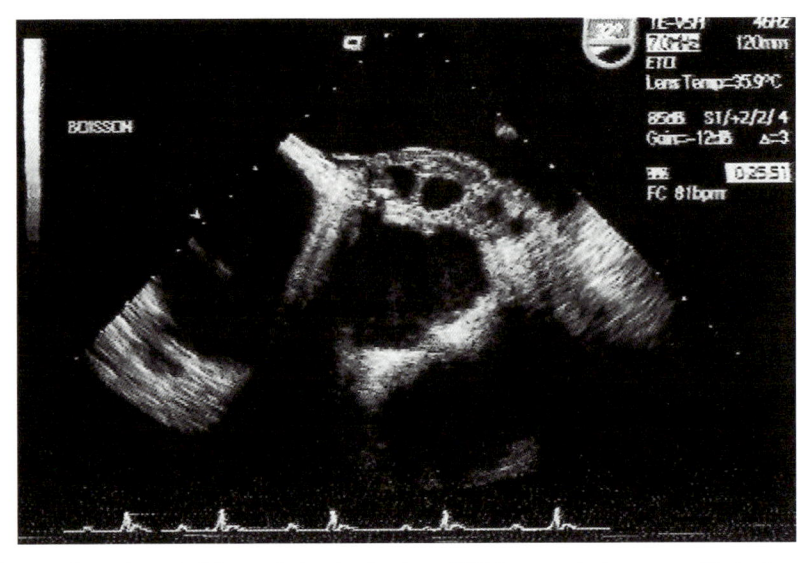

Figura 5.4 Abscesso limpo do anel aórtico posterior visualizado na ETO (imagem de duas neocavidades "anecogênicas").

A investigação das endocardites de Osler constitui um domínio de predileção da *ecocardiografia transesofágica*. A detecção das vegetações, dos abscessos anelares e das perfurações valvulares é significativamente superior por via transesofágica que por via transtorácica (Figura 5.4).

Além disso, a ETO permite detectar a extensão dos abscessos para as outras estruturas cardíacas (septo interatrial ou membranoso, trígono fibroso, ventrículo direito...).

Por fim, a ETO é mais efetiva para o diagnóstico da endocardite sobre prótese valvular, sobre cabo de estimulador cardíaco e do coração direito (cateter venoso, estimulador, uso de drogas injetáveis).

As vegetações sobre o cabo de estimulação cardíaca podem se revestir de um aspecto habitual ou de uma mancha hiperecogênica distinta de uma simples fibrose.

A ecocardiografia 3D (ETT, ETO) aumenta as capacidades diagnósticas qualitativas e quantitativas nas endocardites infecciosas (Figura 5.5).

Critérios de gravidade

Os critérios ecocardiográficos de gravidade das endocardites são:

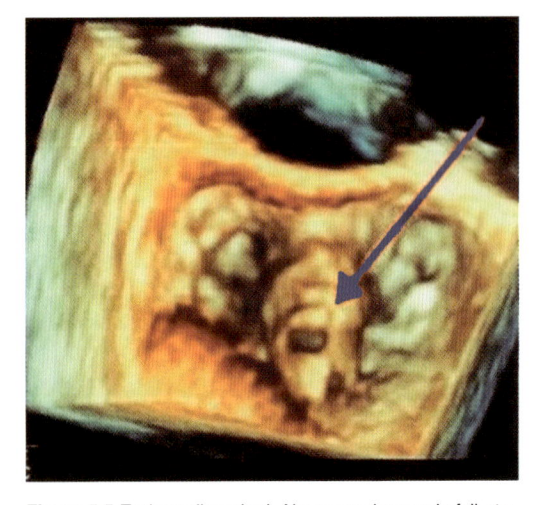

Figura 5.5 Endocardite mitral. Abscesso do grande folheto mitral (segmento A2) perfurado (seta). Visão em ETO 3D.

- os abscessos ou lesões para-anulares severas;
- as endocardites em próteses valvulares ou cabos de estimuladores cardíacos;
- as regurgitações valvulares importantes e/ou mal toleradas;
- as vegetações volumosas (> 10 mm) e móveis.

Conduta terapêutica

O tratamento clínico da endocardite infecciosa se baseia na antibioticoterapia. O recurso à cirurgia é necessário em mais de um terço dos casos. As indicações cirúrgicas são de ordem:
- hemodinâmica: regurgitação valvar maciça levando a uma insuficiência cardíaca severa ou um choque cardiogênico, vegetação valvar obstrutiva clinicamente mal tolerada;
- infecciosa: síndrome infecciosa persistente após a primeira semana de antibioticoterapia, lesões perivalvulares severas, como: abscesso, fístulas, falsos aneurismas;
- embólica: paciente tendo apresentado evento embólico apesar de antibioticoterapia adaptada com vegetação persistente > 10 mm, vegetação > 10 mm associada a outros fatores de prognóstico ruim (insuficiência cardíaca, lesões destrutivas severas...), vegetação > 15 mm mesmo na ausência de embolia suscetível à cirurgia reparadora.

A ecografia cardíaca tem papel importante na decisão terapêutica em caso de endocardite infecciosa. Ela:
- fornece elementos de resposta para cada uma das três indicações operatórias;
- determina, frequentemente, a escolha do momento ideal para intervenção cirúrgica;
- permite uma avaliação perioperatória ou durante o tratamento antibiótico.

De modo geral: a ecocardiografia continua a ser a pedra angular do diagnóstico, da avaliação prognóstica, da decisão terapêutica e da supervisão dos pacientes com endocardite sob tratamento.

Capítulo 6

Cardiopatias isquêmicas

Em caso de infarto do miocárdio, a ecocardiografia permite diagnosticar a necrose miocárdica, avaliar a função ventricular global e identificar certas complicações do infarto.

Diagnóstico do infarto do miocárdio

A necrose miocárdica se traduz na ecocardiografia por:
- anomalias segmentares da cinética ventricular;
- alterações do espessamento parietal;
- modificações da ecoestrutura do miocárdio.

É possível apreciar a extensão desses problemas estudando sucessivamente em ecocardiografia 2D todos os segmentos ventriculares nos diferentes planos de corte. Um consenso foi adotado recentemente para a divisão do VG em 17 segmentos a partir de quatro cortes ecocardiográficos (Figura 6.1). Distinguem-se seis segmentos no nível basal do VG, seis segmentos no nível mediano, quatro segmentos no nível apical, ao qual se soma o ápice (17º segmento) (Tabela 6.1).

Anomalias da cinética parietal

As anomalias da cinética parietal que correspondem ao infarto podem ser detectadas tanto em TM como em 2D. São classificadas em três grupos (Figuras 6.2 e 6.3):
- *hipocinesia* (contração insuficiente);
- *acinesia* (ausência de contração);
- *discinesia* (cinética paradoxal).

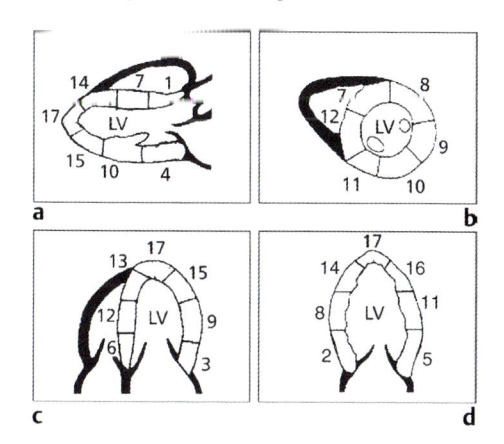

Figura 6.1 Segmentação das paredes do VG segundo diferentes cortes ecocardiográficos: paraesternal longitudinal (a), paraesternal transversal (b), apical de 4 câmaras (c), apical de 2 câmaras em razão de rotação horária da sonda (d).

Tabela 6.1

Nº	Segmento
1	anterosseptal basal
2	anterobasal
3	anterolateral basal
4	inferolateral basal
5	inferobasal
6	inferosseptal basal
7	anterosseptal mediano
8	anteromediano
9	anterolateral mediano
10	inferolateral mediano
11	inferomediano
12	inferosseptal mediano
13	septoapical
14	anteroapical
15	lateroapical
16	inferoapical
17	apical

Essas anomalias podem atingir um ou mais segmentos ventriculares, o que permite determinar a origem, a extensão e a severidade do infarto.

As anomalias contráteis são visualizadas em mais de 90% dos pacientes em fase aguda do infarto transmural.

O segmento infartado é, em geral, acinético, ou mesmo discinético, mas raramente hipocinético (Figura 6.4).

Em caso de infarto não transmural, as anomalias contráteis são menos constantes e praticamente não identificáveis na ecocardiografia quando a isquemia atinge menos de 30% da espessura miocárdica.

No entanto, uma cinética septal anormal é possível em casos sem isquemia, como na presença de uma sobrecarga ventricular direita, de um bloqueio de ramo esquerdo, de uma síndrome de Wolff-Parkinson-White, de uma eletroestimulação e em pós-operatório (revascularização miocárdica, substituição valvular...). Além disso, nem toda parede acinética está obrigatoriamente necrosada (fenômeno de atordoamento ou de hibernação, miocardite focal, afecção primária...).

Por fim, uma análise semiquantitativa da cinética segmentar é possível pelo cálculo do escore ventricular esquerdo. Na prática, aplica-se a cada segmento ventricular visualizado no 2D um escore

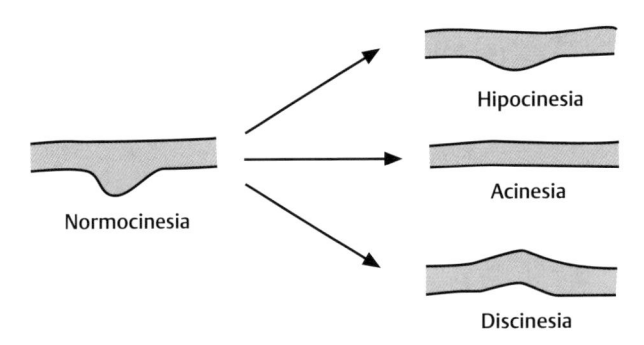

Figura 6.2 Aspecto esquemático de uma cinética normal (normocinesia) e de anomalias contráteis (hipocinesia, acinesia, discinesia).

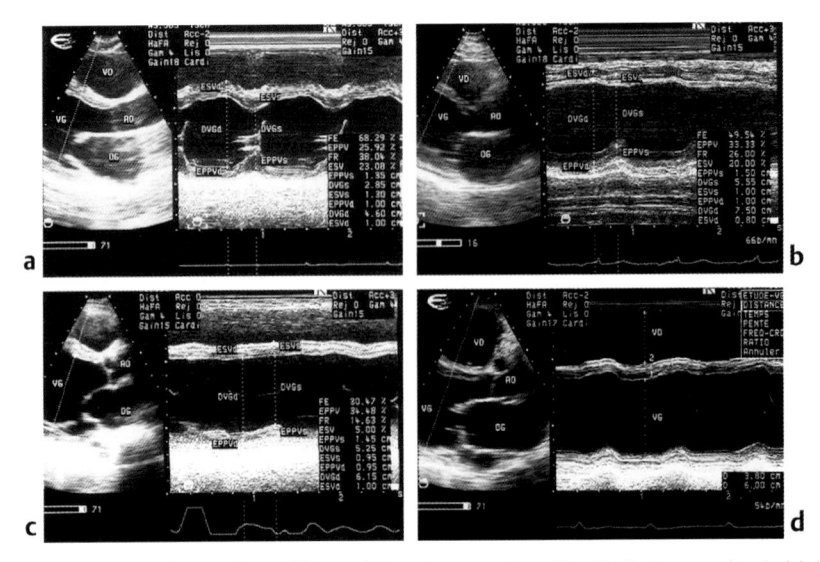

Figura 6.3 Cinética parietal do VG avaliada no TM a partir do corte paraesternal longitudinal: normocinesia (a), hipocinesia septal (b), acinesia septal (c), discinesia septal (d).

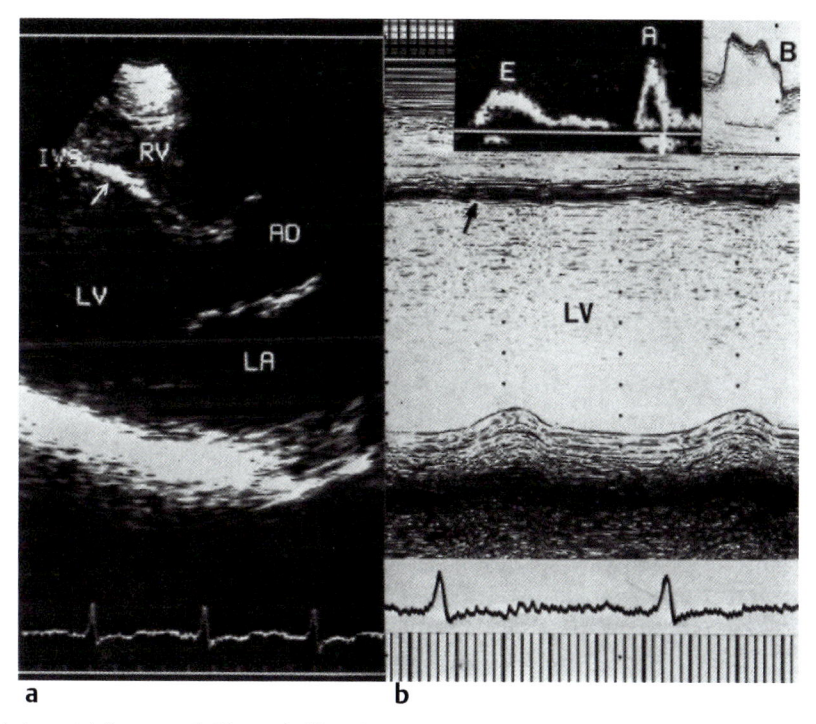

Figura 6.4 Infarto septal. Aspecto acinético, reduzido e denso da parede septal necrosada (seta) na eco 2D (a) e TM (b). Notar: dilatação importante do VG (75/65 mm) com FR igual a 13%, o ponto B da eco TM mitral, a onda A > E do fluxo mitral (acima).

numérico de 1 a 4 em função da cinética observada (1: normocinesia; 2: hipocinesia; 3: acinesia; 4: discinesia). Adicionando esses escores e dividindo-os pelo número de segmentos estudados, obtém-se o índice de escore ventricular esquerdo (normal – 1). Ele é tão mais elevado quanto mais importantes são as anomalias de cinética.

No entanto, a análise 2D da cinética regional do VG é puramente visual, muito subjetiva e qualitativa. Ela necessita da visualização de todos os segmentos ventriculares pelo emprego de múltiplos cortes 2D, de boa qualidade. Na prática, a contratilidade segmentar é julgada de maneira comparativa, segmento por segmento.

Alterações do espessamento parietal

As alterações do espessamento parietal expressam-se, habitualmente, pela diminuição ou ausência de espessamento sistólico dos segmentos atingidos. Uma diminuição sistólica paradoxal da parede ventricular indica afecção isquêmica severa.

Modificações da ecoestrutura do miocárdio

Modificações da ecoestrutura do miocárdio podem acompanhar as anomalias de cinética e de espessamento parietal.

O aspecto denso da parede ventricular se encontra diminuído, mais brilhante do que o miocárdio saudável, o que sugere um processo cicatricial (Figura 6.4).

Função global do VG

A ecocardiografia permite avaliar o estreitamento hemodinâmico da isquemia miocárdica. As alterações da função sistodiastólica do VG se manifestam por (Figura 6.4):

- uma diminuição da fração de encurtamento sistólico do VG (FR) e da fração de ejeção (FE); para o cálculo da FE, é preciso privilegiar o método Simpson biplano (4 e 2 câmaras);
- sinais de baixo fluxo (Capítulo 7, Consequências hemodinâmicas);
- comprometimento do relaxamento do VG (mais frequentemente), ou mesmo da complacência ventricular (disfunção miocárdica severa) identificáveis no Doppler (Capítulo 9, Insuficiência cardíaca esquerda diastólica). As pressões de enchimento do VG devem ser determinadas;
- uma eventual elevação das pressões arteriais pulmonares.

No entanto, certos índices da função miocárdica registrados na ecografia TM são inválidos como FR ou FE em caso de problemas de cinética muito localizados, interessando apenas à outra zona não estudada. A análise multiparamétrica da função sistodiastólica do VG se impõe.

As alterações segmentares da contração e a alteração da *performance* miocárdicas podem ser irreversíveis em caso de infarto ou reversíveis quando a necrose não foi estabelecida. A eventual reversibilidade desses problemas pode ser observada durante o tratamento clínico ou após a cirurgia de revascularização ou a angioplastia coronária.

Distante do infarto, a ecocardiografia permite demonstrar uma remodelagem favorável, em caso de viabilidade miocárdica, ou desfavorável, com dilatação progressiva do VG e alteração de sua função.

Complicações do infarto

A ecocardiografia permite a detecção das complicações do infarto, como:
- a expansão da zona de infarto: ela ocorre na fase aguda do infarto e se caracteriza por uma dilatação e afilamento da zona infartada. Ela suscita uma remodelagem ventricular pós-infarto e pode formar um aneurisma parietal;
- a extensão do infarto, correspondendo à ocorrência de um novo episódio de necrose miocárdica;
- o derrame pericárdico (Capítulo 8);

- o aneurisma ventricular esquerdo, que realiza classicamente uma imagem 2D de uma bolsa, discinética ou acinética, deformando na diástole o contorno do VG. A ecocardiografia, seja 2D ou 3D, permite confirmá-la, determinar sua localização, o tamanho, a forma, assim como a presença de um trombo ou de um contraste espontâneo (Figura 6.5);
- o pseudoaneurisma (falso aneurisma), secundário à ruptura miocárdica no pericárdio segmentado. Aparece sob a forma de uma bolsa, por vezes expansiva na sístole, podendo conter trombos e comunicando com a cavidade do VG por um canal estreito;
- os trombos intraventriculares, que aderem habitualmente à zona infartada (Figura 6.6) (Capítulo 10); o risco embólico aumenta com o aspecto convexo e a mobilidade do trombo;
- a insuficiência mitral isquêmica (Capítulo 3, IM isquêmicas);
- a ruptura septal: a ecocardiografia 2D visualiza a falha septal no seio de uma zona acinética ou discinética sob a forma de uma ruptura linear (fissuração) ou de perfuração circular. Um *shunt* interventricular pode ser identificado por Doppler pulsado ou sobretudo por Doppler colorido bidimensional, considerando a falha septal (Figura 6.7). As rupturas do septo anterior e médio são as mais frequentes. As rupturas septais posteriores são mais raras, porém mais graves em razão das complicações frequentemente associadas (IM, extensão VD). A ecocar-

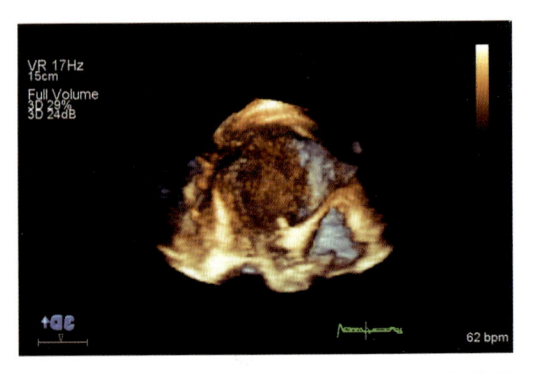

Figura 6.5 Aneurisma apical do VG visualizado em ETT 3D (imagem em *zoom*).

diografia 3D é particularmente útil no diagnóstico das rupturas septais (Figura 6.8).
- a ruptura parietal, complicação rara que indica uma necrose transmural: na maior parte dos casos, traduz-se por tamponamento cardíaco (Capítulo 8, Avaliar a tolerância hemodinâmica da EP). Nos outros casos mais favoráveis, ela se produz no pericárdio segmentado e evolui para falso aneurisma. A visualização direta da ruptura parietal é difícil em 2D e mesmo no Doppler colorido;
- a ruptura da musculatura papilar mitral: ela se traduz por massa anexa ou corda correspondendo ao centro do músculo papilar rompido e por prolapso mitral com aspecto de "válvula mitral com regurgitação". Ela indica uma IM aguda maciça e excêntrica;
- o infarto do ventrículo direito: ele complica principalmente os infartos anteriores. A ecocardiografia mostra a assinergia segmentar (acinesia ou discinesia), atingindo pelo menos a parede inferior do VD, e a dilatação do VD com

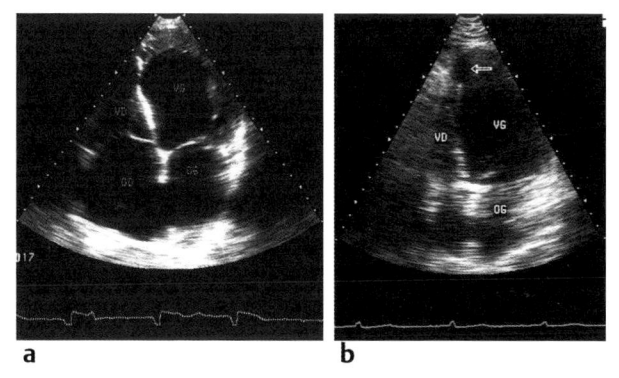

Figura 6.6 Aneurismas ventriculares esquerdos vistos em corte apical de quatro câmaras.
a. Larga zona apical aneurismática coberta por um trombo.
b. Aneurisma pouco volumoso do ápice do VG (seta).

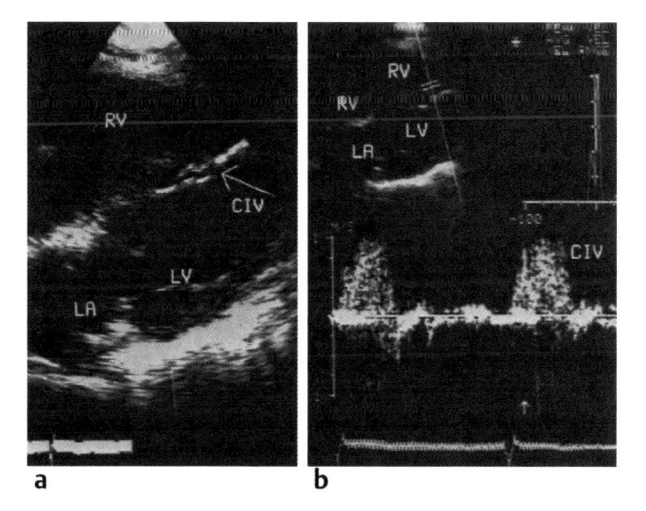

Figura 6.7 Ruptura septal pós-infarto.
a. Imagem 2D de uma fissuração do septo interventricular (corte subcostal).
b. Fluxo sistólico positivo de CIV registrado em Doppler pulsado na borda direita do septo por via subcostal, atestando um *shunt* esquerda-direita.

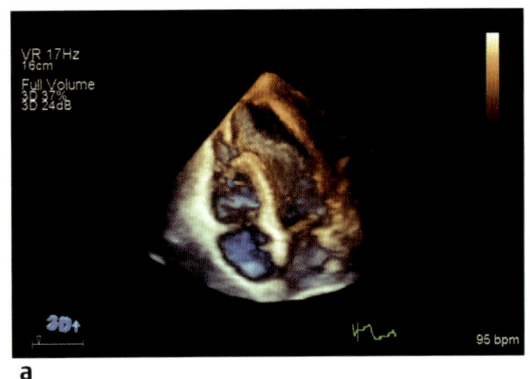

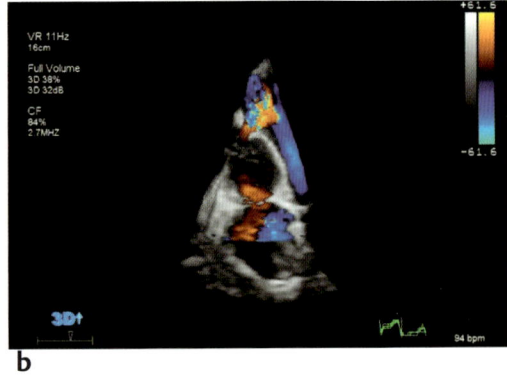

Figura 6.8 Ruptura septal pós-infarto visualizada em ETT 3D (a) e em Doppler colorido 3D (b).

disfunção sistólica (Capítulo 9, Insuficiência cardíaca direita).

Estudo da viabilidade do infarto

A existência de uma assinergia segmentar (hipocinesia ou acinesia) na ecocardiografia de repouso não permite estabelecer o caráter definitivo ou não dessa assinergia. Algumas áreas podem recuperar posteriormente uma função normal e traduzem, então, a presença de miocárdio viável com a "reserva contrátil". A viabilidade miocárdica pode ser confirmada na ecocardiografia de estresse (EDS) com dobutamina (Capítulo 2).

Distinguem-se quatro tipos de respostas miocárdicas à dobutamina no território do infarto:
- ausência de modificação da cinética e do espessamento parietal (presença de uma cicatriz pós-infarto irreversível);
- melhora progressiva e contínua da contratilidade em doses baixas e altas de dobutamina (estado de atordoamento);
- resposta bifásica: melhora em baixas doses, degradação em doses mais altas (estado de hibernação);
- agravamento imediato da contração com baixas doses de dobutamina (resposta isquêmica).

A detecção da viabilidade miocárdica no pós-infarto é essencial antes de tomar uma decisão de revascularização coronária.

Detecção da doença coronariana

A ecocardiografia de esforço é um exame útil, pouco oneroso e confiável no diagnóstico da doença coronariana. Em relação à prova de esforço clássica, a ecocardiografia de esforço apresenta a vantagem de mostrar a presença de isquemia, bem como sua localização e extensão. Ela pode ser igualmente útil no estudo da viabilidade miocárdica, num território recentemente necrosado (atordoamento) ou cronicamente hipoperfundido (hibernação).

Por fim, a ecocardiografia de esforço tem valor terapêutico que permite a adoção de um tratamento otimizado da doença coronariana. Novas técnicas (ecocardiografia de contraste miocárdico, imagiologia de deformação...) aliadas à ecocardiografia de estresse (de esforço ou farmacológico) oferecem melhor precisão diagnóstica e melhor tratamento da doença coronariana.

Visualização das coronárias

Com a ecocardiografia 2D, o tronco comum da coronária esquerda e sua bifurcação podem ser visualizados em cortes paraesternal transverso ou apical, centrados em direção à base da aorta. A qualidade da imagem, no entanto, é imperfeita em mais de 60 a 80% dos indivíduos examinados. A coronária direita é particularmente difícil de explorar.

As lesões coronárias proximais como estenoses ou aneurismas são por vezes visíveis. A confiabilidade da ecocardiografia 2D transtorácica no rastreio das lesões coronárias é insuficiente. A ecocardiografia transesofágica multiplanar parece superior para visualizar as artérias coronárias, mas sua utilidade prática nesse domínio é muito fraca.

A ecocardiografia intracoronária ou *intravascular ultrasound* (IVUS) realizada durante uma coronariografia fornece informações sobre o aspecto morfológico e dinâmico da artéria coronária. Ela permite visualizar a estenose coronária e quantificar a severidade do ateroma.

Perspectivas

A análise ecocardiográfica em repouso da contratilidade segmentar e global do VG é mais frequentemente qualitativa, subjetiva e dependente da experiência do examinador. As novas técnicas de exploração da doença coronária que permitem aumentar a precisão diagnóstica são:
- a ecocardiografia de estresse (Capítulo 2);
- a ecocardiografia de contraste miocárdico;
- a imagiologia de *strain/strain* miocárdico;
- a detecção automática do endocárdio;
- o *Color Kinesis*;
- o Doppler tecidual miocárdico;
- a ecocardiografia tridimensional;
- a ecocardiografia Doppler intracoronária.

Essas técnicas são descritas no Capítulo 14.

As aplicações da imagiologia de deformação (*strain*) na avaliação da cardiopatia isquêmica são múltiplas:

- a detecção precoce das anomalias nos territórios isquêmicos (Figura 6.9);
- a avaliação da transmuralidade do infarto do miocárdio;
- a diferenciação do miocárdio viável do miocárdio necrosado após infarto;
- a avaliação do estado funcional do miocárdio após reperfusão;
- a detecção de retardo da deformação do miocárdio isquêmico responsável por assincronismo cardíaco.

Conduta terapêutica

A avaliação precisa da isquemia miocárdica é indispensável para a estratégia terapêutica a fim de determinar a escolha entre o tratamento clínico e a revascularização.

Os progressos no domínio da imagiologia ecocardiográfica que reforçam a avaliação anatômica e funcional da isquemia miocárdica provavelmente irão modificar nossa conduta terapêutica no futuro. A ecocardiografia de contraste já permite a avaliação precisa da perfusão e da viabilidade miocárdica visualizando a microcirculação.

Com a ecocardiografia 3D, a quantificação das zonas isquêmicas se tornou mais fácil e confiável. Essas novas técnicas ecocardiográficas, melhorando ainda as performances diagnósticas, tornam-se cada vez mais importantes na escolha da terapêutica ideal e mais eficaz de isquemia miocárdica. Elas fornecem, igualmente, elementos prognósticos que também podem intervir na decisão terapêutica. Elas vão se integrar progressivamente em nosso arsenal terapêutico.

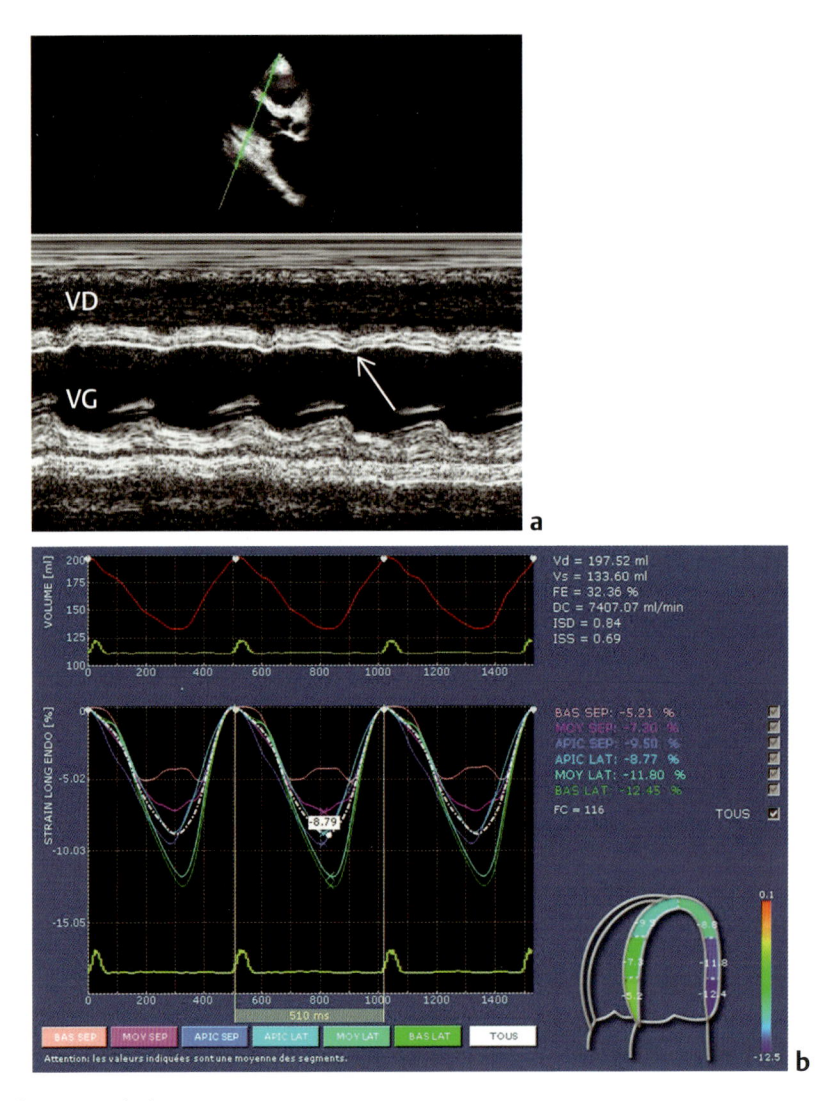

Figura 6.9 Infarto septoapical.
a. Modo TM: hipocinesia septoapical (seta).
b. Imagiologia de *strain* 2D: diminuição do *strain* segmentar na região infartada e do *strain* longitudinal global (-8,79%), FE do VG diminuída (32%).

Capítulo 7
Miocardiopatias

Miocardiopatias hipertróficas

A miocardiopatia hipertrófica (MCH) é diagnosticada a partir da exclusão de hipertrofias parietais secundárias a um obstáculo na ejeção ventricular esquerda (estenose e coarctação aórtica) ou à hipertensão arterial (Capítulo 12).

As MCHs primárias são classificadas de duas formas: obstrutivas e não obstrutivas. A hipertrofia parietal pode ser localizada (MCH assimétrica) ou difusa, atingindo todas as paredes do ventrículo esquerdo (MCH simétrica).

As causas de MCH são, principalmente, de origem genética.

Miocadiopatia hipertrófica obstrutiva

Trata-se, frequentemente, de uma hipertrofia do tipo assimétrica localizada ao nível do septo intraventricular (em 95% dos casos). Essa hipertrofia pode causar obstrução da via de saída do VG, responsável pelo gradiente da pressão sistólica intraventricular esquerda, entre a câmara de recepção e a câmara de ejeção subaórtica.

Elementos diagnósticos

A ecocardiografia permanece como o exame de referência para o diagnóstico e a avaliação da MCH.

O diagnóstico positivo de MCH obstrutiva na ecocardiografia se baseia em quatro anomalias principais (Figura 7.1):
- hipertrofia septal assimétrica (HSA);
- movimento sistólico anterior da valva mitral (SAM);
- fechamento mesossistólico dos sigmoides aórticos (FMS);
- gradiente sistólico de pressão interventricular esquerda;

A associação entre HSA, SAM e/ou FMS torna altamente provável o diagnóstico de MCH obstrutiva. A existência de um gradiente intraventricular, detectado pelo exame Doppler, prova a obstrução dinâmica.

Hipertrofia septal assimétrica (HSA)

A HSA (Figuras 7.2 e 7.3) é caracterizada na ecocardiografia por:
- aumento da espessura do septo intraventricular ≥ 15 mm em adultos sem histórico familiar (≥ 13 mm nos com histórico), podendo atingir 30 mm de volume diastólico, com relação entre a espessura septal e a parede posterior (SIV/PP) superior a 1,5, considerada como patológica;
- hipocinesia do septo hipertrófico, contrastando com a parede posterior de espessura normal e com frequência hipercinética;
- aspecto denso hiperecogênico da parede septal indicando a modificação da textura do miocárdio em decorrência de fibrose intramiocárdica. Ademais, o endocárdio septal apresenta com frequência um "calo" brilhante que corresponde à membrana septal do grande folheto mitral, em diástole.

A ecocardiografia 2D permite especificar a extensão e a distribuição da hipertrofia septal e, então, determinar a forma topográfica da MCH: subaórtica (15%), septal difusa (41%), septal com predominância mesoventricular (24%), septal difusa na parede livre do VG (16%), apical (4%).

A classificação de Maron define quatro tipos de hipertrofia na MCH: septal subaórtica em 10%

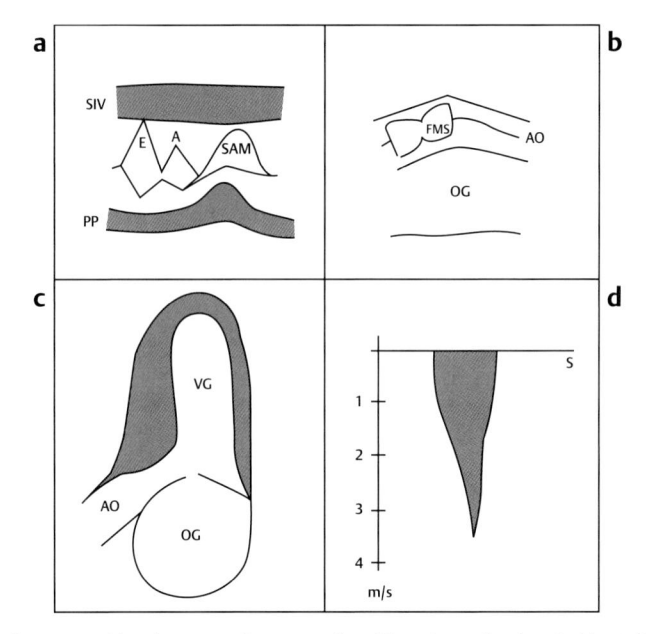

Figura 7.1 Representação esquemática das anomalias ecocardiográficas de cardiomiopatia hipertrófica obstrutiva.
a. Movimento sistólico anterior anormal da válvula mitral no TM (SAM).
b. Fechamento parcial mesossistólico de sigmoides aórticas no TM (FMS).
c. Hipertrofia septal subaórtica em corte apical 2D.
d. Fluxo de obstrução dinâmica intra-VG ao Doppler contínuo.

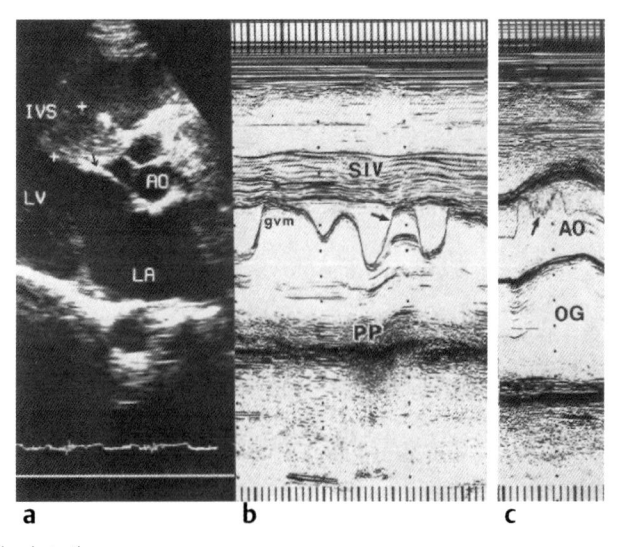

Figura 7.2 Miocardiopatia obstrutiva.
a. Hipertrofia septal subaórtica com membrana septal diastólica (seta) do grande folheto mitral (corte longitudinal).
b. Aspecto TM: presença de um SAM (seta), hipertrofia septal com hipocinesia (espessura diastólica do SIV = 19 mm, relação SIV/PP = 1,9)
c. Fechamento mesossistólico da valva aórtica registrado em modo TM (seta).

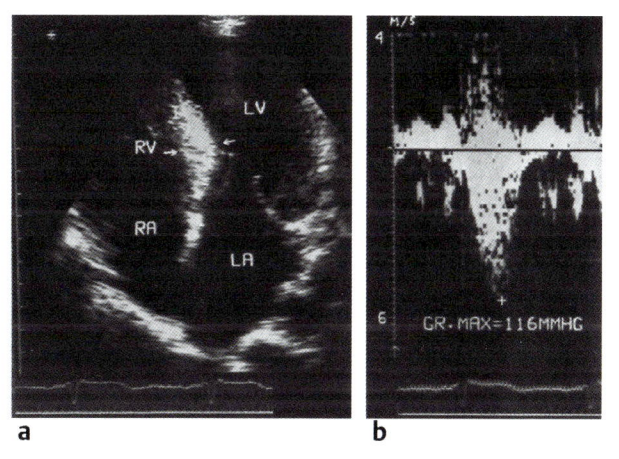

Figura 7.3 MCH assimétrica.
a. Hipertrofia franca (setas) do septo interventricular hiperecogênico (corte apical)
b. Aceleração telessistólica da velocidade sanguínea da obstrução dinâmica na câmara de ejeção do VG registrada em Doppler contínuo por via apical ($V_{máx}$ = 5,4 m/s, ΔP intra-VG máx. = 4 x 5,42 = 116 mmHg).

dos casos (tipo I); septal difusa em 20% dos casos (tipo II); septal e anterolateral em 52% dos casos (tipo III); apical ou posterolateral em 18% dos casos tipo (IV).

A forma subaórtica deve ser diferenciada de uma angulação aortosseptal anormal (defeito do septo atrial) ou da atrofia septal subaórtica (hipertrofia localizada na parte basal do septo).

A HSA é responsável por uma redução do tamanho do VG no qual a cavidade forma, em corte apical 2D, a imagem em "banana".

A hipertrofia parietal pode, igualmente, atingir o ventrículo direito.

Enfim, o Doppler tecidual colorido permite confirmar o caráter patológico da hipertrofia miocárdica (diminuição da velocidade do gradiente transmiocárdico). Da mesma forma, a imagem de *strain/strain rate* é particularmente útil para o diagnóstico de MCH. Ela permite desmascarar uma diminuição dos três *strains* do VG (longitudinal, radial e circunferencial) no nível dos segmentos hipertróficos patológicos e de uma redução franca da torção sistólica do VG.

Movimento sistólico anterior da valva mitral (SAM)

O SAM (*systolic anterior motion*) é a anomalia cinética mais característica da MCH obstrutiva, encontrada em 69% dos casos.

Ela corresponde a um movimento anormal de todo o aparelho mitral em direção ao septo interventricular durante a sístole. Esse movimento provavelmente resulta de uma elevação excessiva dos músculos papilares pela parede posterior e anterior hipercinéticas, o que implica afrouxamento das cordas mitrais. A valva mitral é aspirada na câmara de recepção do VG pelo efeito Venturi, em razão do regime de baixa pressão no meio durante a sístole. Entretanto, atualmente alguns elementos levam a considerar que outros fenômenos têm papéis mais importantes na fisiopatologia do SAM.

No TM, o SAM se traduz por bombeamento máximo na mesossístole do segmento CD em direção ao septo no ecocardiograma mitral (Figura 7.2b). Ao que parece, a obstrução dinâmica é mais severa na medida em que o SAM se aproxima do septo. O SAM ausente no estado basal pode aparecer durante manobras físicas (Valsava) ou farmacodinâmicas (trinitrito, Isuprel®, nitrito de amila).

Finalmente, um falso SAM, habitualmente protossistólico, é observado nas seguintes condições: síndromes hipercinéticas, hipovolemia aguda, prolapso mitral, derrame pericárdico volumoso, estenose subvalvular aórtica, fenda mitral, após valvuloplastia cirúrgica de uma regurgitação mitral.

Fechamento mesossistólico dos sigmoides aórticos (FMS)

Trata-se da obstrução dinâmica sobre a via de ejeção do VG e corresponde à queda do fluxo aórtico no meio da sístole.

No TM, é um fechamento parcial, breve, seguido de uma reabertura de um ou dois sigmoides aórticos na mesossístole (aspecto de asas de borboleta). A FMS é inconstante, observada no estado basal em 42% das MCH obstrutivas, provocada pelo trinitrito, Isuprel® ou pelo nitrito de amila. Também ocorre em outras condições, tais quais: estenose subaórtica em diafragma, comunicação interventricular septal alta, dissecção aórtica, prolapso mitral, baixo débito. Nesses casos, ela costuma ser proto ou telessistólica.

Gradiente sistólico da pressão intraventricular esquerda

O diagnóstico de obstrução dinâmica, observado em cerca de 50% dos casos, apoia-se na demonstração por Doppler contínuo de fluxo sistólico intraventricular esquerdo de alta velocidade (Figura 7.3). Esse fluxo é registrado, habitualmente, por via apical, que permite pleno alinhamento com a sonda ultrassonográfica.

Morfologicamente, o fluxo intraventricular apresenta uma aceleração telessistólica de velocidade proporcional ao gradiente.

O gradiente de pressão intra-VG instantâneo máximo é calculado a partir da equação de Bernoulli (Capítulo 2, Interesse do Doppler cardíaco). Esse gradiente pode estar ausente no estado basal e se revelar somente nas provas farmacodinâmicas (trinitrito em *spray*, Isuprel®, nitrito de amila), durante a Valsava ou elevação brusca, o que testemunha uma obstrução latente. Seu nível é estimado em 30 mmHg.

Em prática, a evidenciação de um gradiente intra-VG máximo no estado basal > 50 mmHg torna o teste de provocação inútil. Uma ecocardiografia de esforço é recomendada para os pacientes assintomáticos ou que tem um gradiente elevado (> 50 mmHg) na avaliação basal (Figura 7.4). A ecocardiografia de esforço permite evidenciar eventual obstrução dinâmica intraventricular esquerda, analisar os sintomas (capacidade funcional), o perfil rítmico, a evolução tensional e o grau de insuficiência mitral.

Com o Doppler colorido clássico, a obstrução se visualiza em forma de mosaico na câmara de recepção do VG, no local onde a aceleração do fluxo turbulento é máxima (efeito de *aliasing*) (Figura 7.5).

No que diz respeito ao fluxo aórtico registrado no Doppler pulsado, acontece, em presença de um gradiente intraventricular, uma brusca desaceleração mesossistólica juntamente com o fechamento parcial dos sigmoides aórticos, visíveis no TM.

No entanto, a ETO é reservada aos pacientes que vão sofrer miomectomia e aos pacientes que têm uma janela ETT de baixa qualidade, não interpretável.

A ecocardiografia 3D permite uma análise volumétrica da MCH. Ela oferece uma superioridade em resolução espacial das estruturas cardíacas comparavelmente ao modo convencional. Quanto à ecocardiografia de contraste, esta será utilizada para completar as situações em que o ápice é mal visualizado pela ecocardiografia 2D. Poderá, também, ser realizada durante a alcoolização septal.

A forma apical de MCH não é acompanhada, habitualmente, de gradientes intra-VG.

Outras anomalias ecocardiográficas de MCH

Insuficiência mitral (IM)

Esta não é constante nas formas obstrutivas e resulta da falha de coaptação das valvas mitrais, secundária ao SAM. O fluxo sistólico de IM, regis-

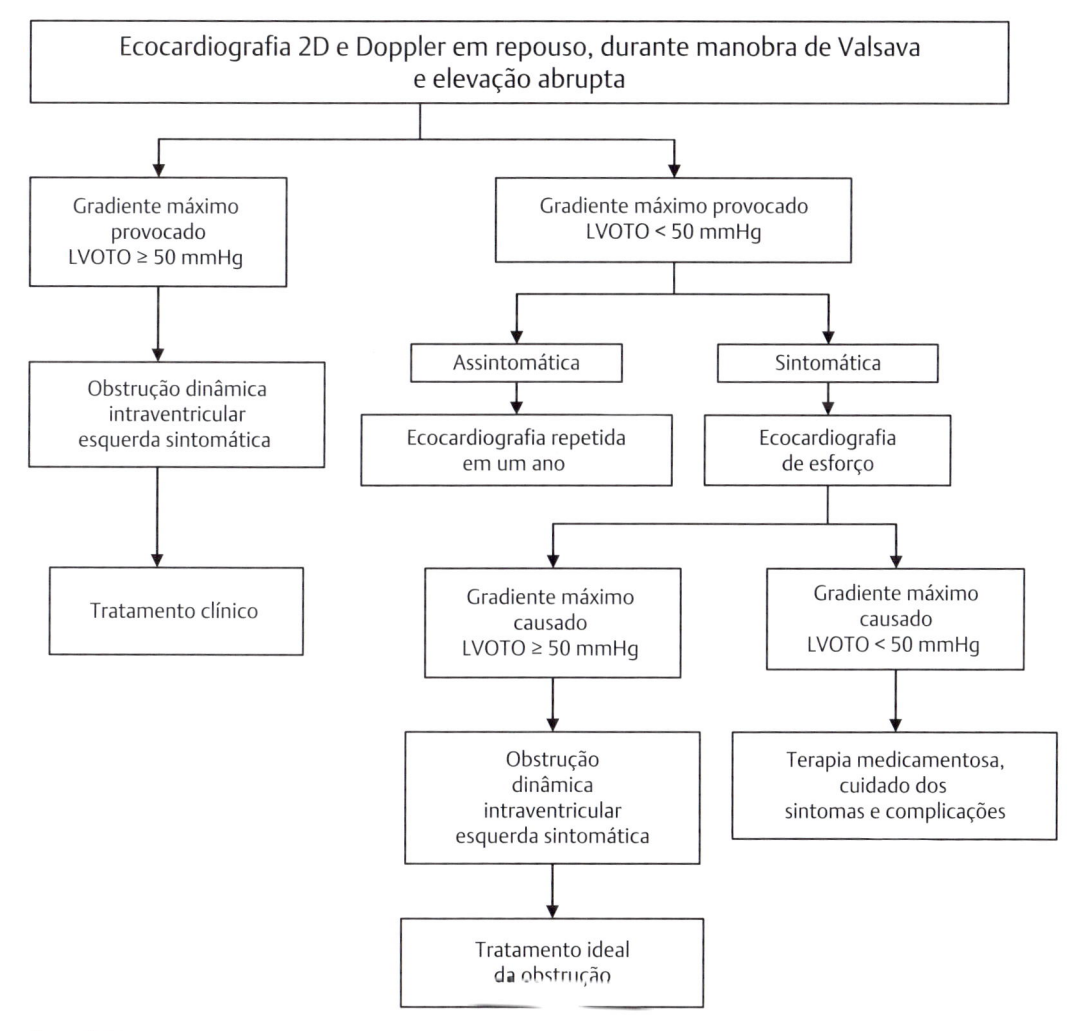

```
┌─────────────────────────────────────────────────────────┐
│   Ecocardiografia 2D e Doppler em repouso, durante     │
│          manobra de Valsava e elevação abrupta          │
└─────────────────────────────────────────────────────────┘
                            │
         ┌──────────────────┴──────────────────┐
         ▼                                     ▼
┌──────────────────┐              ┌──────────────────┐
│ Gradiente máximo │              │ Gradiente máximo │
│    provocado     │              │    provocado     │
│ LVOTO ≥ 50 mmHg  │              │ LVOTO < 50 mmHg  │
└──────────────────┘              └──────────────────┘
         │                                     │
         │                          ┌──────────┴──────────┐
         ▼                          ▼                     ▼
┌──────────────────┐        ┌──────────────┐      ┌──────────────┐
│ Obstrução dinâ-  │        │ Assintomática│      │  Sintomática │
│ mica intraventri-│        └──────────────┘      └──────────────┘
│ cular esquerda   │               │                     │
│   sintomática    │               ▼                     ▼
└──────────────────┘        ┌──────────────┐      ┌──────────────┐
         │                  │Ecocardiografia│     │Ecocardiografia│
         ▼                  │repetida em um │     │  de esforço   │
┌──────────────────┐        │     ano       │     └──────────────┘
│ Tratamento       │        └──────────────┘             │
│    clínico       │                          ┌──────────┴──────────┐
└──────────────────┘                          ▼                     ▼
                                    ┌──────────────┐      ┌──────────────┐
                                    │Gradiente máx.│      │Gradiente máx.│
                                    │   causado    │      │   causado    │
                                    │LVOTO≥50 mmHg │      │LVOTO<50 mmHg │
                                    └──────────────┘      └──────────────┘
                                            │                     │
                                            ▼                     ▼
                                    ┌──────────────┐      ┌──────────────┐
                                    │  Obstrução   │      │   Terapia    │
                                    │   dinâmica   │      │medicamentosa,│
                                    │intraventri-  │      │ cuidado dos  │
                                    │cular esquerda│      │sintomas e    │
                                    │ sintomática  │      │ complicações │
                                    └──────────────┘      └──────────────┘
                                            │
                                            ▼
                                    ┌──────────────┐
                                    │Tratamento    │
                                    │ideal da      │
                                    │obstrução     │
                                    └──────────────┘
```

Figura 7.4 Suporte da MCH em função da obstrução dinâmica intra-VG avaliada na ecocardiografia Doppler. LVOTO: *left ventricular outflow tract obstruction*.

trado em Doppler contínuo, deve ser distinto do fluxo sistólico intra-VG. De fato, a IM inicia na protossístole já no fechamento mitral; o início do fluxo é igualmente diferente (fluxo de IM: pico arredondado; jato de obstrução: aspecto de "lâmina", com o pico pontudo e afiado).

O Doppler colorido 2D permite diferenciar facilmente um fluxo de ejeção de obstrução de um fluxo de regurgitação mitral.

Problemas da função diastólica do VG

Esses problemas são frequentes na MCH, inconstantes e variáveis. Trata-se, normalmente, de anomalias de relaxamento do VG. Os problemas da complacência ventricular (perfil restritivo) ocorrem tardiamente na evolução da doença (Figura 9.11). A avaliação da pressão de enchimento do VG costuma ser complexa (25% dos portadores de MCH com relação Em/Ea > 15 têm pressão de OG normal).

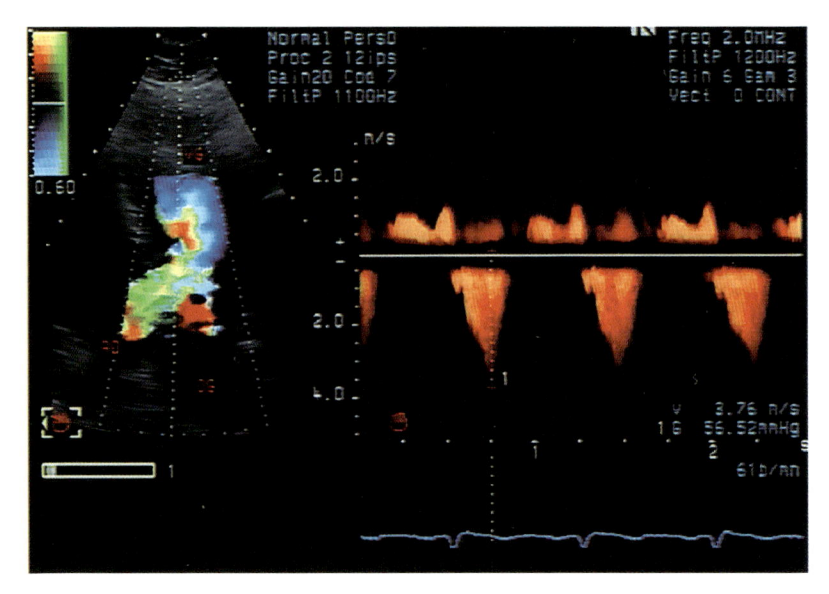

Figura 7.5 MCH assimétrica.
Obstrução dinâmica subaórtica identificada em Doppler colorido 2D e contínuo (gradiente de pressão intra-VG máximo 56 mmHg).

Um pequeno fluxo de fraca velocidade que surge durante o período de relaxamento isovolumétrico do VG pode ser igualmente registrado (falso aspecto de fluxo mitral trifásico.)

Problemas da função sistólica do VG

A disfunção sistólica do VG sempre reflete uma evolução tardia da MCH, secundária à fibrose extensa e à isquemia do miocárdio. Ela se traduz por: atrofia das paredes, diminuição da obstrução dinâmica, hipocontratilidade parietal, dilatação do VG. O tempo de ejeção do VG se alonga e a duração da contração isovolumétrica medida com Doppler entre o fechamento mitral e a abertura aórtica diminui (< 60 ms).

Classicamente, a MCH implica, a princípio, em alteração da função sistólica longitudinal do VG (redução da onda Sa tecidual e do *strain* longitudinal).

Indícios ecocardiográficos de MCH obstrutiva severa

Esses indícios são essencialmente dinâmicos: fechamento mesossistólico do sigmoide, aumento do gradiente intraventricular, grau de IM, grau da disfunção sistodiastólica do VG. Elas permitem acompanhar a evolução da MCH em tratamento clínico ou cirúrgico de forma interativa.

Indícios ecocardiográficos prognósticos de MCH

Os sinais ecocardiográficos de prognóstico negativo são: gradiente intra-VG máximo > 30 mmHg (em repouso e em esforço), dilatação do VG com diminuição da FE, hipertrofia, parietal > 30 mm, exclusão da ponta do VG. A atrofia parietal progressiva associada à diminuição da FE testemunha uma evolução rumo à insuficiência cardíaca refratária. No que tange às anomalias diastólicas, somente o perfil restritivo constitui elemento prognóstico agressivo.

Implicações terapêuticas

A MCH é uma doença complexa, de evolução variável, cujo tratamento costuma ser difícil.

Com efeito, o tratamento é adaptado a cada situação, sobretudo em função dos sintomas e da presença de uma obstrução intra-VG. O tratamento por medicamentos não é recomendável para pacientes assintomáticos e um controle ecocardiográfico anual é indicado. Nos pacientes sintomáticos, em contrapartida, um gradiente estando presente ou não, o tratamento medicamentoso inicial é recomendado.

Entretanto, a presença de uma obstrução dinâmica em eco-Doppler deve conduzir a prescrever para portadores de MCH medicamentos suscetíveis a aumentar o gradiente intra-VG (digitálicos, diuréticos, nitratos).

Nos pacientes resistentes ao tratamento medicamentoso, a atitude difere conforme a existência ou não de uma obstrução intra-VG. As estratégias de "redução septal" por miomectomia ou alcoolização são indicadas para pacientes com hipertrofia septal importante > 17 mm, em insuficiência cardíaca (classe III ou IV da *New York Heart Association*), quando o gradiente é > 50 mmHg apesar do tratamento clínico. Também podem ser consideradas nos pacientes com gradiente elevado e com síncopes inexplicáveis recorrentes.

Prefere-se a miomectomia à alcoolização septal quando alguma outra lesão, sobretudo valvular (falha mitral orgânica importante), requer intervenção cirúrgica (substituição valvular ou plastia mitral). Evidentemente, a ecocardiografia (ETT/ETO) permanece muito útil nessa abordagem terapêutica específica de uma remoção septal.

Enfim, a ecocardiografia auxilia na seleção de candidatos potenciais à alcoolização septal (hipertrofia septal subaórtica > 17 mm, obstrução dinâmica com gradiente máximo > 50 mmHg, ausência de anomalia mitral).

Ela permite, igualmente, guiar a alcoolização septal (via contraste intracoronariano) e controlar a eficácia da cirurgia (redução de hipertrofia, do gradiente e do IM).

O estímulo cardíaco constitui uma solução terapêutica interessante na MCH, pois permite reduzir o gradiente intra-VG e reforçar o tratamento por medicamentos. Os pacientes que potencialmente responderão ao estímulo cardíaco devem ser bem identificados.

A ecocardiografia Doppler e de *strain* miocárdica é igualmente útil na detecção de eventual dissincronismo ventricular e na regulagem do estimulador cardíaco bicameral, indicados em algumas formas de MCH (Capítulo 9, Ressincronização ventricular na insuficiência cardíaca).

Enfim, a ecocardiografia, assim como a IRM, permite isolar os pacientes atingidos pela MCH que apresentam risco de morte súbita de origem arritmogênica em particular (espessura parietal maximal > 30 mm, obstrução dinâmica, aneurisma apical, elevação tardia), além de auxiliar na decisão de implantação de um desfibrilador cardíaco.

Miocardiopatias dilatadas

Trata-se, com frequência, de uma alteração miocárdica primária idiopática sem causa detectável (isquemia, hipertensão, doença valvular).

A ecocardiografia permite afirmar o diagnóstico, avaliar as consequências hemodinâmicas, a gravidade e o prognóstico da doença, bem como guiar o tratamento.

Elementos diagnósticos

A miocardiopatia dilatada (MCD) é caracterizada em ecocardiografia TM e 2D por três anomalias principais (Figura 7.6):
- dilatação das cavidades cardíacas predominantemente no VG que ultrapassa 70 mm na diástole (> 31 mm/m^2). O VG toma uma forma esférica;
- hipocinesia global e homogênea das paredes ventriculares;
- atrofia das paredes ventriculares (sinal inconstante).

Essas anomalias são responsáveis pelos problemas hemodinâmicos que interferem no desempenho ventricular esquerdo e no funcionamento das valvas.

A imagem 3D é claramente contributiva no diagnóstico de MCD (Figure 7.7).

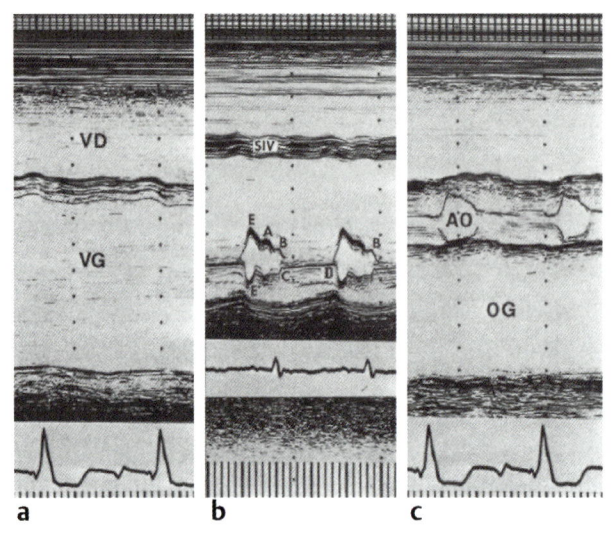

Figura 7.6 Miocardiopatia dilatada: ecocardiograma TM.
a. Dilatação do VG sistodiastólica (61/70 mm) com hipocinesia das paredes (FR = 13%).
b. Aspecto de baixo fluxo mitral e de elevação da PTD$_{VG}$ (ponto B).
c. Aspecto de baixo fluxo aórtico. Dilatação do OG (60 mm).

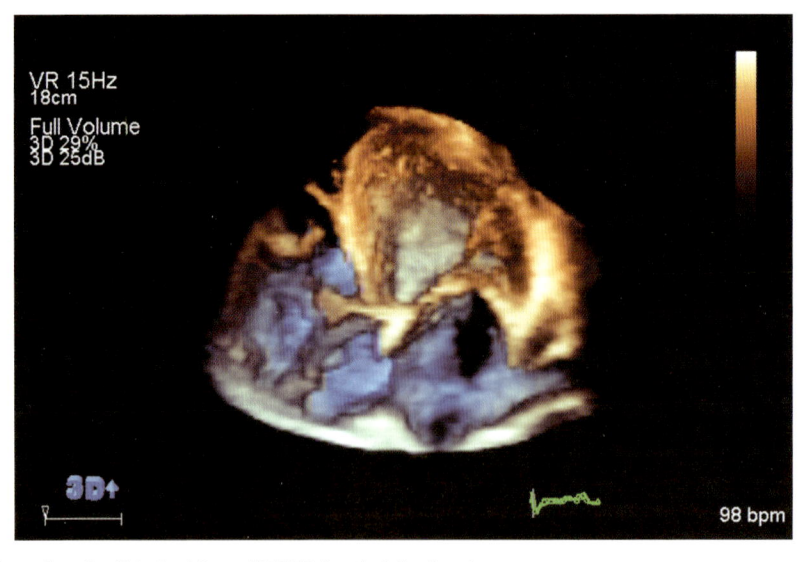

Figura 7.7 Miocardiopatia dilatada vista em ETT 3D (modo *full volume*).

Consequências hemodinâmicas

As seguintes anormalidades podem ser identificadas pela ecocardiografia.

Alteração da função global do VG

Trata-se das anomalias sistólicas e diastólicas.

Anomalias sistólicas

São, principalmente:
- redução da fração de redução sistólica do VG (FR < 25%) (Figure 7.6a);
- diminuição da fração de ejeção (FE < 50%) (Figure 7.8);
- aumento do volume telessistólico do VG (> 30mL/m²);

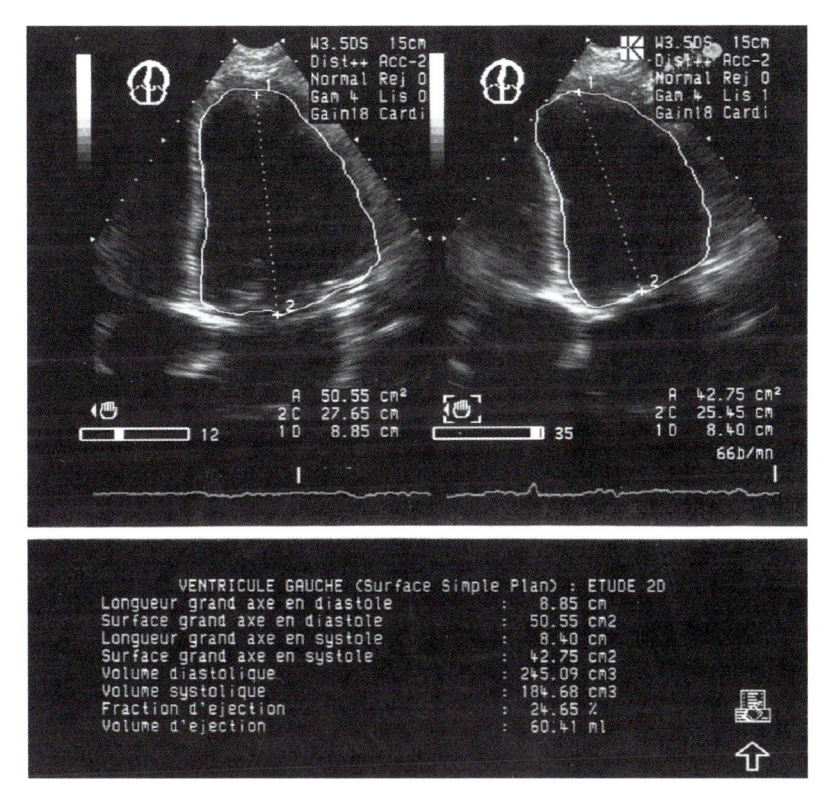

Figura 7.8 Miocardiopatia dilatada.
FE avaliada em 2D (Simpson) a 24%; VTD = 245 mL (144 mL /m²); VTS = 184 mL (108 mL /m²).

- diminuição do fluxo cardíaco calculado pelo Doppler (Capítulo 2, Medida do fluxo cardíaco ao nível de diferentes orifícios valvulares) ou apreciada indiretamente por meio da cinética das valvas mitral e aórtica no TM.

Os sinais mitrais de baixo fluxo no TM são: diminuição da amplitude DE e do afastamento EE', horizontalização do segmento CD, aumento da distância E-septo (Figura 7.6b). No nível da valva aórtica, o baixo fluxo é suspeitado pela baixa mobilidade das paredes aórticas, pela diminuição da amplitude de abertura do sigmoide, e pelo fechamento precoce ou progressivo dos sigmoides (Figura 7.6c).

A alteração da função sistólica do VG deve ser avaliada por outros parâmetros: dP/dt, índice de Tei, onda Sa no anel mitral, imagem de *strain*...

A imagem de *strain* permite detectar, nos pacientes com MCD, a diminuição global de três componentes da deformação miocárdica do VG (longitudinal, radial e circunferencial) em graus variáveis, assim como a alteração da torção do VG e o assincronismo cardíaco. A redução exclusiva do *strain* longitudinal do VG permite a detecção da forma subclínica da MCD.

Anomalias diastólicas

São, principalmente:
- aumento do volume telediastólico do VG (VTD > 75 mL/m²);
- elevação do ponto B no ecocardiograma mitral TM (Figura 7.6b), que demonstra a elevação da pressão telediastólica do VG (PTD_{VG}) e da alteração da contração do VG;
- modificação do fluxo transmitral (perfil restritivo nas formas severas).

O Doppler tecidual permite avaliar o grau da disfunção diastólica do VG e identificar as modificações intramiocárdicas (redução da velocidade miocárdica, diminuição ou desaparecimento do gradiente de velocidade transparietal). As pressões de enchimento do VG devem ser igualmente avaliadas (Capítulo 9).

Outras anomalias

As outras anomalias identificadas em ecocardiografia são as seguintes:
- *insuficiências valvulares funcionais* (IM, IT), dadas à dilatação ventricular e do anel valvular. O IM é devido, sobretudo, à restrição das valvas mitrais;
- *hipertensão arterial pulmonar* (HTAP), resultante da congestão pulmonar (Capítulo 4). O aumento da PAP sistólica é correlacionado à importância do IM e à elevação das pressões de enchimento do VG.

Enfim, a MCD pode ser acompanhada de derrame pericárdico, normalmente pouco abundante, e de trombos nas paredes, sobretudo apicais.

O exame ecocardiográfico completo da MCD demanda a avaliação do tamanho das outras cavidades (OG, OD, VD, VCI) e da função sistodiastólica do ventrículo direito (Capítulo 9, Disfunção sistólica do ventrículo direito).

Critérios de gravidade

Os indícios de gravidade de MCD utilizados na prática clínica são:
- grau de dilatação do VG;
- nível da FR e da FE;
- importância da HTAP;
- grau da disfunção diastólica do VG.

Esses elementos permitem acompanhar a evolução da miocardiopatia e analisar os efeitos terapêuticos.

Índices prognósticos

Os índices de prognóstico negativo da MCD são numerosos: DTD do VG > 70 mm (40 mm/m²), VTD do VG > 180 mL/m², FE < 20%, diâmetro do OG > 26 mm/m², elevação das pressões de enchimento do VG, (Capítulo 9, Elevação das pressões de enchimento do VG), aumento das pressões arteriais pulmonares (PAP_{sist} > 60 mmHg), dilatação e disfunção do ventrículo direito. A ecocardiografia de estresse pode ser útil na avaliação prognóstica da MCD. Ela tem vantagens, sobretudo, para a análise da reserva contráctil.

Enfim, em razão de tanta variedade de formas, às vezes é difícil diferenciar uma MCD de outra cardiopatia isquêmica severa prévia, de insuficiência mitral crônica descompensada, de miocardite ou de cardiomiopatia arritmogênica.

Implicações terapêuticas

O exame ecocardiográfico permite guiar um tratamento por medicamentos específico e não medicamentoso por ressincronização cardíaca. A análise de um assincronismo ventricular se impõe, então, no caso de MCD (Capítulo 9, Ressincronização ventricular na insuficiência cardíaca).

A ecocardiografia Doppler permite, ainda, vigiar a evolução da MCD por meio de:
- reavaliação da FE, das pressões de enchimento de VG e das pressões pulmonares a médio prazo;
- apreciação da remodelagem do VG a longo prazo.

Miocardiopatias infiltrativas

As miocardiopatias infiltrativas correspondem à infiltração do miocárdio e do endocárdio como acontece na amiloidose, na hemocromatose e na esclerodermia. Elas podem acarretar síndrome hemodinâmica de restrição.

Amiloidose cardíaca

Consiste na etiologia mais frequente das miocardiopatias infiltrativas. A infiltração amiloide atinge o coração em 90% dos casos de amiloidose primitiva. As anomalias ecocardiográficas não são específicas isoladamente, mas sua associação sugere a amiloidose cardíaca (cardiomiopatia "amiloide") (Figura 7.9). Trata-se dos três sinais a seguir:

- hipertrofia parietal, em geral biventricular, mas frequentemente predominante no VG. A parede septal é atingida quase constantemente. A cavidade ventricular esquerda costuma ser pequena;
- modificação da textura miocárdica. O aspecto cintilante hiperecogênico e heterogêneo "granulado" (*granular sparkling*) do miocárdio hipertrófico no eco 2D indica infiltração amiloide. Esse aspecto é observado em 90% dos casos;
- alteração da função sistodiastólica do VG, em consequência ao processo de infiltração.

A função sistólica do VG geralmente permanece preservada até um estágio avançado da doença. A alteração da contratilidade é demonstrada por hipocinesia parietal global, implicando na diminuição da FR e da FE do VG nas formas tardias de amiloidose cardíaca. Outros parâmetros da função sistólica do VG devem ser estudados (Figura 9.1).

A análise precisa da contratilidade do VG pelos índices de deformação miocárdica (*strain*) permite a detecção precoce da alteração da função longitudinal do VE nos portadores de amiloidose cardíaca apesar de bom funcionamento sistólico aparente (FE > 50%). Essa diminuição do strain longitudinal global do VG é particularmente acentuada no nível dos segmentos basais e médios do VG.

A alteração da função diastólica do VG se traduz nas alterações:
- de relaxamento do VG (alteração precoce);
- de complacência ventricular: "perfil restritivo" (alteração tardia) (Figura 9.11).

A avaliação das pressões de enchimento do VG é necessária.

Na amiloidose cardíaca, a função diastólica se altera antes da função sistólica. A evidente elevação das pressões de enchimento do VG é expressa no Doppler tecidual aplicado no anel mitral por Ea < 8 cm/s e Em/Ea > 15.

A lesão amiloide do ventrículo direito pode implicar na disfunção diastólica do VD (perfil restritivo do fluxo tricúspide, aspecto em *dip*-plano do fluxo de insuficiência pulmonar) (Capítulo 9, Disfunção diastólica do VD) com uma dilatação do OD e da veia cava inferior.

Outras anomalias menos frequentes completam o quadro clássico da amiloidose cardíaca:
- espessamento do septo interatrial (80% dos casos);

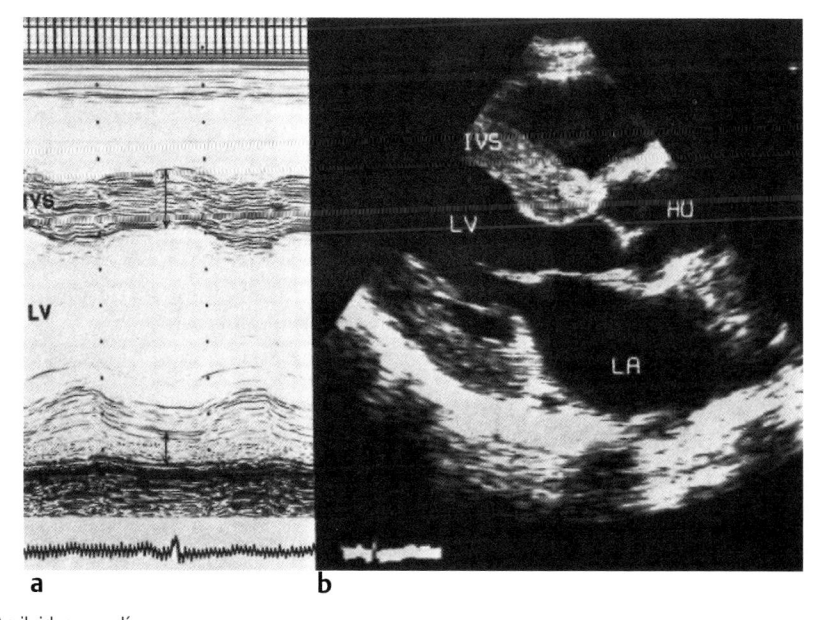

Figura 7.9 Amiloidose cardíaca.
a. Incidência TM transventricular: hipertrofia da parede septal (15 mm de diástole), VG pouco dilatada (58/45 mm) e hipocinética (FR = 22%).
b. Corte paraesternal longitudinal: aspecto hiperecogênico "granulado" do septo hipertrófico, espessamento das valvas mitral e aórtica, dilatação do OG.

- derrame pericárdico normalmente pouco abundante (58%);
- dilatação atrial (50%);
- espessamento das valvas, particularmente das atrioventriculares (30%);
- trombos intracardíacos esquerdos (25%).

As formas atípicas de amiloidose cardíaca (formas hipertróficas e dilatadas, formar hipertróficas assimétricas e obstrutivas) são raras.

Indícios prognósticos

A amiloidose cardíaca constitui um exemplo típico da cardiomiopatia restritiva com prognóstico negativo, mesmo a curto prazo, na ausência de tratamento.

Os indícios ecocardiográficos de prognóstico negativo são:
- espessura septal (SIV) > 12 mm;
- diminuição do tempo de ejeção aórtica (< 273 ms);
- redução do *strain* longitudinal global do VG (< -15%);
- disfunção diastólica severa do VG com elevação das pressões de enchimento;
- dilatação do OG (superfície > 20 cm^2; volume máx. > 29 mL/cm^2);
- espessura da parede livre do VD (> 7 mm) com disfunção sistodiastólica do VD.

Implicações terapêuticas

A ecocardiografia Doppler é muito útil para diagnosticar a insuficiência cardíaca (diastólica com FE do VG preservada ou sistólica com FE baixa) em decorrência de cardiomiopatia amiloide.

Esse diagnóstico positivo precoce da disfunção sistodiastólica do VG é importante, pois permite o tratamento rápido e direcionado da insuficiência cardíaca (com medicação, estimulação cardíaca, transplante...). Em nenhum caso se consegue parar o processo de amiloidose. Tratamentos específicos de certas formas de amiloidose cardíaca (medicamentos que bloqueiem o processo de amiloidose) estão em desenvolvimento.

Capítulo 8
Afecções pericárdicas

Derrame pericárdico

O derrame pericárdico (EP) se manifesta, na ecocardiografia, como um espaço claro "sem ecos", situado entre o epicárdio e o pericárdio.

Um discreto deslocamento dos ecos epicárdicos e pericárdicos, registrados no TM, é considerado como fisiológico quando é unicamente sistólico. Sua persistência na diástole é anormal.

O EP significativo é caracterizado por um deslocamento epicárdio-pericárdico sistodiastólico com reação do pericárdio, que tende a perder sua mobilidade (Figura 8.1). Esse deslocamento cessa ao nível da junção atrioventricular e geralmente não se prolonga adiante do átrio esquerdo.

Contribuições da ecocardiografia TM

A ecocardiografia TM permite diagnosticar o EP e quantificar seu volume de forma aproximada, na incidência transventricular. O EP, provavelmente, é:
- pequeno (< 300 mL), se o deslocamento pericárdico posterior (para trás do VG), medido em diástole, for inferior a 10 mm (Figura 8.2);
- moderado (300-500 mL), se o deslocamento posterior estiver entre 10 e 20 mm;
- grande (> 500 mL), se o deslocamento posterior superar 20 mm e for acompanhado de um deslocamento anterior (na frente do VD) e de uma hipercinesia parietal (Figura 8.3). Um falso prolapso mitrotricúspide e um falso SAM podem ser registrados no TM; eles são artificialmente criados pela hipercinesia cardíaca.

Essa quantificação aplica-se no caso de repartição uniforme do derrame no saco pericárdico. A ecocardiografia TM ignora os derrames segmentados ou encistados, cuja localização é lateral ou apical. A presença de um deslocamento anterior isolado é causada, normalmente, pela gordura pericárdica retroesternal. Esses flanges gordurosos hipoecogênicos, que predominam na frente do VD, costumam ser observados em pacientes obesos e, principalmente, idosos. O *scanner* cardíaco pode precisar a densidade destes e redefinir o diagnóstico. Enfim, a ausência de EP na eco não exclui o diagnóstico de pericardite aguda, que pode ser acompanhada de exsudação mínima.

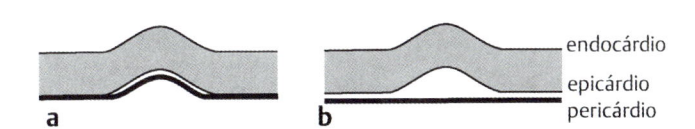

Figura 8.1 Aspecto ecocardiográfico TM do complexo epicárdio-pericárdico.
a. Deslocamento epicárdio-pericárdico apenas sistólico, pericárdio móvel (variante fisiológica).
b. Deslocamento epicárdio-pericárdico sistodiastólico, com reação do pericárdio (derrame pericárdico significativo).

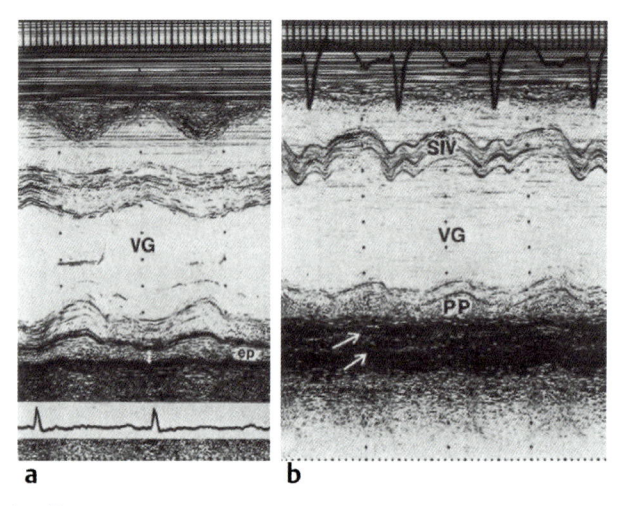

Figura 8.2 Eco TM de pericardite.
a. Líquida: derrame pericárdico (EP) posterior no VG pouco abundante (deslocamento de 5 mm).
b. Constritiva: observar grande espessura do pericárdio (setas) e o movimento paradoxal do septo.

Contribuições da ecocardiografia 2D

A ecocardiografia 2D contribui com informações complementares graças à multiplicidade de cortes. São tais contribuições:

Localizar exatamente o EP e precisar o volume

Quando o EP é pouco abundante, ele é apenas posterior (em zona de declive), então se estende para as regiões laterais e anteriores do coração. O EP abundante implica no descolamento pericárdico circunferencial significativo (Figuras 8.3 e 8.4). O coração torna-se hipercinético porque flutua no saco pericárdico. A ecocardiografia 2D permite, além disso, a visualização dos derrames segmentados e dos flanges intrapericárdicos.

Enfim, ela permite orientação sobre a natureza do derrame nos casos raros (massa tumoral intrapericárdica, coágulos e depósitos de fibrina).

Distinguir o EP do derrame pleural esquerdo

O último é encontrado não apenas na parte de trás do VG, mas também em frente à aurícula ao átrio esquerdo, ao contrário do EP.

O reconhecimento bidimensional da aorta torácica descendente é útil: o EP forma um espaço vazio de ecos pré-aórticos. O derrame pleural é retroaórtico (corte paraesternal transverso).

Os dois tipos de derrames (pericárdico e pleural) podem coexistir. Enfim, o EP deve ser diferenciado de seio coronário dilatado, de hematoma paracardíaco, de tumor pericárdico ou de ascite.

Avaliar a tolerância hemodinâmica do EP

O bloqueio cardíaco é uma complicação aguda do EP. Ele depende da rapidez com que o derrame é formado, mas também de seu volume e da distensão do pericárdio.

Na presença de um EP volumoso, certos sinais ecocardiográficos sugerem um bloqueio, como (Figura 8.5):

- a *compressão das cavidades direitas*: o colapso protomesodiastólico do VD, observado em 94% dos casos de bloqueio, é causado por uma elevação da pressão no saco pericárdico, que ultrapassa a pressão de enchimento do VD. O colapso similar do átrio direito, presente em 76% dos casos, é telediastólico. Trata-se do sinal mais precoce sugestivo de bloqueio;

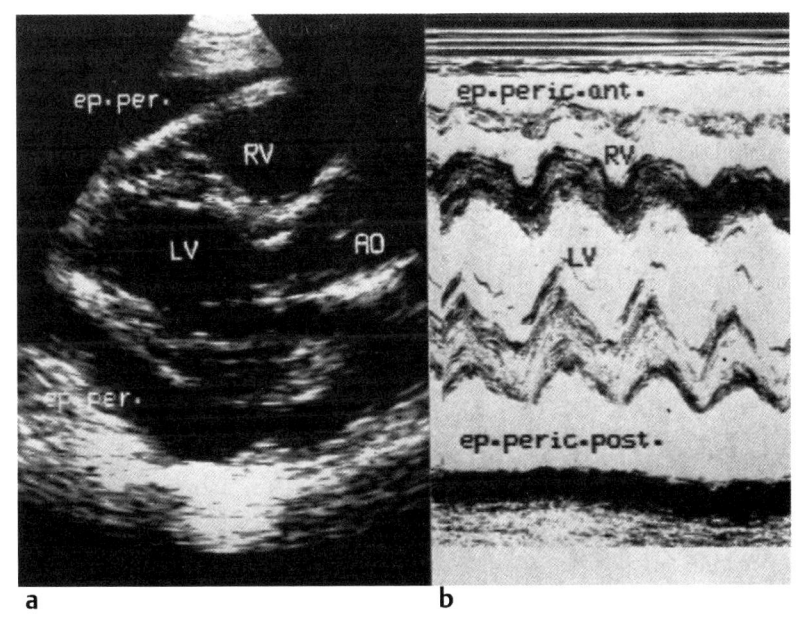

Figura 8.3 Derrame pericárdico abundante anteroposterior em corte paraesternal longitudinal (a) e em eco TM (b).

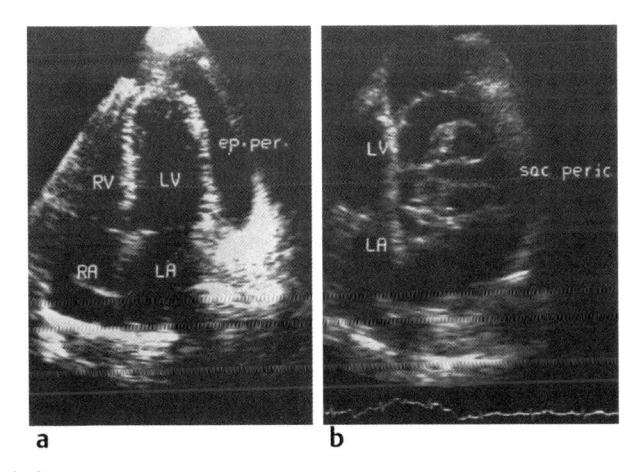

Figura 8.4 Cortes 2D apicais.
a. Derrame pericárdico abundante e circunferencial não compressivo.
b. Significativo derrame pericárdico lateral septado com numerosos flanges intrapericárdicos.

- a *variação respiratória significativa das dimensões ventriculares*, durante a inspiração, com expansão do VD em razão do aumento do retorno venoso e da diminuição do tamanho do VG. O septo com movimento paradoxal comprime o VG na inspiração. Durante a expiração, observa-se a redução do tamanho do VD, ou o esmagamento ventricular direito (41%);

- a *hipercinesia cardíaca*: o coração, flutuando no saco pericárdico pouco móvel, apresenta movimentos de rotação ao redor do pedículo vascular, causando o aspecto do coração dançante (*swinging heart*), encontrado quase que exclusivamente em caso de bloqueio (94-100%);

- o desaparecimento das variações respiratórias do diâmetro da veia cava inferior (VCI), normal-

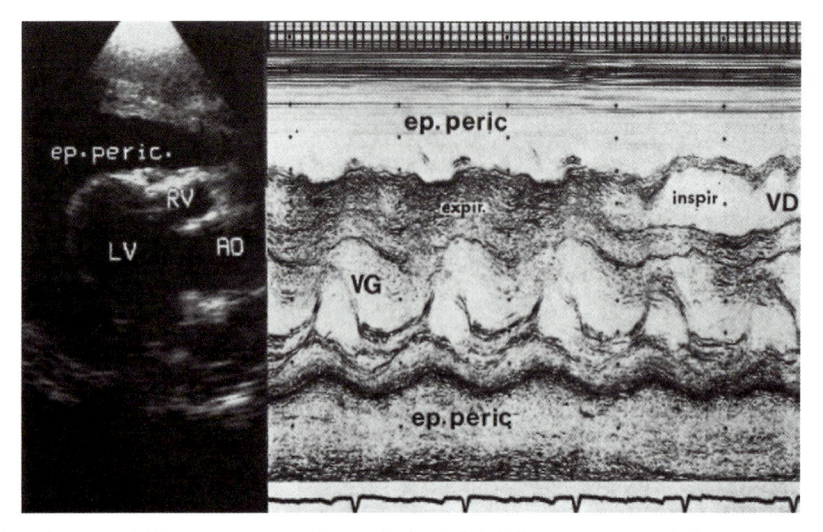

Figura 8.5 Bloqueio ao eco 2D (corte paraesternal longitudinal) e TM (incidência transventricular).
Observar o volumoso derrame pericárdico com compressão expiratória do VD e hipercinesia parietal.

mente dilatada. Um colapso inspiratório da VCI (< 50%) traduz elevação da pressão do OD. A não ser em ventilação mecânica, um "colapso normal" quase sempre difere o diagnóstico de bloqueio, mas sua ausência não é suficiente para afirmá-lo.

Os sinais de bloqueio ao Doppler são os seguintes:
- aumento inspiratório da velocidade do fluxo pulmonar (40 ± 25%) e tricúspide (80 ± 35%);
- diminuição inspiratória da velocidade do fluxo mitral: onde E (43 ± 9%), onda A (25 ± 12%);
- baixa velocidade máxima do fluxo aórtico, sobretudo na inspiração (20 ± 6%) (fluxo aórtico reduzido);
- aumento inspiratório do tempo de relaxamento isovolumétrico (TRIV) do VG (85 ± 14%);
- redução do tempo de ejeção aórtica (21 ± 3%);
- desaparecimento ou inversão do fluxo diastólico nas veias cavas e sub-hepáticas.

O conjunto desses sinais demonstra o caráter compressivo do EP. Todavia, nenhum sinal ecocardiográfico é patognomônico. A demonstração dos dados ecocardiográficos no quadro clínico compatível é indispensável para confirmar o diagnóstico de bloqueio.

Finalmente, as causas de erro de diagnóstico de bloqueio cardíaco são: hipovolemia, podendo favorecer um colapso do OD, derrame pleural volumoso, às vezes formando um quadro hemodinâmico de bloqueio, sobrecarga na pressão do coração direito (HTAP, embolia pulmonar), responsável pela ausência do colapso das cavidades direitas.

Acompanhar a evolução de um EP

A ecocardiografia permite, por um lado, vigiar a regressão do EP sob tratamento clínico ou após esvaziamento por punção ou drenagem pericárdica e, por outro lado, avaliar a evolução da cronicidade à constrição. Um derrame pericárdico significativamente compressivo e, sobretudo, o bloqueio cardíaco, constituem uma urgência médica. O esvaziamento urgente do líquido localizado na frente ao VD por punção subxifoide com agulha pode ser guiado por ecocardiografia 2D (pericardiocentese ecoguiada). Ela é completada pela injeção de contraste ecogênico no saco pericárdico a fim de eliminar o risco de punção cardíaca traumática.

Pericardite crônica constritiva

A pericardite constritiva causa adiastolia cardíaca progressiva pela compressão crônica do coração. Os sinais ecocardiográficos (Figura 8.2b) que podem orientar o diagnóstico de pericardite constritiva são:
- a *espessura anormal do complexo epicárdio-pericárdico*, particularmente franca em casos de calcificações, com ou sem deslocamento das duas lâminas, animadas pelo movimento sistodiastólico paralelo em razão das aderências epicárdio-pericárdicas;
- as *anomalias de enchimento ventricular*, tais quais:
  - movimento posterior franco e abrupto da parede posterior do VG, durante a fase de *enchimento* ventricular rápido ("*dip*" protodiastólico), seguida de uma horizontalização dessa parede durante a fase de *enchimento* lento (platô meso-telediastólico). Essa cinética diastólica da parede posterior traduz o problema de enchimento ventricular;
  - anomalias septais: movimento paradoxal anormal do septo interventricular, ou movimento muito rápido e amplo do septo em direção ao VG em protodiástole ("salto protodiastólico"), seguido de um recuo durante a contração atrial, testemunhando que a pressão diastólica do VD é superior à pressão diastólica do VG;
  - onda E do fluxo mitral ao Doppler claramente superior à onda A, refletindo uma complicação importante de complacência ventricular esquerda (perfil restritivo do fluxo mitral com TD < 150 ms e TRIV < 60 ms). O fluxo tricúspide apresenta as mesmas alterações que o fluxo mitral na presença de constrição;
  - diminuição da onda S (S < D) e aumento da duração e da amplitude da onda A do fluxo venoso pulmonar, registrado por Doppler pulsado.
- Os *sinais ao Doppler de constrição*:
  - diminuição inspiratória da velocidade da onda E do fluxo mitral em relação à fase expiratória;
  - redução inspiratória da velocidade do fluxo aórtico;
  - refluxo meso-telediastólico nas veias sub-hepáticas, aumentando mais de 100% em relação ao valor basal em expiração. É prova de complicação no esvaziamento atrial no VD;
  - abertura prematura da valva pulmonar anterior à sístole ventricular, em razão de uma elevação marcada das pressões de enchimento do VD. Essa anomalia se manifesta ao Doppler pelo fluxo pulmonar bifásico com fluxo pré-sistólico anterógrado;
  - alterações no fluxo de insuficiência pulmonar (IP) indicando adiastolia direita.
- a *redução da dimensão do VG* com uma dilatação dos átrios e do VD;
- a *dilatação franca da veia cava inferior* (> 20 mm) acompanhada por fraco esvaziamento inspiratório;
- modificações no fluxo venoso sub-hepático similares às do fluxo venoso pulmonar (↓ onda S, ↑ onda A).

Enfim, a velocidade anular mitral normal em DTI (Ea > 8 cm/s), a velocidade de propagação mitral em TM colorido > 45 cm/s e a relação Em/Aa < 15 serão favoráveis a uma pericardite

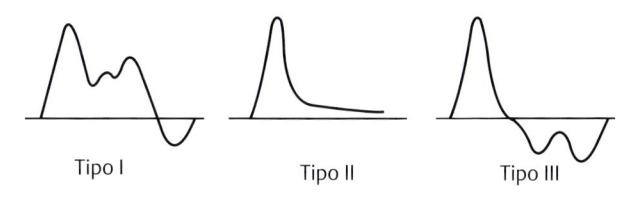

Figura 8.6 Três tipos morfológicos do fluxo de IP refletindo a gravidade crescente da constrição pericárdica.
Tipo I: aspecto em *dip*-platô. Tipo II: aspecto monofásico (anulação de velocidade em meso telediastólica). Tipo III: aspecto bifásico (fluxo pré-sistólico anteposto).

constritiva (ao contrário da cardiomiopatia restritiva).

Com efeito, os quadros clínicos, hemodinâmicos e ecocardiográficos da patologia constritiva e restritiva apresentam várias similaridades. O diagnóstico diferencial ecocardiográfico entre essas duas patologias está resumido na Tabela 8.1.

Conduta terapêutica

A distinção entre a constrição e a restrição pericárdica é importante, pois o tratamento de ambas as afecções é bem diferente.

O cuidado da pericardite constritiva depende, essencialmente, do caráter constritivo da doença. A constrição transitória orienta eventualmente para um tratamento com anti-inflamatórios.

A pericardiectomia é recomendada para forma constritiva crônica de pericardite. Ela é corretiva em 90% dos casos de pericardite. A grande sanção terapêutica cirúrgica da decorticação pericárdica exige uma abordagem multidisciplinar antes de qualquer decisão.

Tabela 8.1 Diagnóstico diferencial ecocardiográfico entre pericardite crônica constritiva e cardiomiopatia restritiva.

Parâmetros	Pericardite constritiva	Cardiomiopatia Restritiva
Tamanho VG	Reduzida	Reduzida ou normal
Tamanho VD	Aumentada	Normal
Dilatação biatrial	Sim (+)	Sim (+++)
Hipertrofia VG	Não	Sim
Cinética septal anormal	Sim (+++)	Sim (+)
Hipocinesia da parede posterior	Sim	Sim
Fração de ejeção VG	Normal	Normal ou baixa
Pericárdio espesso	Sim	Não
Derrame pericárdio	Não ou mínimo	Frequente, moderado
Veia cava dilatada pouco complacente	Sim	Sim
Fluxo mitral tricúspide	Restritivo ou pseudonormal	Restritivo
Fluxo venoso: pulmonar, sub-hepático	S < D A aumentada	S < D A aumentada
Fluxo de insuficiência pulmonar	*Dip*-platô, PHT < 150 ms	*Dip*-platô, PHT < 150 ms
Velocidade anular mitral em DTI	Ea > 8 cm/s	Ea < 8 cm/s
Relação Em/Ea	< 15	> 15
Velocidade de propagação mitral em TM colorido	Vp > 55 cm/s	Vp < 45 cm/s
Relação Em/Vp	< 2	> 2,5
Velocidade inspiratória: Onda E mitral (Em) Onda E tricúspide (Et)	Diminuída Aumentada	Pouco alterada Pouco diminuída

Capítulo 9
Insuficiência cardíaca

A ecocardiografia Doppler é uma técnica muito útil no exame da insuficiência cardíaca (IC). Ela permite:
- a abordagem etiológica da IC;
- a avaliação da disfunção ventricular esquerda e direita;
- a detecção das consequências hemodinâmicas da disfunção ventricular (insuficiências valvulares, hipertensão arterial pulmonar, derrame pericárdico...);
- a vigilância da evolução da insuficiência cardíaca;
- a orientação terapêutica.

Insuficiência cardíaca esquerda (ICG)

A ecocardiografia Doppler permite não apenas a quantificação da disfunção do VG, mas também costuma precisar a etiologia. As principais causas da IC identificáveis em ecocardiografia são:
- cardiopatias: isquêmica (Capítulo 6), hipertensiva (Capítulo 12), dilatada primária (Capítulo 7, Miocardiopatias dilatadas), hipertrófica obstrutiva (Capítulo 7, Miocardiopatias infiltrativas);
- valvulopatias descompensadas.

A fibrilação atrial é a principal causa da descompensação de IC no paciente idoso.

A avaliação da função sistodiastólica do VG representa um componente essencial do exame do ICG. Vários parâmetros são propostos para apreciar a função do VG (Figura 9.1). Eles permitem distinguir dois tipos de ICG:
- sistólica, causada pela disfunção sistólica do VG (insuficiência da função bomba do VG);
- diastólica, provocada pela disfunção diastólica do VG (alteração do *enchimento* do VG).

Insuficiência cardíaca esquerda sistólica

A disfunção ventricular esquerda sistólica costuma implicar em diminuição da fração de redução (FR) e a fração de ejeção (FE) do VG (Capítulo 2). É acompanhada, com frequência, de uma dilatação ventricular e/ou atrial esquerda (Figura 9.2).

A FR do VG (valor normal: 36 ± 6%) permite avaliar a função sistólica global do VG sob a condição de que a cinética parietal seja perfeitamente homogênea. Além disso, a FR depende da contratilidade intrínseca do VG, como também das condições de carga. A interpretação dos valores obtidos para FR deve ser prudente.

Todavia, uma FR inferior à 15% é favorável à alteração severa da função sistólica do VG, contraindo-se de forma homogênea.

A FE do VG (valor normal > 63 ± 6%) constitui um parâmetro quantitativo fundamental para a avaliação da gravidade da disfunção sistólica do VG. Ela permite distinguir três graus de alteração da função sistólica global do VG: leve (FE entre 40 e 59%), moderada (FE entre 30 e 40%), severa (FE inferior à 30%). A FE do VG constitui um índice prognóstico independente potencial na IC sistólica. Portanto, se a FE varia com a qualidade contrátil do VG, depende de como a FR das condições de carga ventricular (pré-carga, pós-carga) e da geometria do VG.

Então, para evitar erros diagnósticos, a interpretação deve considerar esses diferentes elementos. A grande sensibilidade da FE do VG em variações de pós-carga ventricular se manifesta como aumento da FE na contração aórtica ou hiperten-

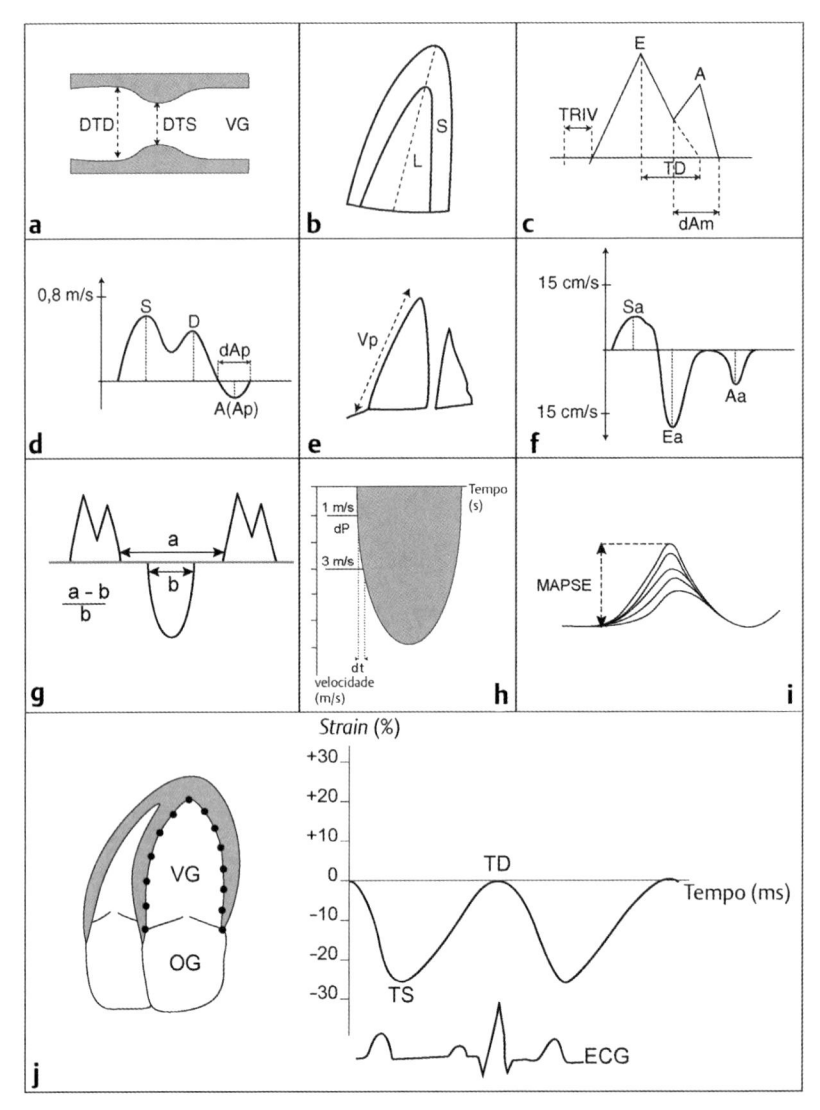

Figura 9.1 Parâmetros sistólicos e diastólicos do VG estudados em eco-Doppler.
a. FR e FE calculado em TM a partir do diâmetro do VG.
b. FE avaliada em 2D.
c. Perfil do fluxo mitral por Doppler clássico.
d. Perfil do fluxo venoso pulmonar por Doppler clássico.
e. Velocidade de propagação mitral medida por TM colorido.
f. Velocidade anelar mitral medida por Doppler tecidual.
g. Índice de Tei.
h. Derivada de pressão: dP/dt.
i. Excursão sistólica máxima do anel mitral: MAPSE.
j. Imagem de *strain* miocárdico: 2D *strain*.

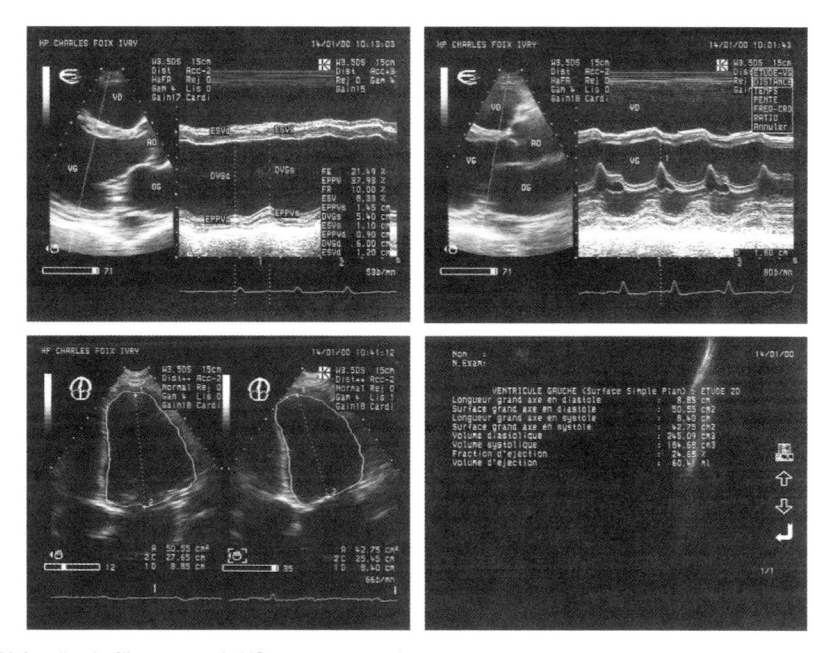

Figura 9.2 Disfunção sistólica severa do VG em razão do infarto extenso da parede anerosseptoapical.
Acinesia septal com dilatação VG (DTD = 60 mm, FR = 10%, FE = 21% em TM). Aspecto de baixo fluxo mitral (distancia E-SIV = 18 mm); FE avaliada em 2D à 24%.

são arterial com diminuição da insuficiência mitral. De fato, a FE do VG não pode ser interpretada se não no contexto clínico.

Enfim, a FE também pode ser calculada pelo método de *strain* miocárdico e por ecocardiografia 3D (Figura 9.3) (Capítulo 14). A avaliação da função sistólica do VG pode ser aperfeiçoada pela medida do fluxo cardíaco (pelo exame de medida do débito aórtico) (Capítulo 2).

Os outros parâmetros ao eco-Doppler, como a fração de redução entre paredes ventriculares (FRm), a coacção telessistólica meridional (CTSm), a derivada de pressão (dP/dt), o índice de desempenho miocárdico (IPM), a onda sistólica anular mitral (Sa), a excursão sistólica do anel mitral (MAPSE) permitem avaliar a função ventricular esquerda:

- a derivada de pressão do VG (dP/dt) é igual à 32/t. O tempo T corresponde ao tempo que leva o fluxo de IM registrado em Doppler contínuo para passar de 1 a 3 m/s de velocidade. Um valor < 800 mmHg/s significa uma disfunção sistólica do VG (n > 1.200 mmHg/s) (Figura 9.4);
- o índice de desempenho miocárdico do VG (índice de Tei) é igual à soma dos tempos de contração e de relaxamento isovolumétricos relatados no tempo de ejeção do VG. Medi-lo é rotina no Doppler pulsado. Um valor > 0,17 evoca uma disfunção global do VG (n = 0,39 ± 0,05) (Figura 9.5);
- a onda sistólica anular mitral (Sa) é medida no anel mitral com Doppler tecidual pulsado conforme o corte apical. Um valor < 8 cm/s corresponde à FE < 50% (n > 10 cm/s) (Figura 9.6);
- a excursão sistólica máxima do anel mitral (MAPSE) equivalente à onda Sa é medida em modo TM (clássico ou tecidual colorido) por via apical. Um valor < 10 mm reflete uma disfunção sistólica do VG (n > 12 mm) (Figura 9.7).

Enfim, uma técnica inovadora de *strain* miocárdico permite uma detecção precisa e precoce de uma disfunção sistólica do VG (Figura 9.8). De fato, na IC inicial, a análise da deformação miocár-

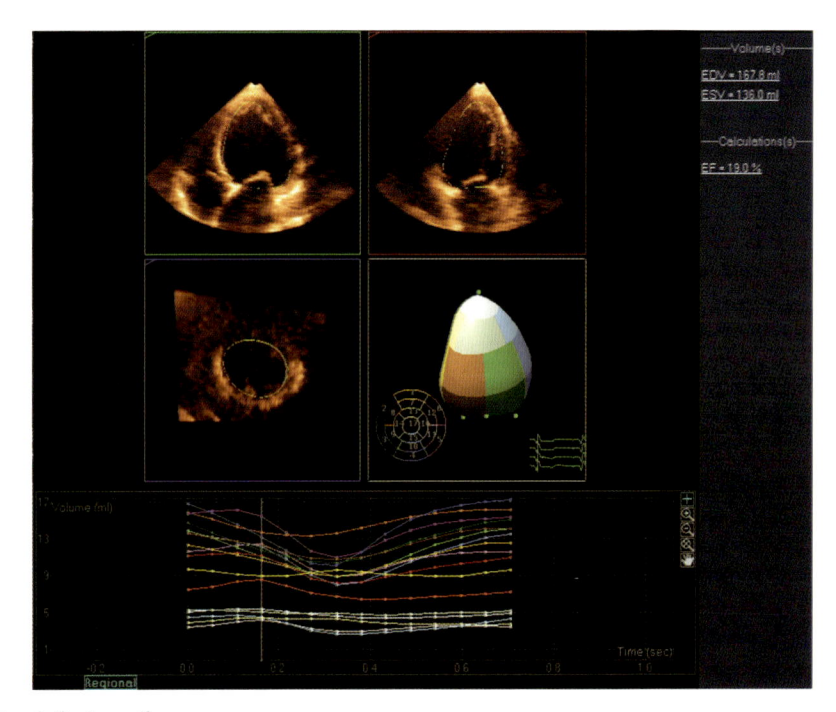

Figura 9.3 Insuficiência cardíaca.
Estudo do VG em ETT 3D: FE = 19%, VTD = 168 mL, VTS = 136 mL.

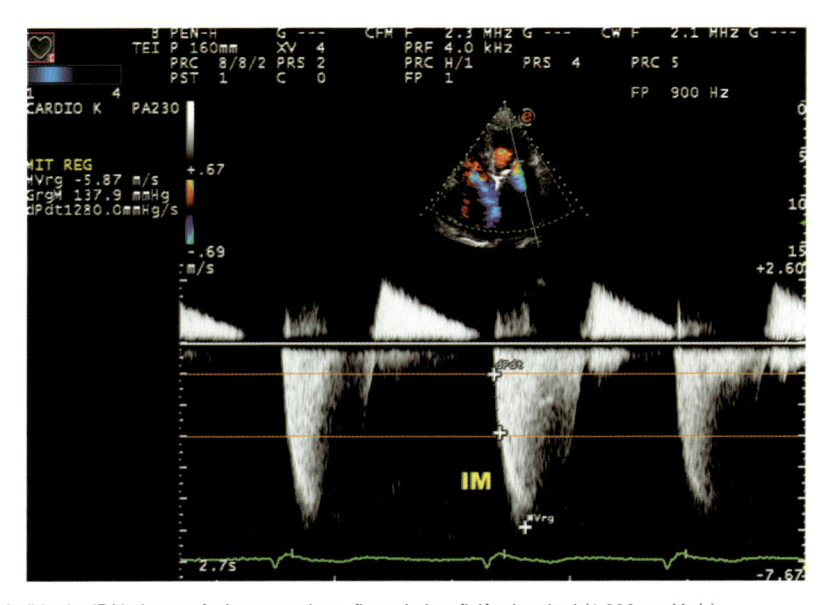

Figura 9.4 Medida da dP/dt do ventrículo esquerdo no fluxo de insuficiência mitral (1.280 mmHg/s).

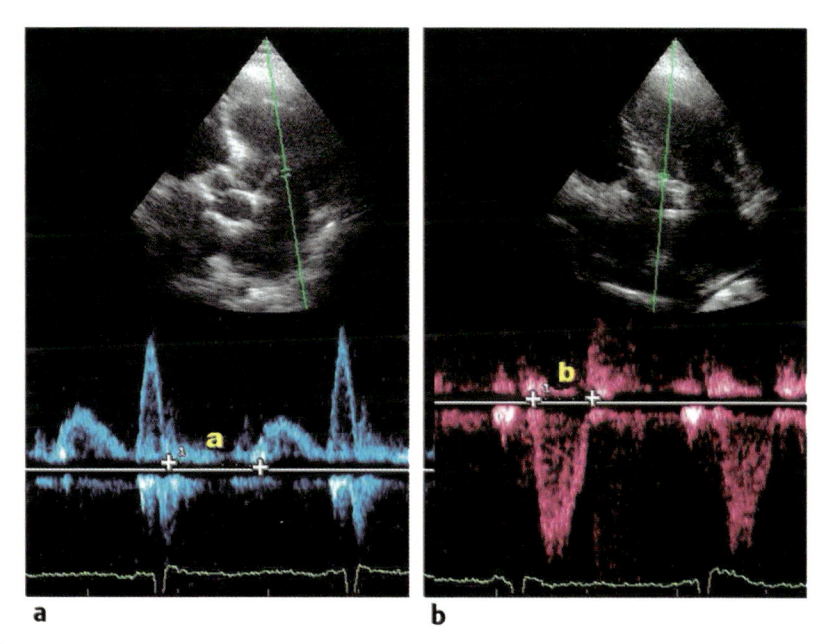

Figura 9.5 Índice de Tei do VG medido por Doppler pulsado.
a. Tempo de fechamento mitral (506 ms).
b. Tempo de ejeção aórtica (329 ms). Tei = a − b/b = 506 − 329/329 = 0,54.

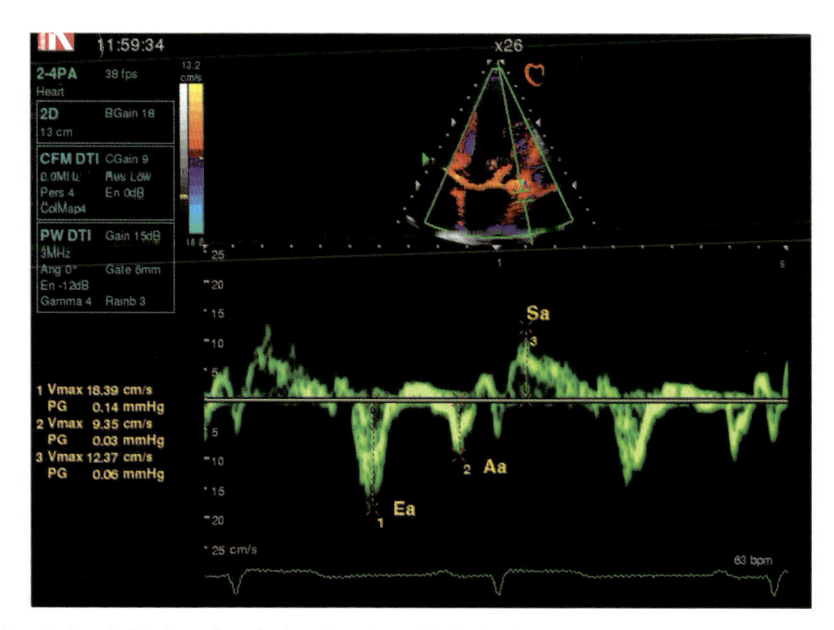

Figura 9.6 Estudo da velocidade anelar mitral por Doppler tecidual pulsado aplicado no anel mitral lateral segundo o corte apical de quatro câmaras.
Ea = 13 cm/s; Aa = 9 cm/s; Sa = 12 cm/s.

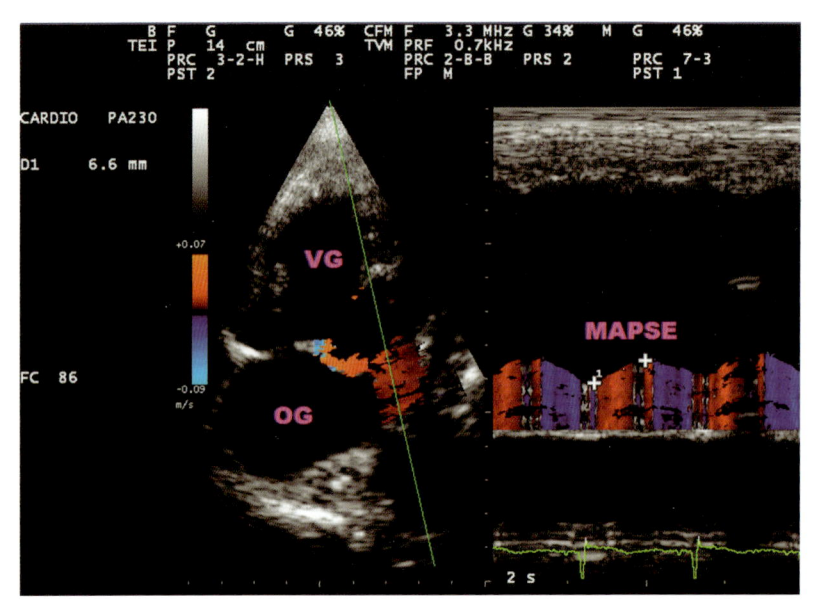

Figura 9.7 Excursão sistólica máxima do anel mitral lateral (MAPSE) medida por TM colorido tecidual (6,6 mm) no corte apical de quatro câmaras.

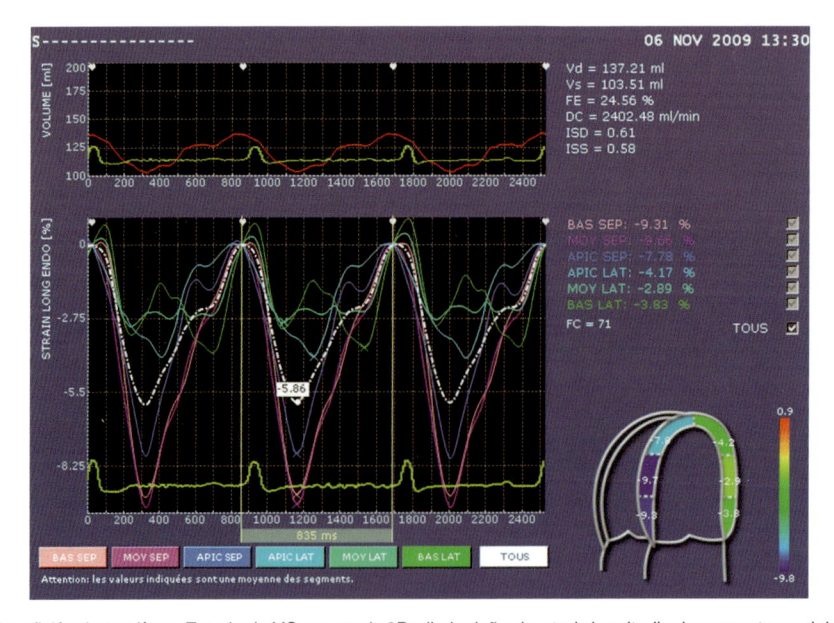

Figura 9.8 Insuficiência cardíaca. Estudo do VG em *strain* 2D: diminuição do *strain* longitudinal segmentar e global (-5,86%) e da FE do VG (25%).

dica do VG (*strain*) demonstrou a alteração precoce da função longitudinal do VG (↓ *strain* longitudinal) sem diminuição significativa da FE do VG. Uma progressão de IC implica, também, na alteração em graus variáveis da deformação radial (↓ *strain* radial) e circunferencial do VG (↓ *strain* circunferencial).

Em conclusão, a ecocardiografia Doppler fornece inúmeros parâmetros para avaliar a função sistólica do VG. Todos esses indícios ecocardiográficos da função sistólica do VG devem ser confrontados com os dados hemodinâmicos e clínicos (Tabela 9.1).

Insuficiência cardíaca esquerda diastólica

A insuficiência chamada diastólica representa 30 a 40% das IC crônicas. A disfunção diastólica do VG resulta em aumento das pressões de enchimento do VG. A análise precisa do enchimento ventricular esquerdo permite o diagnóstico de IC diastólica que pode ser puro, com uma FE preservada ou associada à disfunção sistólica do VG.

O diagnóstico de IC com FE preservada se sustenta na associação de sintomas de IC, de uma FE > 50% e de uma anomalia da função diastólica do VG. A imagem de deformação permite desmascarar, nessa forma particular de IC, uma disfunção sistólica longitudinal isolada do VG (↓ *strain* longitudinal < -16%) com funções radiais e circunferenciais conservadas.

Parâmetros de avaliação da função diastólica do VG

A função diastólica do VG é avaliada sobretudo em modo Doppler a partir dos seguintes parâmetros (Figura 9.1).

Perfil do fluxo mitral registrado por Doppler pulsado a partir do corte apical de quatro câmaras

Três parâmetros são medidos de rotina (Figura 9.1 e Capítulo 2, Fluxo mitral):
- a relação entre as velocidades máximas das ondas E e A: E/A (n = 1-2);
- o tempo de desaceleração da onda E: TD (n = 150-220 ms);
- a duração da onda A: dAm (n = dAm > dAp).

No entanto, o aspecto de velocidade do fluxo mitral depende de várias situações: condições de carga, contratilidade, relaxamento e complacência VG, taquicardia, bloqueio de ramo esquerdo... A relação E/A diminui progressivamente com a idade: a fibrilação atrial implica supressão da onda A mitral.

Duração do tempo de relaxamento isovolumétrico do VG (TRIV)

O TRIV é medido por Doppler pulsado (ou contínuo) conforme o corte apical entre o clique de fechamento aórtico e o início do fluxo mitral (n = 70 ± 10 ms).

Vários fatores podem modificar a duração do TRIV (idade, condições de carga, relaxamento e complacência do VG, respiração).

Perfil do fluxo venoso pulmonar (FVP) registrado em Doppler pulsado conforme o corte apical

Habitualmente, três parâmetros são medidos (Figura 9.9) (Capítulo 2, Fluxo pulmonar):
- a relação S/D (n > 1);
- a amplitude da onda A (Ap) (n < 35 cm/s);
- a duração onda A pulmonar (dAp) em relação à duração da onda A mitral (dAm) (n = dAp < dAm).

Tabela 9.1 Estudo por eco-Doppler da disfunção sistólica do ventrículo esquerdo e do ventrículo direito.

Parâmetros	Ventrículo esquerdo	Ventrículo direito
FR	< 28 %	
FRS	< 40 %	< 35 %
FE	< 50 %	< 48 %
Fluxo	< 2,6 L/min/m²	< 3,0 L/min/m²
Sa	< 8 cm/s	< 10 cm/s
dP/dt	< 800 mmHg/s	< 400 mmHg/s
Tei	> 0,47	> 0,54
Excursão anelar	MAPSE < 10 mm	TAPSE < 16 mm
Strain	↓ Pico sistólico, *strain* regional/global assincronismo parietal	

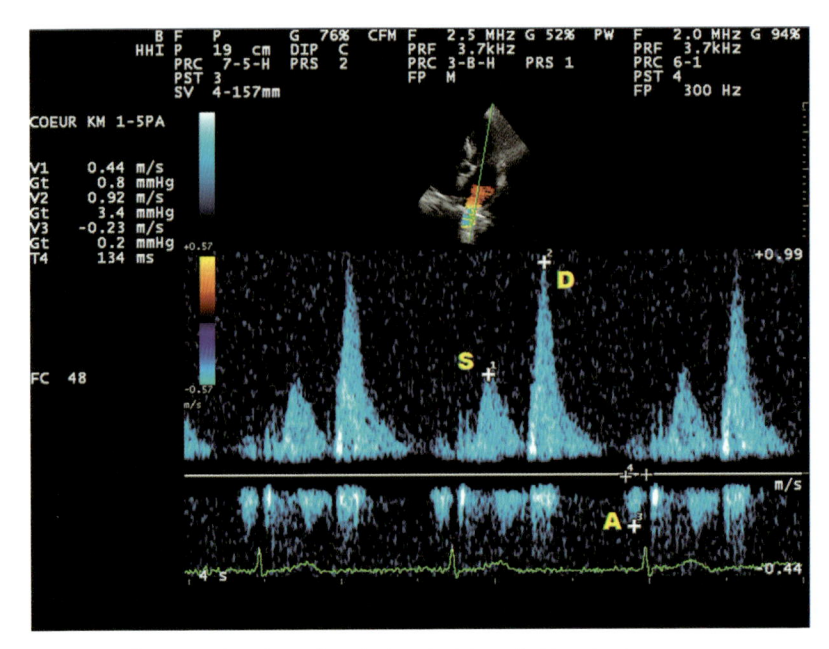

Figura 9.9 Fluxo venoso pulmonar registrado por Doppler transtorácico colorido pulsado.
Onda S = 44 cm/s; onda D = 92 cm/s; onda A = 23 cm/s.

Velocidade de propagação do fluxo mitral (Vp) medido em Doppler colorido TM

A Vp reflete o enchimento do VG em protodiástole (n > 45 cm/s). É um indício de relaxamento do VG relativamente independente de suas condições de carga (Figura 9.10).

Velocidade de deslocamento do anel mitral analisada por Doppler pulsado tecidual (DTI)

A curva das velocidades anelares mitrais comporta três ondas (Capítulo 2, Doppler tecidual) no paciente em ritmo sinusal normal (Figura 9.6):
- uma onda sistólica positiva (Sa), correspondente ao deslocamento do anel mitral em direção ao ápice do coração (n = 9,7 ± 1,9 cm/s);
- ondas negativas, resultantes do deslocamento do anel mitral para a base do coração, protodiastólica (Ea: n = 16 ± 3,7 cm/s) e telediastólica (Aa: n = 10,9 ± 2 cm/s).

Na prática, os valores normalmente obtidos são: onda Ea > 8 cm/s e relação E/Ea < 8.

Aplicações práticas

O estudo rigoroso dos parâmetros Doppler diastólicos discutidos acima é aplicável nas seguintes situações:

Classificação de pacientes em três perfis hemodinâmicos

Esses três perfis correspondem a estágios de gravidade crescentes da disfunção diastólica do VG (Figuras 9.11 à 9.13):
- perfil I: problema de relaxamento do VG;
- perfil II: aspecto pseudonormal;
- perfil III: problema de complacência do VG (perfil restritivo).

No entanto, nota-se que ao longo da evolução de uma cardiopatia, a passagem do perfil I para o perfil II ocorrerá por "pseudonormalização" do fluxo mitral (perfil II intermediário). Esse aspecto pseudonormal é perigoso, pois é falsamente tranquilizador. Ele pode ser detectado através das provas (Valsava, trinitrito) demonstrando uma diminuição exclusiva da onda E mitral ao passo que o fluxo mitral é pseudonormal (Figura 9.14).

Enfim, o perfil hemodinâmico III, dito restritivo, testemunha uma alteração severa da função diastólica do VG. É resultante de uma clara elevação das pressões de enchimento do VG. Esse perfil é observado nas cardiopatias isquêmicas, hipertróficas e dilatadas em estágio avançado, assim como nas miocardiopatias restritivas.

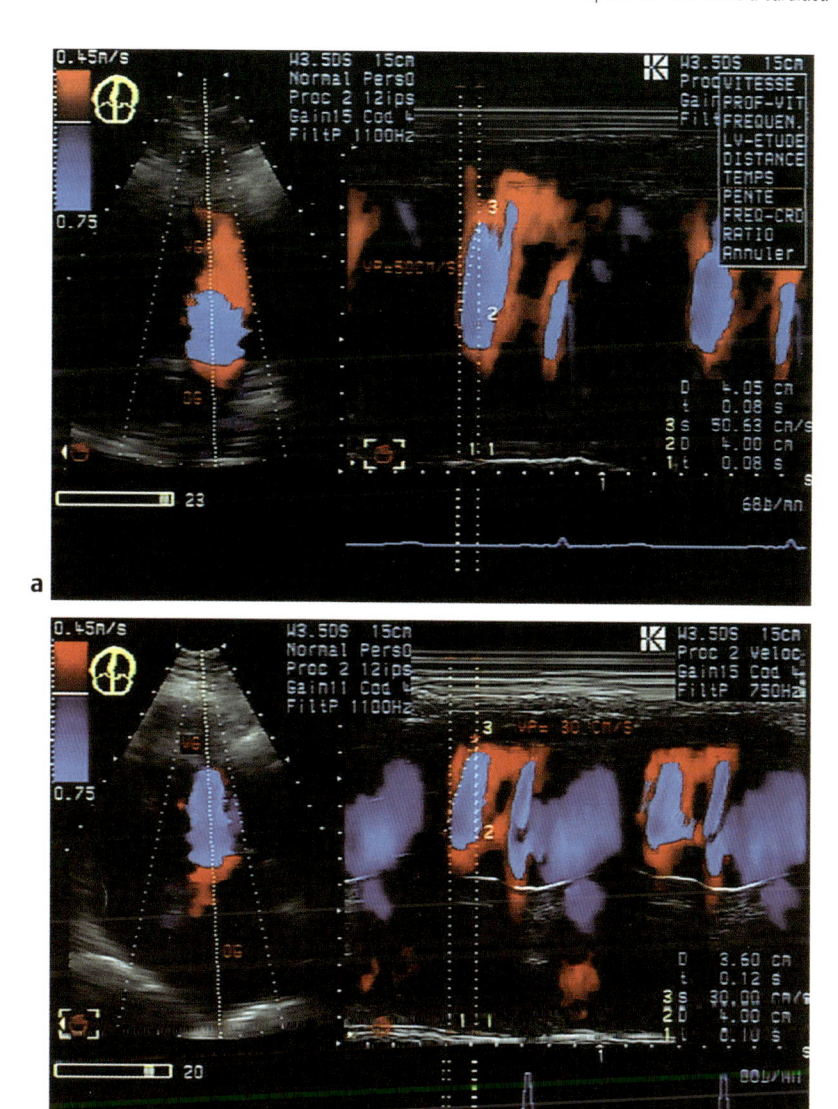

Figura 9.10 Estudo da velocidade de propagação (Vp) do fluxo mitral por eco TM colorido.
a. Aspecto normal (Vp = 50 cm/s). b. Aspecto patológico (Vp = 30 cm/s).

Avaliação das pressões de enchimento do VG

A pressão de enchimento ventricular esquerdo (PRVG) reflete o estado de enchimento diastólico atrioventricular. A estimativa desta pressão é possível a partir dos parâmetros do eco-Doppler.

A utilização dos índices: E/Ea, E/Vp, duração Ap – duração Am (dAp – dAm) é particularmente interessante para a avaliação das PRVG.

Na prática corrente, os valores desses índices em favor de um aumento das pressões são: E/Ea > 15, E/Vp > 2,5, dAp – dAm > 30 ms. Os valores sugestivos de GRPV normal são: E/Ea < 8, E/Vp < 1,5, dAp – dAm < 0. Os valores intermediários desses indícios (zonas cinzas) não permitem concluir formalmente a elevação das PRVG (Tabela 9.2).

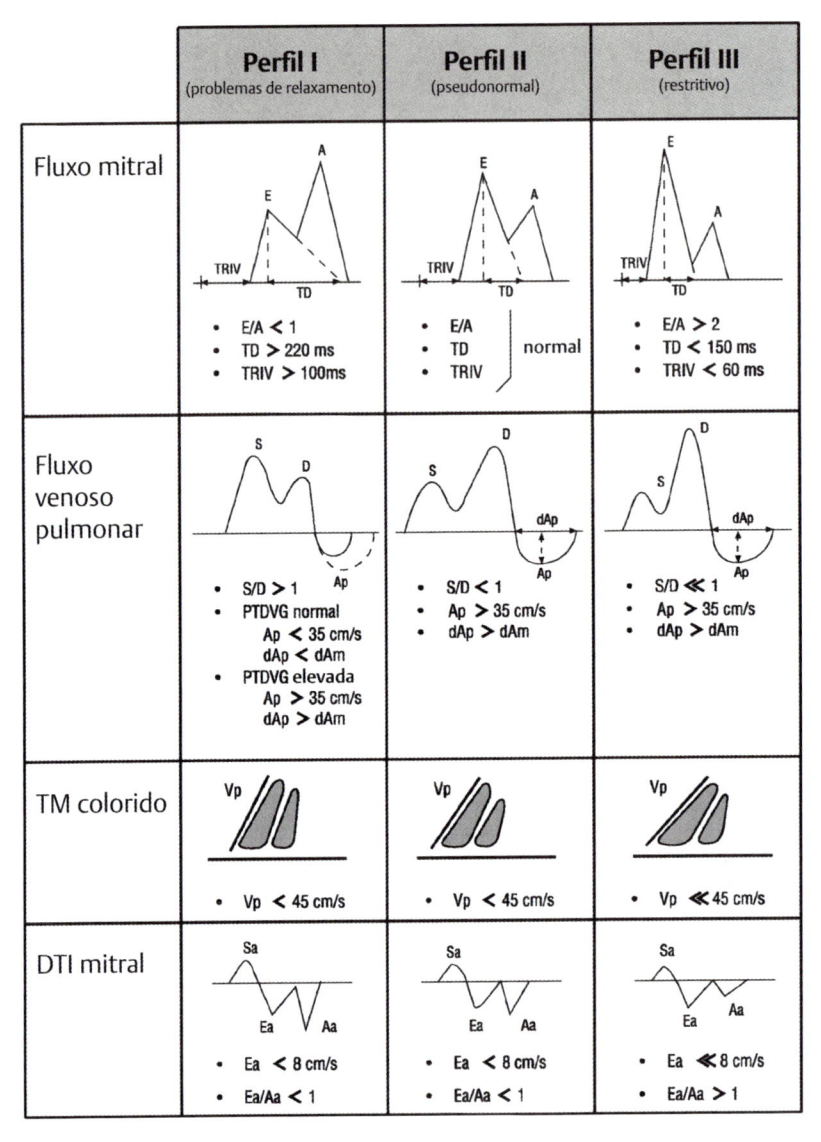

	Perfil I (problemas de relaxamento)	**Perfil II** (pseudonormal)	**Perfil III** (restritivo)
Fluxo mitral	• E/A < 1 • TD > 220 ms • TRIV > 100ms	• E/A ⎫ • TD ⎬ normal • TRIV ⎭	• E/A > 2 • TD < 150 ms • TRIV < 60 ms

Fluxo venoso pulmonar	• S/D > 1
	• PTDVG normal
	  Ap < 35 cm/s
	  dAp < dAm
	• PTDVG elevada
	  Ap > 35 cm/s
	  dAp > dAm
		• S/D < 1
		• Ap > 35 cm/s
		• dAp > dAm
			• S/D ≪ 1
			• Ap > 35 cm/s
			• dAp > dAm

TM colorido	• Vp < 45 cm/s	• Vp < 45 cm/s	• Vp ≪ 45 cm/s
DTI mitral	• Ea < 8 cm/s • Ea/Aa < 1	• Ea < 8 cm/s • Ea/Aa < 1	• Ea ≪ 8 cm/s • Ea/Aa > 1

Figura 9.11 Características dos três perfis de disfunção diastólica do VG.

Nesses casos difíceis, é preciso utilizar outros argumentos clínicos e ecocardiográficos (volume da OG, relação E/A no Valsava, PAP sistólica...). A eventual ecocardiografia de esforço permite desmascarar uma elevação das PRVG em esforço.

Enfim, os índices E/Ea, E/Vp, dAp – dAm podem ser integrados aos algoritmos diagnósticos que permitem predizer a elevação das PRVG de forma mais precisa, em função da FE do VG (normal ou baixa) (Figuras 9.15 e 9.16).

Avaliação prognóstica da insuficiência cardíaca

A abordagem prognóstica de IC em ecocardiografia é multiparamétrica.

Capítulo 9. Insuficiência cardíaca 141

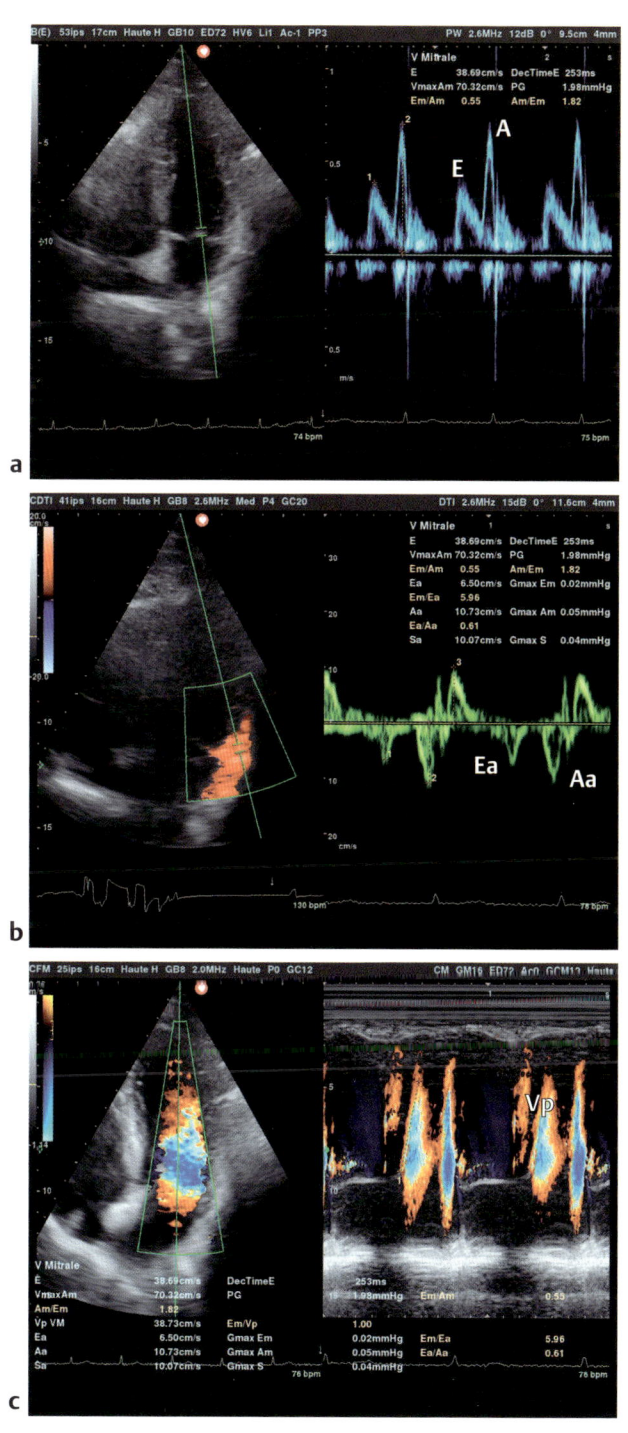

Figura 9.12 Disfunção ventricular diastólica esquerda. Perfil I (problema de relaxamento).
a. Fluxo mitral (Doppler pulsado clássico): E/A = 0,55, TD = 253 ms.
b. Velocidade anelar mitral (Doppler pulsado tecidual). Ea = 6,5 cm/s, EA/Aa = 0,61.
c. Velocidade de propagação mitral (TM colorido). Vp = 38,7 cm/s.
Indícios: E/Ea = 5,9, E/Vp = 1,0 (pressão de enchimento do VG normal).

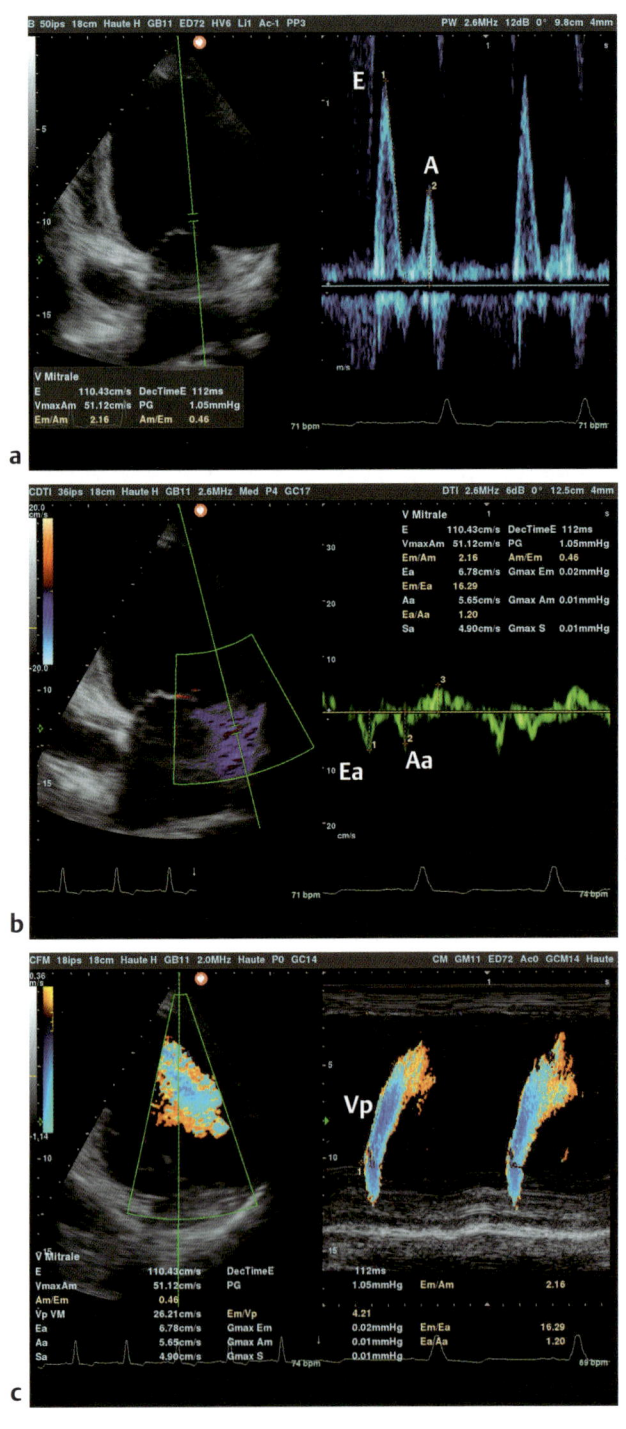

Figura 9.13 Disfunção ventricular esquerda diastólica Perfil III (restritivo).
a. Fluxo mitral (Doppler pulsado clássico) : E/A = 2,16, TD = 112 ms.
b. Velocidade anelar mitral (Doppler pulsado tecidual). Ea = 6,7 cm/s, Ea/Aa = 1,2.
c. Velocidade de propagação mitral (TM colorido). Vp = 26,2 cm/s.
Indícios: E/Ea = 16,3, E/Vp = 4,2 (pressão de enchimento do VG elevada).

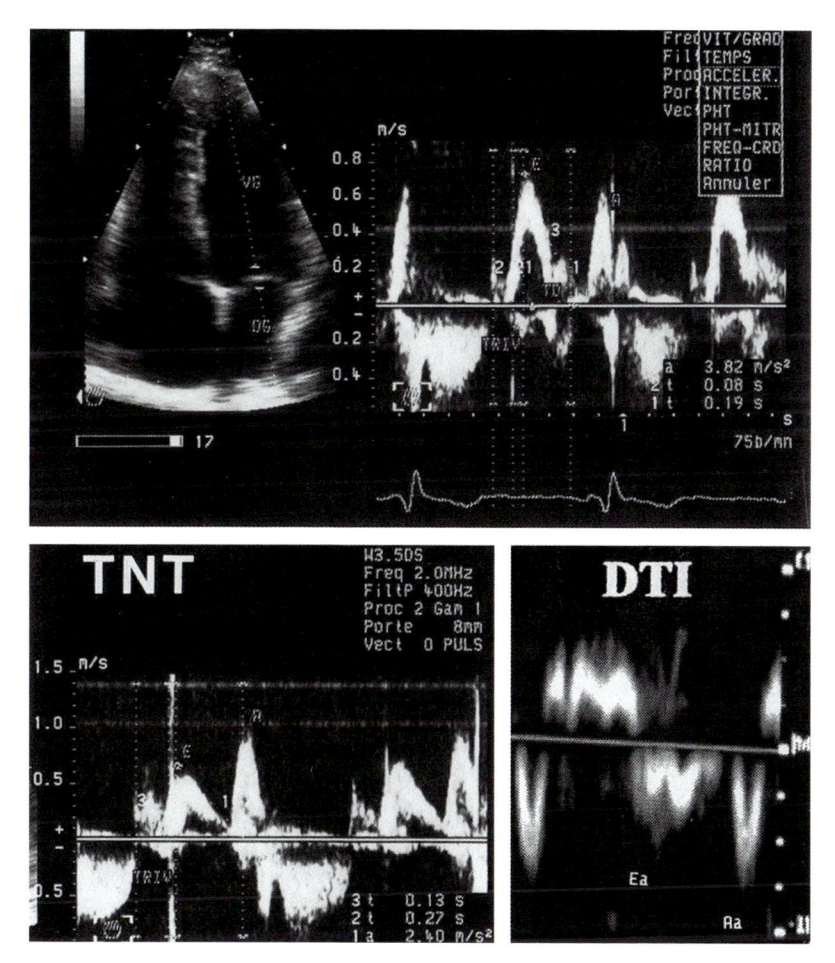

Figura 9.14 Detecção da disfunção diastólica do VG em presença do fluxo mitral pseudonormal (acima). Problema de relaxamento do VG demonstrada no teste com trinitrito (inversão da relação E/A do fluxo mitral) e em DTI anelar mitral (inversão da relaçao Ea/Aa) (abaixo).

Tabela 9.2 Índices ao eco-Doppler utilizados na avaliação da pressão de enchimento do VG

Índices	Valores normais	Zonas cinzas	Valores patológicos
E/Ea	< 8	8-15	> 15
E/Vp	< 1,5	1,5-2,5	> 2,5
dAp-dAm	< 0	0-30 ms	> 30 ms

Os principais indicadores de prognóstico ruim estão resumidos no Quadro 9.1.

Implicações terapêuticas

A FE do VG é um dos indícios da função sistólica global mais frequentemente utilizada em rotina cardiológica. As decisões terapêuticas costumam ser tomadas em razão da FE encontrada na ecocardiografia.

Essas decisões dizem respeito a situações clínicas particulares, tais quais:
- tratamento de uma disfunção ventricular esquerda assintomática (FE < 40%);
- cirurgia de uma insuficiência mitral assintomática (FE < 60%) ou de uma insuficiência aórtica assintomática (FE < 50%);
- implante de um marca-passo de três câmaras em um paciente sintomático com QRS largo (FE < 35%) ou de um desfibrilador implantável (FE < 30%).

Figura 9.15

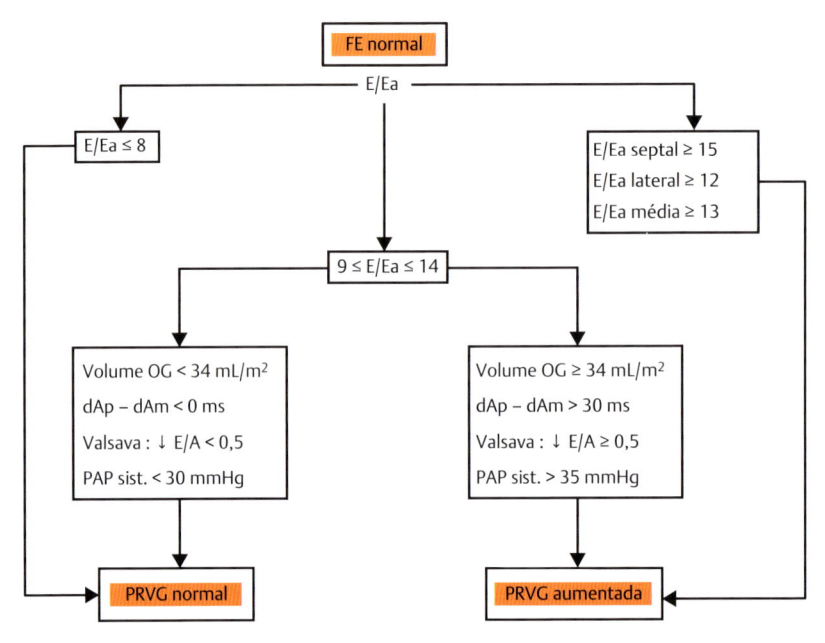

```
                        FE normal
                           |
                         E/Ea
        ┌──────────────────┼──────────────────┐
        |                  |                  |
     E/Ea ≤ 8         9 ≤ E/Ea ≤ 14      E/Ea septal ≥ 15
                           |              E/Ea lateral ≥ 12
                ┌──────────┴──────────┐    E/Ea média ≥ 13
                |                     |
         Volume OG < 34 mL/m²   Volume OG ≥ 34 mL/m²
         dAp – dAm < 0 ms       dAp – dAm > 30 ms
         Valsava : ↓ E/A < 0,5  Valsava : ↓ E/A ≥ 0,5
         PAP sist. < 30 mmHg    PAP sist. > 35 mmHg
                |                     |
           PRVG normal           PRVG aumentada
```

Figura 9.15 Algoritmo de avaliação das pressões de enchimento do VG (PRVG) em pacientes com fração de ejeção (FE) do ventrículo esquerdo normal.

Figura 9.16

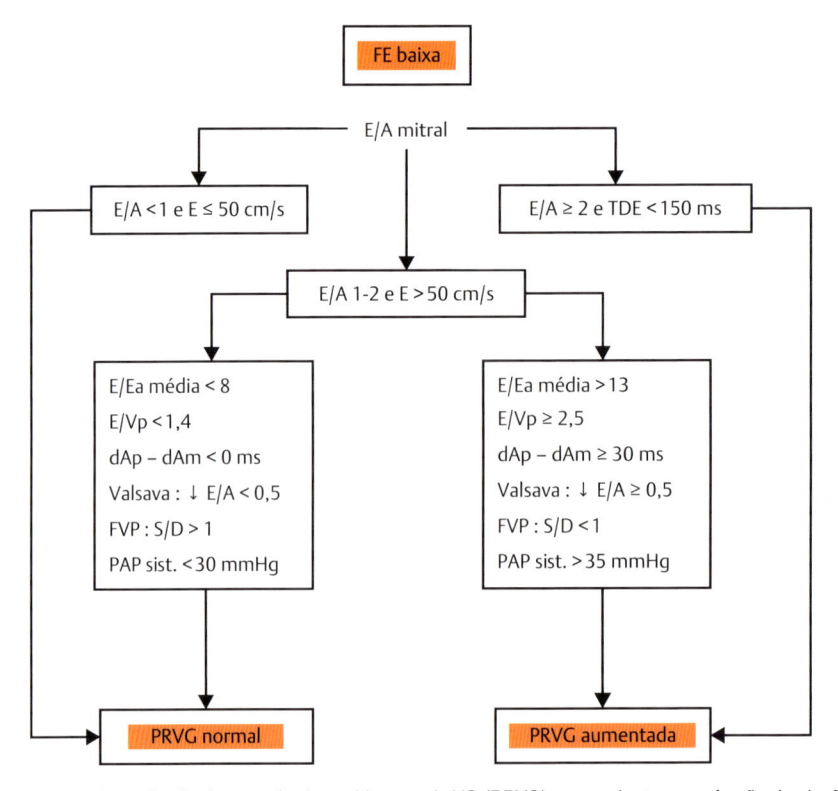

```
                        FE baixa
                           |
                        E/A mitral
        ┌──────────────────┼──────────────────┐
        |                  |                  |
   E/A < 1 e E ≤ 50 cm/s   |           E/A ≥ 2 e TDE < 150 ms
                    E/A 1-2 e E > 50 cm/s
                ┌──────────┴──────────┐
                |                     |
         E/Ea média < 8         E/Ea média > 13
         E/Vp < 1,4             E/Vp ≥ 2,5
         dAp – dAm < 0 ms       dAp – dAm ≥ 30 ms
         Valsava : ↓ E/A < 0,5  Valsava : ↓ E/A ≥ 0,5
         FVP : S/D > 1          FVP : S/D < 1
         PAP sist. < 30 mmHg    PAP sist. > 35 mmHg
                |                     |
           PRVG normal           PRVG aumentada
```

Figura 9.16 Algoritmo de avaliação da pressão de enchimento do VG (PRVG) nos pacientes com fração de ejeção (FE) do ventrículo esquerdo baixa.

> **Quadro 9.1**
>
> **Parâmetros ao eco-Doppler favoráveis ao prognóstico ruim de IC**
> - DTD do VG > 75 mm.
> - VTD do VG > 120 mL/m².
> - FE do VG < 30%
> - HVG concêntrica.
> - dP/dt em IM < 600 mmHg/s.
> - Índice de TEI do VG > 0,75.
> - Onda Sa do VG < 5 cm/s
> - Parâmetros mitrais: E/A > 2, TDE < 150 ms, E/Ea > 15.
> - *Strain* longitudinal do VG < -7%.
> - *Strain* circunferencial do VG < -10,7%.
> - IM isquêmica com SOR > 20 mm².
> - Onda Sa do VD < 10 cm/s.
> - FRS do VD < 35%.
> - PAP sist. > 50 mmHg.
> - Parâmetros tricúspides: E/A > 2,1, TDE < 120 ms, Ea < 9 cm/s, E/Ea > 8.

A ecocardiografia com Doppler auxilia no tratamento adaptado desses casos particulares. A avaliação do prognóstico dos pacientes com insuficiência cardíaca é uma etapa importante no tratamento. O conjunto dos parâmetros prognósticos obtidos em ecocardiografia é muito útil na sequência e na otimização do tratamento da IC.

Enfim, a imagem dita multimodal (em particular ecocardiografia e IRM) tem impacto direto no tratamento das insuficiências cardíacas. Ela permite:
- guiar o tratamento farmacológico pelo grau da disfunção sistólica e/ou diastólica do VG e/ou do VD (tratamento guiado por eco);
- melhorar a seleção dos candidatos à ressincronização cardíaca (Capítulo 9);
- melhorar a seleção de portadores de IC severa possivelmente beneficiados por assistência circulatória mecânica ou por um transplante cardíaco.

Insuficiência cardíaca direita (ICD)

A insuficiência cárdica direita (ICD) é causada pela disfunção sistodiastólica do ventrículo direito.

Disfunção sistólica do ventrículo direito

É expressa pelas seguintes anomalias:
- diminuição da fração de ejeção (FE) do VD (< 48%) calculada pela ecocardiografia 2D segundo o método de Simpson (Capítulo 2): a vantagem desse método na prática clínica é modesto, em razão da geometria complexa do VD e das dificuldades de determinação dos volumes do VD (VD dificilmente modalizável, medidas volumétricas imprecisas);
- diminuição da fração de redução de superfície (FRS) do VD (< 40%; < 35% nível baixo; n = 49 ± 7%):
  a FRS do VD é uma dimensão equivalente à FE. Ela é calculada a partir das superfícies telediastólicas (STD) e telessistólicas (STS) do VD, em planimetria no corte apical de quatro câmaras:

$$FRS = \frac{STD - STS}{STD}$$

  – trata-se de um parâmetro simples a medir, mas que depende, também, das condições de carga ventricular, assim como a FE do VD.
- diminuição do fluxo do VD medido por Doppler pulsado no anel pulmonar (fluxo pulmonar, ou Qp, < 3,0 L/min/m²);
- alongamento do tempo de pré-ejeção pulmonar (TPE) (> 90 ms): o TPE é medido no início do QRS do ECG até o início do fluxo pulmonar registrado por Doppler pulsado;
- diminuição da amplitude do deslocamento sistólico do anel tricúspide TAPSE (excursão anelar) medido em modo TM conforme o corte apical (n > 20 mm) (Figura 9.17). A excursão anelar tricúspide inferior a 16 mm reflete uma disfunção sistólica do VD;

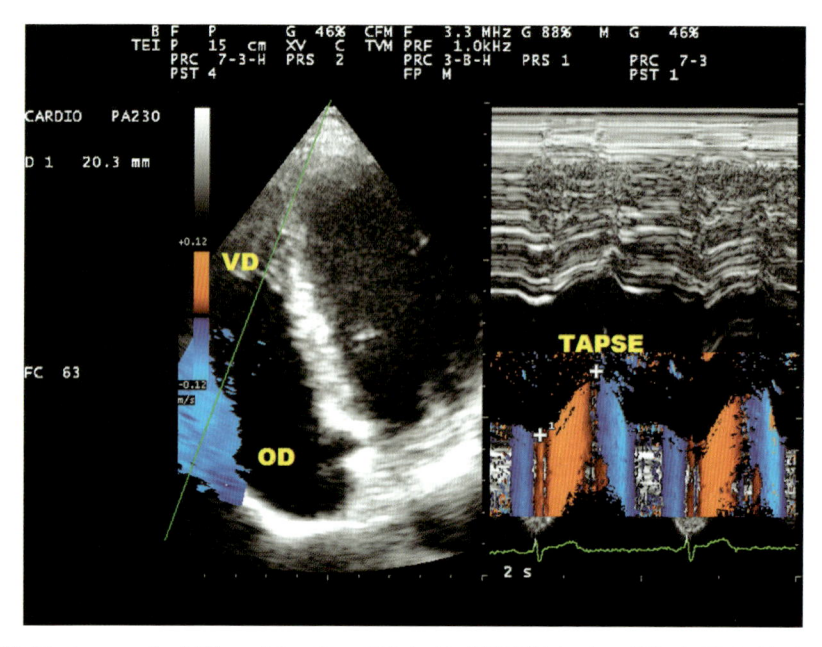

Figura 9.17 Medida da excursão sistólica máxima do anel tricúspide (TAPSE) lateral em TM colorido tecidual em vista apical (20 mm).

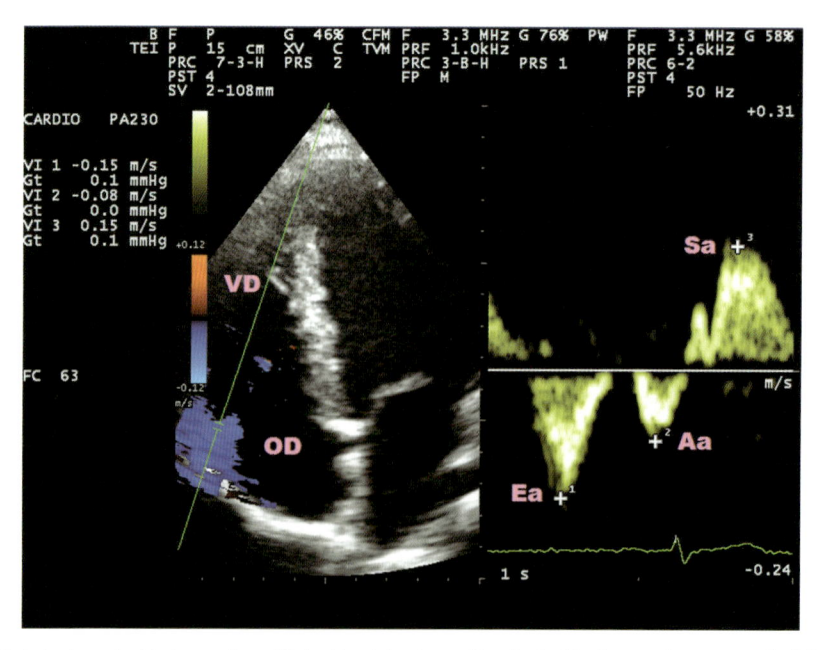

Figura 9.18 Estudo das velocidades anelares tricúspides laterais em Doppler tecidual segundo o corte apical de quatro câmaras.
Ea = 15 cm/s; Aa = 8 cm/s; Sa = 15 cm/s.

- diminuição da velocidade máxima do deslocamento sistólica do anel tricúspide (onda Sa) medida em Doppler tecidual pulsado (DTI) (n > 13 cm/s). Uma velocidade anular sistólica inferior a 10 cm/s é favorável à disfunção sistólica do VD (FE < 50%) (Figura 9.18);
- aumento do índice de desempenho miocárdico (IPM) do VD (> 0,54);
- diminuição da derivada de pressão do VD (dP/dt) (< 400 mmHg/s) (Figura 9.19).

Os parâmetros sistólicos do VD – TAPSE, Sa, IPM, dP/dt – são medidos segundo a mesma metodologia utilizada para o estudo do VG.

Enfim, a ecocardiografia 3D (cálculo dos volumes ventriculares e da FE do VD) e a imagem de deformação (estudo do *strain* longitudinal do VD) tem valor para o estudo do ventrículo direito (Figura 9.20). A diminuição do *strain* longitudinal da parede livre do VD < -20% evoca uma disfunção sistólica do VD (n = -29 ± 4,5%).

Disfunção diastólica do ventrículo direito

Ela se expressa pelas anomalias:
- do fluxo de enchimento do VD (fluxo tricúspide) registrado por Doppler pulsado (Capítulo 2, Fluxo tricúspide);
- do fluxo venoso sub-hepático (FVSH) estudado por Doppler pulsado (Capítulo 2, Fluxo venoso sub-hepático);
- das velocidades de deslocamento diastólico do anel tricúspide (ondas Ea e Aa) medidas por Doppler tecidual pulsado (Figura 9.18);
- do fluxo de insuficiência pulmonar (IP) registrado por Doppler contínuo. O aspecto de IP em *dip*-platô identifica uma alteração severa da função diastólica do VD (Capítulo 8, Pericardite crônica constritiva).

A análise dos parâmetros diastólicos do VD permite determinar dois tipos de disfunção diastólica do VD: problema de relaxamento (o mais frequente) e problema de complacência (dado por uma cardiopatia restritiva) (Tabela 9.3).

A relação E/Ea tricúspide > 6 sugere uma elevação da pressão do AE (≥ 10 mmHg; n = 4 ± 1). A onda Ea tricúspide < 9 cm/s (n > 12 cm/s), assim como a relação E/Ea tricúspide > 8 tem valor prognóstico ruim em caso de insuficiência cardíaca.

Em conclusão, a combinação de diferentes parâmetros ao eco-Doppler permite reforçar o diagnóstico da disfunção do ventrículo direito. A partir do momento em que o diagnóstico de insuficiência do VD é estabelecido, um tratamento apropriado pode ser aplicado.

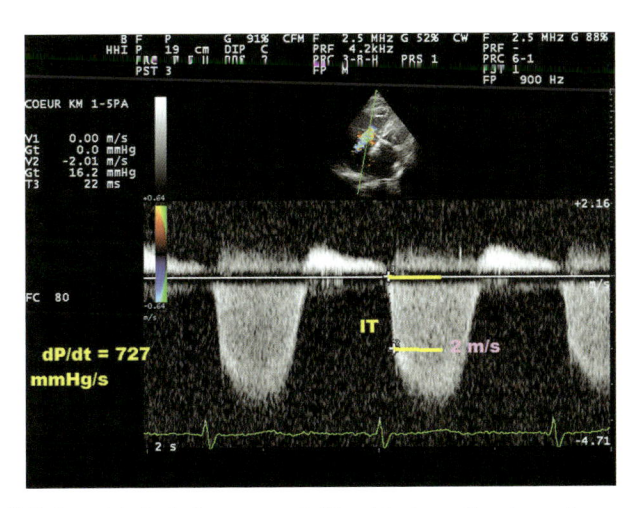

Figura 9.19 Medida da dP/dt do ventrículo direito na curva de IT registrada em Doppler contínuo.
dt: tempo entre as velocidades de 0 a 2 m/s de IT = 0,022 s; dP: 16 mmHg; dP/dt = 16/0,022 = 727 mmHg/s.

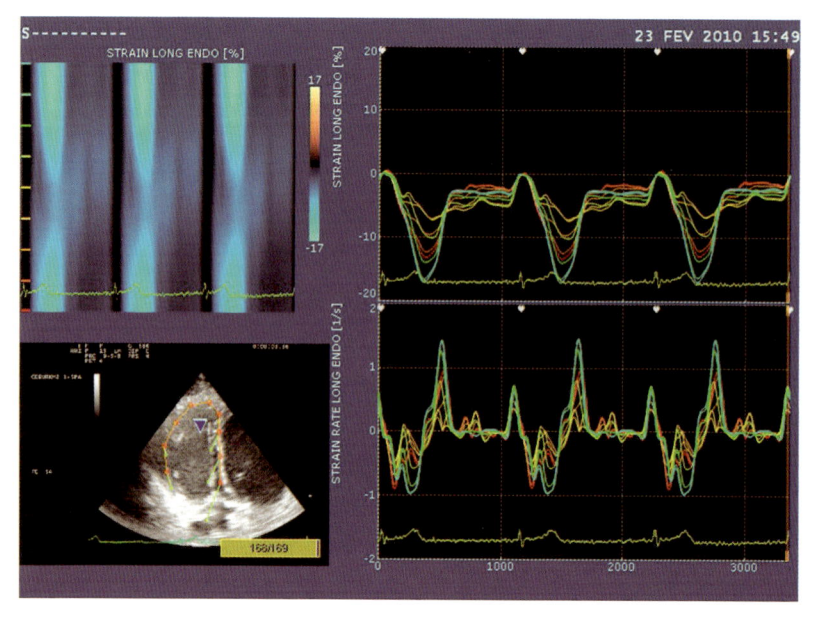

Figura 9.20 Estudo do ventrículo direito em 2D *strain*: gráfico do *strain/strain rate* longitudinal.

Tabela 9.3 Estudo da disfunção diastólica do ventrículo direito

Parâmetros	Valores normais	De relaxamento	De complacência
Fluxo tricúspide: E/A TDE	1–1,5 170–220 ms	< 1 > 250 ms	> 2,0 < 130 ms
Tempo de relaxamento isovolumétrico VD	60–80 ms	> 80 ms	< 60 ms
Fluxo venoso sub-hepático	S/D > 1	S/D >> 1	S/D < 1
Velocidade anelar tricúspide	Ea/Aa > 1	Ea ↓ Ea/Aa < 1	Ea ↓↓ Ea/Aa << 1

Ressincronização ventricular no paciente com insuficiência cardíaca

A perda do sincronismo da atividade miocárdica implica na queda do fluxo cardíaco e no aumento das pressões de enchimento. O estímulo cardíaco multissítio é benéfico nos pacientes em insuficiência cardíaca que apresentam assincronismo ventricular.

A ecocardiografia Doppler permite:
- a seleção dos candidatos ao implante do estimulador cardíaco;
- a regulagem pós-operatória do estimulador (otimização do sincronismo ventricular);
- o acompanhamento hemodinâmico dos pacientes com o dispositivo.

A ressincronização ventricular permite aperfeiçoar o estado clínico e a vigilância de pacientes com insuficiência cardíaca severa que não respondem ao tratamento medicamentoso.

A *detecção do assincronismo cardíaco* é realizada por eco-Doppler que permite detectar um assincronismo cardíaco em três níveis sucessivos: atrioventricular, interventricular e intraventricular (Quadro 9.2).

> **Quadro 9.2**
>
> **Critérios ao eco-Doppler de assincronismo cardíaco**
>
> Assincronismo atrioventricular
> - Duração do fluxo mitral < 40% do RR (Doppler pulsado).
> - Fusão das ondas E e A mitrais (Doppler pulsado).
>
> Assincronismo interventricular
> - Diferença entre os períodos de pré-ejeção: aórtico-pulmonar > 40 ms (Doppler pulsado).
> - Diferença entre os tempos eletromecânicos: esquerda-direita > 60 ms (Doppler tecidual).
>
> Assincronismo intraventricular
> - Movimento de ondulação parietal (2D clássico ou Doppler tecidual colorido).
> - Espaço entre os picos de contração > 130 ms (TM).
> - Espaço entre as pré-contrações parietais > 70 ms (TM).
> - Diferença entre os tempos D1 e D2; D1 > D2 (TM, Doppler pulsado).
> - Espaço entre os DEM segmentares > 40 ms ou entre os DES segmentares > 60 ms (Doppler tecidual pulsado).
> - Período de pré-ejeção aórtica > 140 ms (Doppler pulsado).
> - *Strain* 2D: retardo de contração, discrepância temporal, contração pós-sistólica, contração diastólica tardia...
> - *Septal flash, apical tecking*.

Assincronismo atrioventricular

É causado pelo alongamento da condução atrioventricular responsável por uma redução da duração do fluxo mitral (diminuição do enchimento do VG) e uma diminuição da ejeção do VG. A insuficiência mitral dita diastólica (dada pelo fechamento prematuro da valva mitral) pode ser favorecida. Em ritmo sinusal, observa-se a fusão entre a onda E e a onda A do fluxo mitral. Na prática, fala-se de assincronismo atrioventricular se a duração do fluxo mitral obtido em Doppler pulsado for inferior a 40% do ciclo cardíaco (intervalo RR) (Figura 9.21).

Assincronismo interventricular

O assincronismo entre o VD e o VG implica em uma fusão entre a ejeção aórtica pulmonar (retardada à ejeção do VG em relação ao VD), com alteração das funções sistólica e diastólica do coração e com insuficiência mitral protossistólica ou mesmo diastólica. Esse assincronismo se exprime:
- em Doppler pulsado clássico, por uma diferença de períodos de pré-ejeção (PPE) ventricular direita e esquerda. Esses períodos são medidos, respectivamente, no fluxo pulmonar e aórtico em Doppler pulsado entre o pé do QRS e o início do fluxo de ejeção (Figuras 9.22 e 9.23). No coração sadio, a diferença PPE aórtica – PPE pulmonar (tempo mecânico intraventricular) é de ordem de 20 ± 10 ms. O critério de assincronismo interventricular por um valor superior a 40 ms é o mais frequentemente obtido;
- em Doppler pulsado tecidual, por uma diferença dos tempos eletromecânicos (DEM) direito e esquerdo (entre o início do QRS e o fluxo da onda S anelar tricúspide e mitral, respectivamente). A diferença DEM esquerda – DEM direita > 60 ms reflete assincronismo interventricular (Figura 9.24).

Assincronismo intraventricular

Esse assincronismo é causado pela ativação tardia de uma porção do músculo ventricular esquerdo, com aparecimento de fenômenos discinéticos, redução da ejeção sistólica e do fluxo cardíaco e anomalia do relaxamento do VG. A detecção do assincronismo intraventricular esquerda é possível em ecocardiografia convencional TM, 2D e por Doppler tecidual.

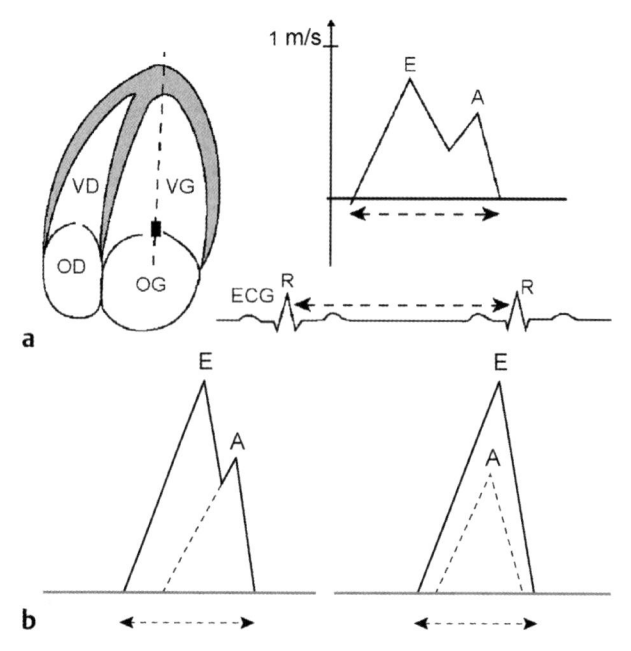

Figura 9.21 Estudo do assincronismo atrioventricular por Doppler pulsado.
a. Aspecto normal. Duração do fluxo mitral é > 40% da duração do intervalo RR no mesmo ciclo.
b. Assincronismo atrioventricular. Duração do fluxo mitral é < 40% do RR devido à amputação da onda A (à esquerda) ou da fusão das ondas E e A (à direita)

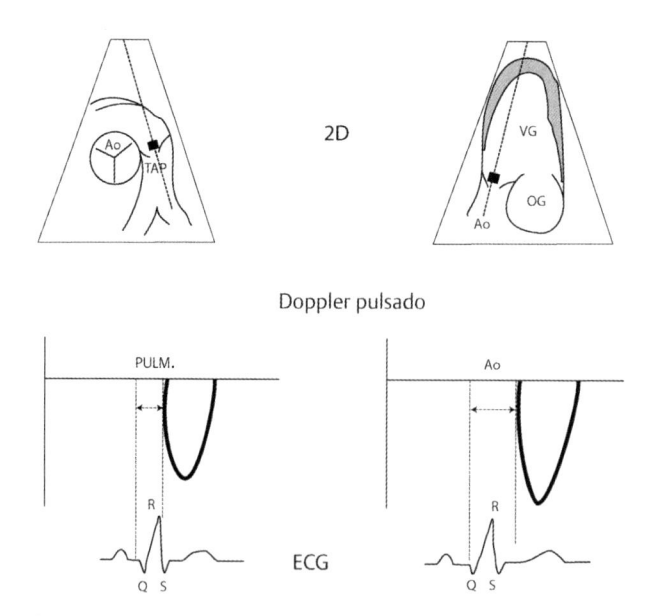

Figura 9.22 Estudo do assincronismo interventricular por Doppler pulsado.
Medida dos períodos pré-ejeção (PPE) pulmonar (Pulm.) no infundíbulo pulmonar e aórtico (Ao) na via de entrada do VG.

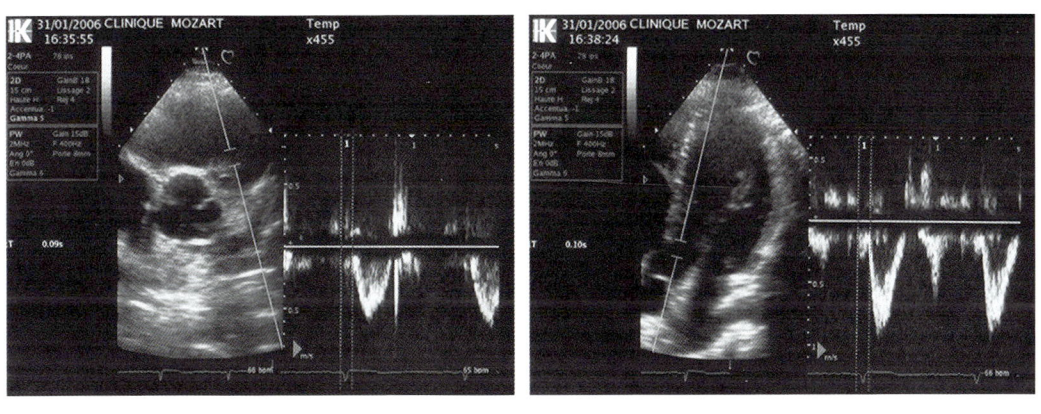

Figura 9.23 Períodos de pré-ejeção (PPE) medidos por Doppler pulsado.
PPE pulmonar = 90 ms; PPE aórtico = 100 ms. Tempo mecânico interventricular = 10 ms.

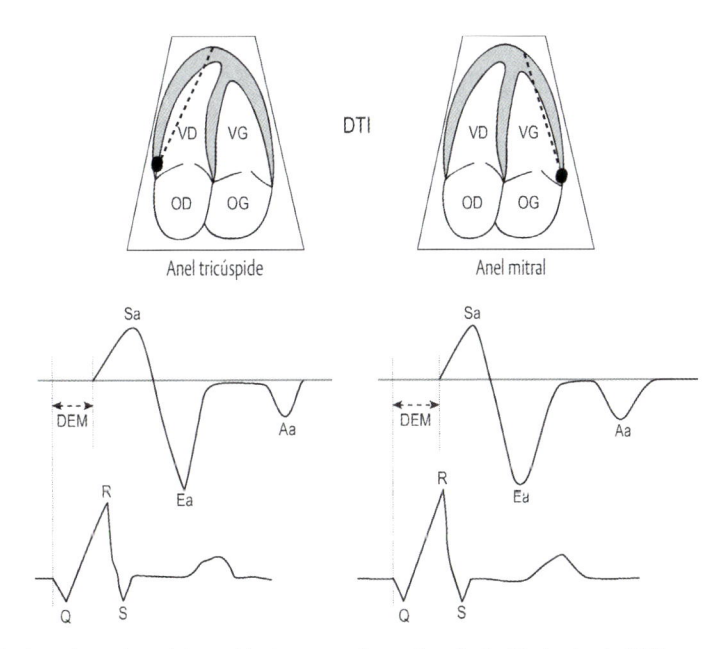

Figura 9.24 Estudo do assincronismo interventricular esquerdo por Doppler tecidual pulsado (DTI).
Medida dos tempos eletromecânicos (DEM) direito e esquerdo (entre o pé do QRS e o início da onda S anelar tricúspide e mitral).

Ecocardiografia TM

Um retardamento da ativação da parede posterior do VG pode ser descoberta pela medida:
- Em TM (segundo o corte paraesternal longitudinal ou subcostal), de dois tipos de tempos:
  o tempo entre os picos de contração de duas paredes em face septal e posterior (critério de Pitzalis; Figuras 9.25a e 26a). E TM anatômica (Capítulo 14) facilita essa medida para as outras paredes. O Doppler tecidual em modo TM colorido permite melhor definição dos picos de deslocamento sistólico das paredes (Figura 2.23). O assincronismo intraventricular é definido por uma diferença entre as excursões máximas parietais superiores a 130 ms;

– o tempo de preconização parietal entre o início da contração das paredes septal e posterior do VG (Figura 9.25a). O Doppler tecidual TM colorido auxilia a identificar o início da contração. O intervalo de > 70 ms entre esses inícios indica assincronismo intraventricular.
- em TM associado ao Doppler pulsado transmitral, do tempo D1 – entre o início do QRS e o pico de contração da parede posterior – e do tempo D2 – entre o início do QRS e o início da onda E do fluxo mitral – (critério de Cazeau; Figuras 9.25b e 9.26b e c). Um retardamento da ativação da parede posterior é definido por D1 > D2 (assincronismo intraventricular). Trata-se de uma contração retardada anormal da parede posterior, produzida pela abertura mitral (sobreposição sistodiastólica).

Ecocardiografia 2D

Ela traz uma informação qualitativa sobre a existência de assincronismo intraventricular.

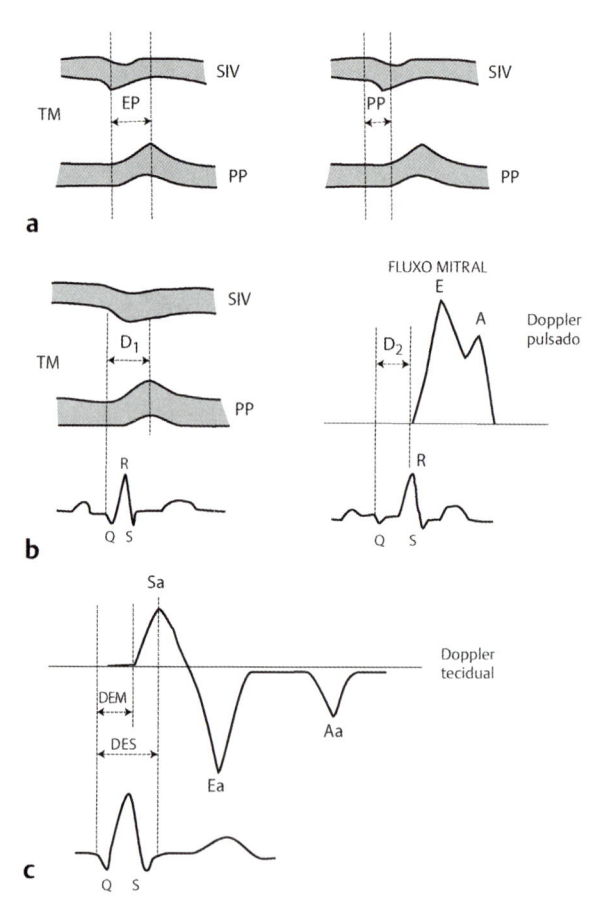

Figura 9.25 Estudo de assincronismo intraventricular esquerdo.
a. Em modo TM, pelo espaço entre os picos (EP) e pelo espaço entre as pré-contrações parietais (PP).
b. Em TM (tempo D1) associado ao Doppler pulsado (tempo D2).
c. Em Doppler tecidual (C): tempo eletromecânico (DEM) e eletrossistólico (DES).

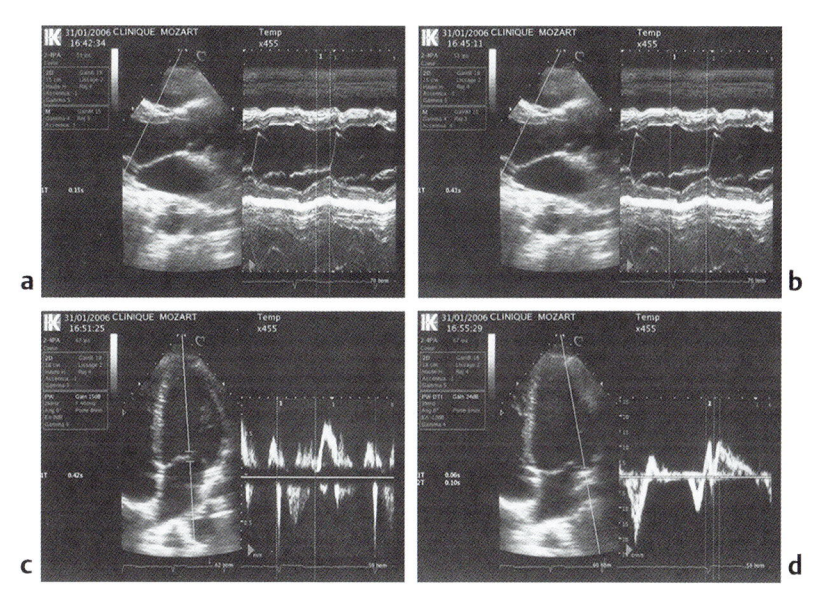

Figura 9.26 Medidas dos parâmetros que refletem o assincronismo intraventricular.
a. Espaço entre os picos parietais: 150 ms.
b, c. Diferença D1-D2 = -10 ms.
d. DEM basal = 60 ms, DES basal = 100 ms (d).

O movimento de "ondulação parietal" sistólica demonstra a contração retardada de uma parede ao longo do ciclo cardíaco. Essa apreciação permanece, no entanto, bastante subjetiva e pouco precisa. Somente um assincronismo importante (> 80 ms) é visível a olho.

De fato, as ferramentas ecocardiográficas visuais que podem orientar para um assincronismo mecânico intra-VG são:
- *septal flash*: movimento rápido, breve e precoce do septo interventricular em período de contração isovolumétrica (Figura 9.27);
- *apical tecking*: movimento de báscula do ápice em direção da parede lateral em sístole.

O valor diagnóstico verdadeiramente aditivo dessas ferramentas continua a ser demonstrado.

Doppler tecidual

O assincronismo intraventricular é classicamente estudado por Doppler tecidual pulsado (DTI) ao nível dos segmentos basais (perto do anel mitral) das quatro paredes ventriculares esquerdas: septal, anterior, inferior e lateral (critério de Box; Figura 9.28).

Dois tipos de tempos podem ser medidos (Figuras 9.25a e 9.26d):
- tempo eletromecânico (DEM) entre o início do QRS e o início da onda S de contração sistólica em DTI;
- tempo eletrossistólico (DES) entre o início do QRS e o pico da onda S.

As diferenças entre esses dois tempos permitem apreciar as paredes mais assincrônicas. A medida do tempo eletromecânico é mais precisa.

Fala-se de assincronismo intraventricular quando o intervalo entre esses tempos intraventriculares de dois segmentos basais é superior a 40 ms (para o DEM) e superior a 60 ms (para o DES) (Figura 9.28).

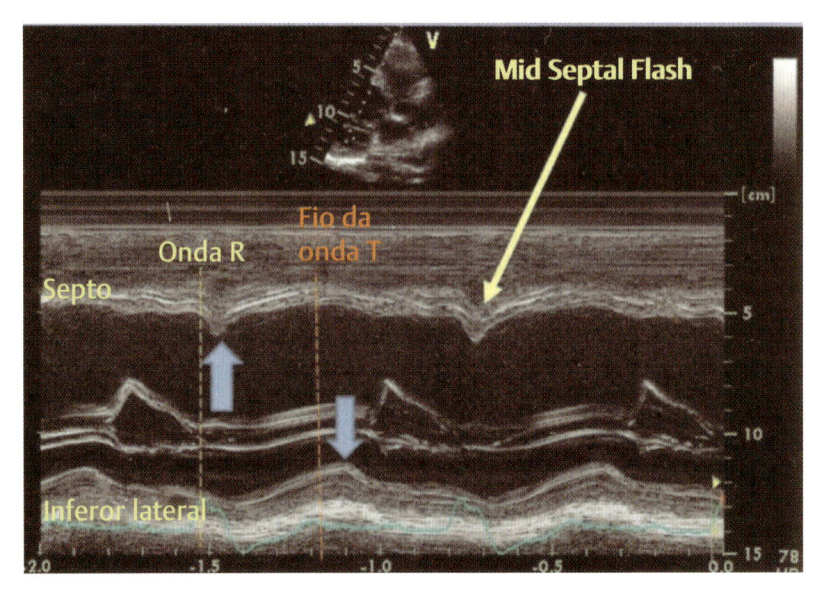

Figura 9.27 Assincronismo intraventricular esquerdo, imagem TM de *septal flash*.
Fonte: Donal E. L'imagerie cardiaque est-elle utile pour la resynchronisation cardiaque. *Cordiam* 2015; 4:5-8.

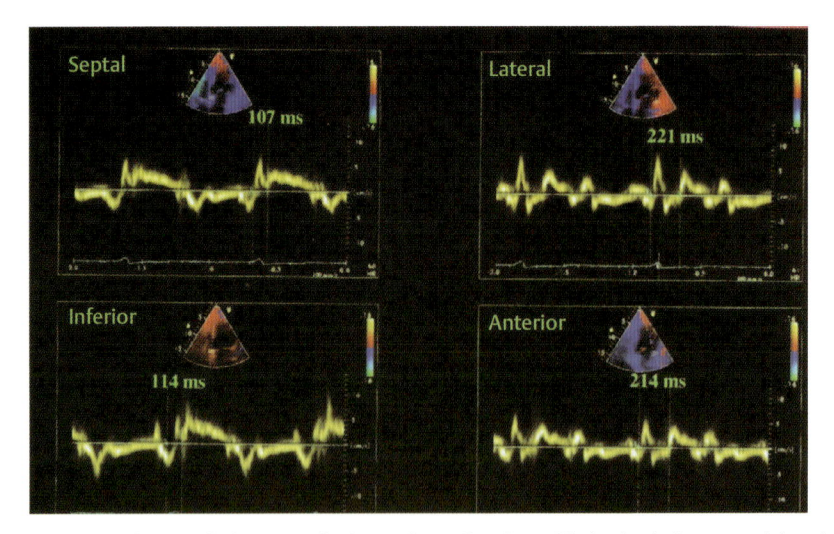

Figura 9.28 Assincronismo intraventricular esquerdo detectado em Doppler tecidual pulsado (espaço máximo de DEM de 114 ms entre a parede septal e a parede lateral).

Além disso, um retardo da ejeção aórtica reflete assincronismo intraventricular. O período pré-ejeção (PPE) aórtico superior a 140 ms pode ser utilizado como critério isolado de assincronismo intraventricular.

Ecocardiografia 3D

A ecocardiografia 3D em tempo real é superior na resolução espacial das estruturas e da função do VG. Ela permite diagnosticar mais facilmente o assincronismo ventricular esquerdo, combinando a visualização espacial e temporal da contração do VG (Figura 9.29).

Imagem de *strain*

A técnica inovadora de 2D *strain*, fundamentada na imagem bruta 2D (*speckle tracking*) dá informações sobre os três componentes contrácteis do VG: longitudinal, radial e circunferencial (Capítulo 14). A aquisição instantânea das curvas de velocidade, de deslocamento e de deformação (*strain*) permite uma análise precisa da defasagem entre diferentes segmentos do VG. As informações fornecidas pela técnica de 2D *strain* permitem o estudo de um assincronismo intraventricular (Figura 9.30) de forma inovadora e relativamente simples.

Enfim, a ecocardiografia de esforço permite identificar candidatos que não tenham assincronismo em estado basal, somente em esforço, e que possam se beneficiar de um estímulo cardíaco.

Concluindo, o diagnóstico de assincronismo cardíaco intraventricular é fundamentado no estudo multiparamétrico, que demanda adicionar os parâmetros de assincronismo para aumentar a probabilidade de resposta positiva ao tratamento.

A falta de reprodutibilidade de diferentes critérios de assincronismo cardíaco, bem como a fraca sensibilidade e especificidade individual destes, é um limite importante da ecocardiografia. Com efeito, os melhores critérios de seleção para ressincronização cardíaca nos pacientes com insuficiência cardíaca sintomática (classes II e III do *New York Heart Association*) continuam: a FE do VG ≤ 35% E a duração de QRS ≥ 150 ms em caso de bloqueio do ramo esquerdo (BBG) ou 120-150 ms (sem BBG). O papel da ecocardiografia é praticamente limitado à medida da FE do VG.

No entanto, baseando-se nesses critérios, um terço dos pacientes não responderão idealmente à ressincronização. A prudência na análise do assincronismo cardíaco pela ecocardiografia cardíaca é, portanto, necessária.

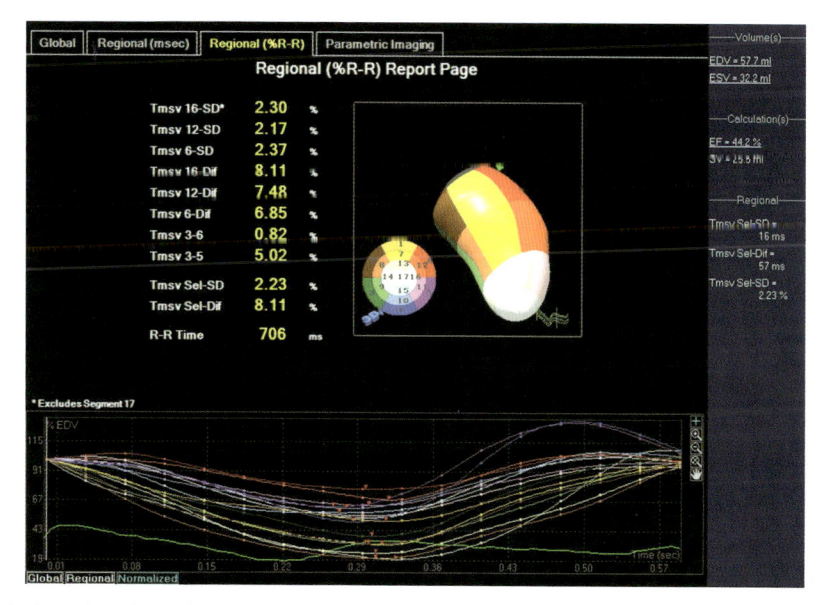

Figura 9.29 Assincronismo intra-VG estudado em modo ETT 3D. Relação dos parâmetros de contração regional do VG.

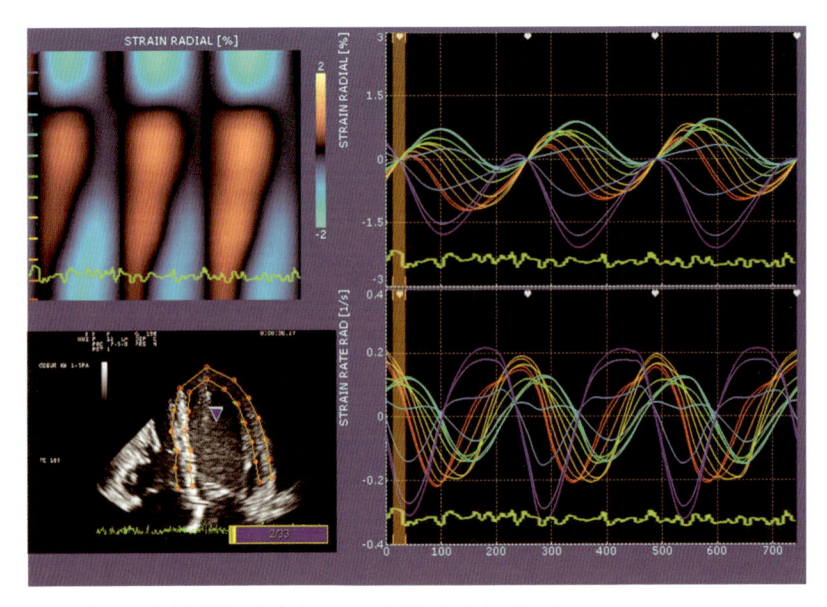

Figura 9.30 Assincronismo radial do VG estudado em modo 2D *strain/strain rate*.

Capítulo 10
Massas intracardíacas

Tromboses intracardíacas

A possibilidade de diagnosticar um trombo intracardíaco por ecocardiografia depende de:
- seu tamanho: o trombo cujo diâmetro é superior a 5 mm pode ser detectado por ETT;
- sua forma: o trombo móvel pedunculado é mais fácil de visualizar que o trombo liso que recobre a parede cardíaca;
- sua idade: o trombo antigo gera ecos mais densos, cuja visualização é mais fácil;
- sua localização, mais ou menos acessível ao feixe ultrassonográfico.

O diagnóstico dos trombos se baseia na ecocardiografia 2D. O contexto clínico pode orientar para esse diagnóstico: valvulopatia ou prótese mitral, principalmente em caso de arritmia completa ou ectasia atrial, infarto do miocárdio, aneurisma ventricular, miocardiopatia dilatada, doença tromboembólica venosa.

O trombo aparece como massas de ecos anormais, mais ou menos densos e não homogêneos, com contornos irregulares (imagem "em nuvem").

A ecocardiografia 2D permite precisar:
- *a localização do trombo*:
  - no nível do OG, eles são móveis, flutuam na cavidade atrial ou aderem à parede, sobretudo à posterior ou à atrial. A aurícula esquerda é particularmente atingida no desenvolvimento dos trombos. De fato, somente a ETO permite visualizar os trombos na aurícula esquerda, praticamente inexplorável por via transtorácica. O trombo do OG é associado, com frequência, ao contraste espontâneo que significa uma remora sanguínea (Figura 10.1). Esse contraste espontâneo é perfeitamente identificável por ETO (aspecto em "mechas de fumaça"). Trata-se de um estado pré-trombótico e de um marcador de risco emboligênico,

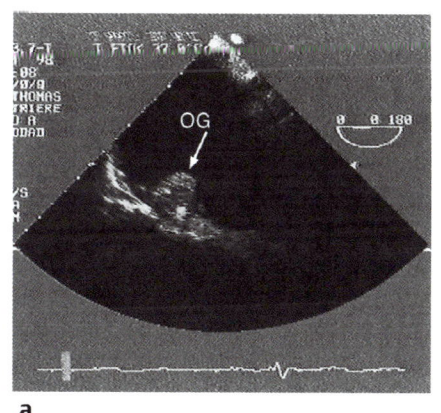

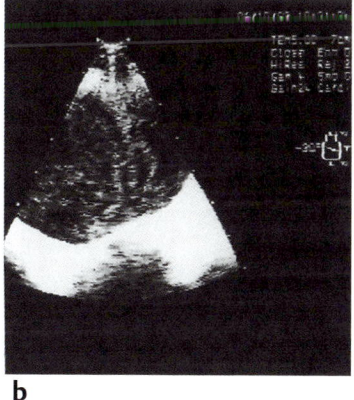

Figura 10.1 ETO multiplanar.
a. Trombo (seta) séssil da aurícula esquerda.
b. Imagem de contraste espontâneo na aurícula esquerda.

- o trombo intraventricular é raro no VD (Figura 10.2c). Em contrapartida, são encontrados, frequentemente, no VG, em caso de infarto do miocárdio, em particular no nível da ponta no contato de uma zona acinética ou aneurismática (Figura 6.6 e Figura 10.2a e b);

- *o volume*:
  - o tamanho do trombo é variável, podendo ter de alguns milímetros até alguns centímetros. Na maioria das vezes, o trombo do OG é volumoso e adere ao teto da aurícula. O trombo da aurícula esquerda costuma ser pequeno, pouco móvel ou imóvel;
  - a ETO é claramente superior à ETT para detecção de trombos de pequeno volume em particular.

- *a mobilidade*:
  - o trombo móvel pode ser esférico "em bola", alongado em "serpente" ou poliglobal (Figura 10.3);
  - o trombo flutuando livremente na cavidade cardíaca pode se prolapsar pelo orifício valvu-

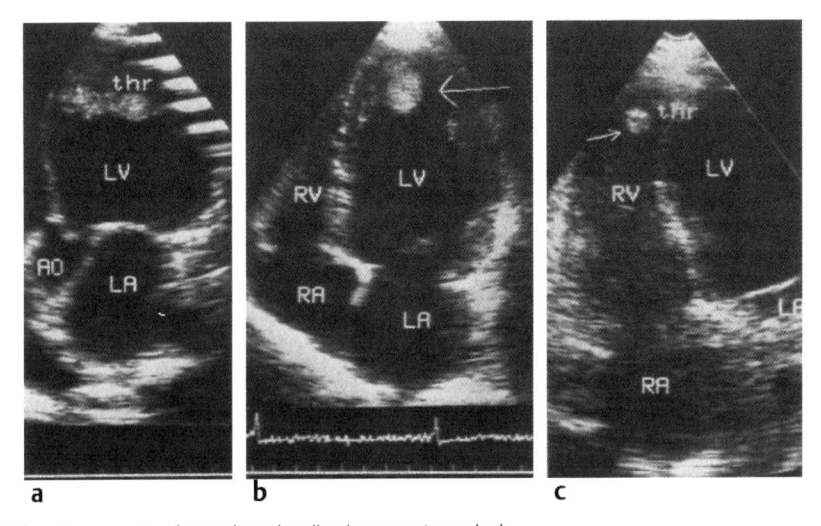

Figura 10.2 Diferentes aspectos de trombos visualizado em cortes apicais.
a. Trombo mural cobrindo o ápice do VG.
b. Trombo apical do VG, móvel, pedunculado.
c. Trombo pouco móvel ao nível do ápice do VD.

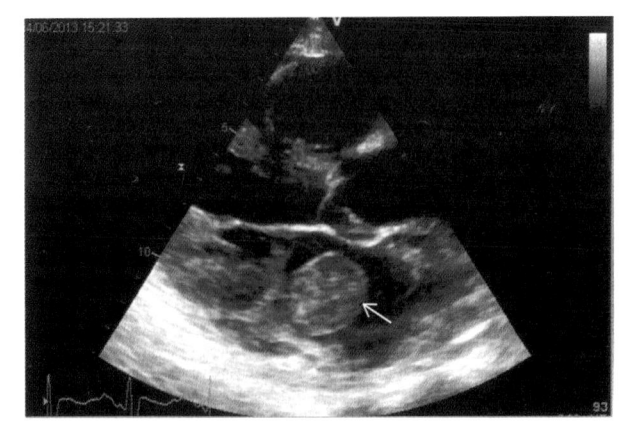

Figura 10.3 Trombo flutuante (*ball thrombus*) visualizado na OG segundo o corte 2D paraesternal longitudinal (seta).
Fonte: Roudaut, R. Sacher F. Diagnostic et traitement des thromboses de l'oreillette gauche. *Cardiologie Pratique* 2015; 1075:1-4.

lar (aspecto pseudotumoral); é suscetível à migração embólica;
- o trombo aderente à parede cardíaca pode ser pedunculado, preso ou moldado ao endocárdio, móvel com movimentos parietais ou imóvel (trombo mural).
• *o caráter:* o trombo antigo organizado calcificado gera ecos mais ou menos brilhantes. Em geral, é imóvel;
• *regressão ou desaparecimento sob tratamento anticoagulante ou em caso de quadro clínico embólico.*

As falsas imagens de trombo são, com frequência, causadas pela interpretação errônea de estruturas anatômicas (trabeculações musculares, pilares grossos) ou aos artefatos ultrassonográficos (reverberação provinda de uma estrutura cardíaca mais densa, regulagem errada). Os músculos pectíneos formando uma superfície frisada do átrio esquerdo podem simular um trombo atrial. Às vezes os tumores cardíacos são igualmente difíceis de distinguir.

No fim, a ecocardiografia transesofágica é mais confiável que a ecocardiografia clássica transtorácica no que tange à detecção de trombos intracardíacos; ela permite visualizar, além disso, os trombos no nível da veia cava superior e do átrio esquerdo, em particular.

A ecocardiografia 3D (ETT/ETO) constitui uma contribuição diagnóstica importante nessa indicação.

Tumores cardíacos

O tumor intracardíaco mais frequente é o mixoma, assentado no OG em 74% dos casos, onde se encontra em sua forma típica pedunculada, que se prolapsa na diástole através do orifício mitral. Raramente é encontrado no OD (18%), no VD (4%) ou no VG (4%).

A imagem do mixoma do OG é bem característica em ecocardiografia TM: existe uma massa de ecos anormais, mais ou menos densos e estratificados, situados um pouco após da abertura da valva mitral, atrás do grande folheto mitral na diástole (Figura 10.4a) e se apagando na sístole. Assim é visualizada em TM uma pseudoestenose mitral,

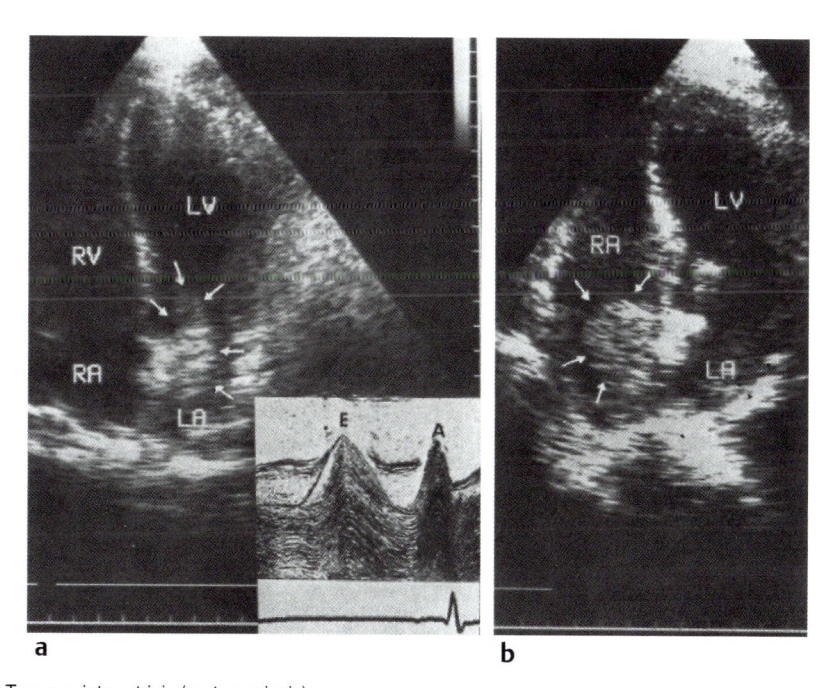

Figura 10.4 Tumores intra-atriais (cortes apicais).
a. Mixoma do OG móvel, prolapsado pelo orifício mitral, em diástole. Embaixo: aspecto TM "estratificado" do mixoma, aparente em diástole entre as valvas mitrais.
b. Mixoma do OD preso ao septo interatrial. Aspecto "granulado" do tumor.

com inclinação EF diminuída e valva fina. A ecocardiografia 2D gera a imagem direta do tumor e permite estudá-lo: a localização, que pode ser múltipla, o ponto de inserção, o tamanho exato, a forma e a mobilidade que comandam o risco emboligênico ou o isolamento do tumor (Figura 10.4).

Os mixomas do OG são tipicamente conectados por um pedúnculo no fim do septo interatrial e animados por um movimento pendular.

Às vezes, a implantação de um mixoma não é a habitual, ao nível do anel mitral ou da parede do OG.

Classicamente, trata-se de uma massa de ecos ovoide, de aspecto "granulado", com contornos regulares, iniciando através da valva mitral no VG em diástole, acumulada na sístole do OG. Deve-se notar, no centro da massa tumoral, a existência frequente de uma zona sem ecos, que corresponde às gamas hemorrágicas intratumorais. O aparato da valva mitral costuma ser completamente normal.

Os outros tumores cardíacos, raramente observados, podem ser intracardíacos, como o angiossarcoma localizado normalmente no OD (massa séssil heterogênea), parietais (rabdomiomas, fibromas, hemangiomas, lipomas, cistos hidáticos), valvulares (fibroelastomas papilares) ou pericárdicos (cistos pericárdicos, mesoteliomas).

Os rabdomiomas se apresentam sob a forma de um ou vários nódulos arredondados ecogênicos de tamanhos variáveis, presos na parede ventricular.

Os fibromas, geralmente únicos e presos ao músculo ventricular, são bem delimitados, mas não são encapsulados. Uma calcificação tumoral central é frequente. Os lipomas cardíacos formam massas encapsuladas hiperecogênicas, fixas ou pouco móveis.

Os cistos hidáticos assentam-se habitualmente na parede do ventrículo esquerdo.

Os fibroelastomas papilares parecem com pequenas anêmonas do mar presas às válvulas, sobretudos às aórticas, homogêneos, brilhantes e móveis.

Os mesoteliomas pericárdicos causam uma espessura anormal, irregular e nodular do pericárdico associado a um derrame pericárdico.

Enfim, as metástases cardioperdicárdicas constituem, habitualmente, uma manifestação tardia dos cânceres.

Na prática, o exame ecocardiográfico permite um diagnóstico precoce e a vigilância precisa do desenvolvimento tumoral, mas não é específico para um tipo histológico em particular.

A detecção dos tumores cardíacos é claramente melhor por via transesofágica. A ecocardiografia 3D (ETT/ETO) permite aperfeiçoar a qualidade do exame e da confiabilidade diagnóstica (Figuras 10.5 e 10.6).

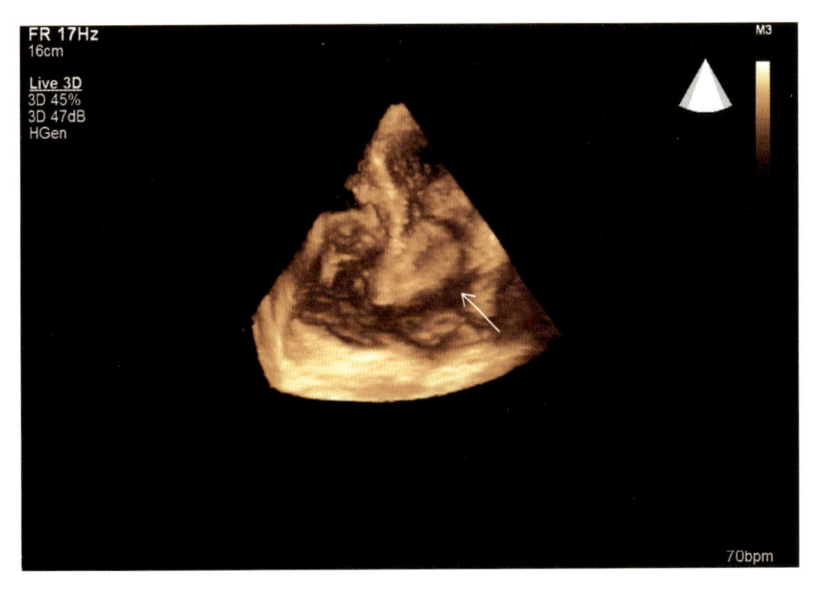

Figura 10.5 Mixoma da aurícula esquerda visualizado em ETT 3D (seta).

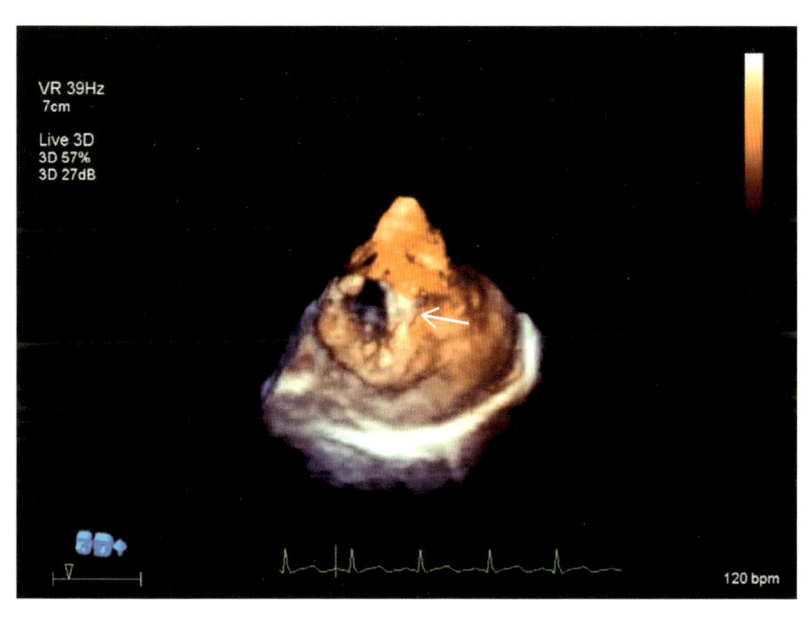

Figura 10.6 Rabdomioma do ventrículo esquerdo visualizado em ETT 3D (seta).

Capítulo 11

Próteses valvulares

Há dois tipos de próteses valvulares: as próteses mecânicas (em esfera ou em disco) e as bioproteses. O aspecto ecocardiográfico TM e 2D depende do tipo da prótese, da sua posição de implantação e da via de registro. A ecocardiografia com Doppler permite um estudo hemodinâmico das próteses; ela é parte integrante do exame.

A ETO tornou-se um complemento indispensável à ETT na exploração anatômica e dinâmica das próteses.

Aspectos TM e 2D normais

Próteses mecânicas

Prótese em esfera de tipo Starr-Edwards

Historicamente, essa prótese beneficia o mais importante recuo em relação ao desempenho previsível.

Ela é explorada, de preferência, por via apical, em incidência de quatro câmaras pela valva mitral, e em incidência apical de duas câmaras esquerdas, centralizadas sobre a aorta para a valva aórtica. O feixe ultrassonográfico é paralelo ao movimento da esfera, o que permite estudar sua cinética.

Em TM (Figura 11.1b), registram-se ecos da esfera animados por um movimento oscilante se deslocando entre o pico da câmara e o anel de inserção. A esfera mantém-se em contato estreito com o pico da câmara durante toda a diástole, em uma prótese mitral e durante toda a sístole, em uma prótese aórtica. O pequeno ressalto protodiastólico (valva mitral) ou protossistólico (valva aórtica) da esfera ao fundo da câmara testemunha sua boa mobilidade.

Em 2D, visualiza-se diretamente o anel de inserção, o pico da câmara e o pico da esfera, animada por um movimento de abertura e fechamento rápido e regular (Figura 11.1a).

Prótese em disco basculante (tipo Bjork-Shiley, Lillehei-Kaster, Allcarbon, Omnisciência, Medtronic-Hall, Omnicarbono, Angicor)

Esta é mais difícil de examinar em razão da variabilidade da orientação do disco. Pode ser registrada em diferentes vias, em função da sua posição de implantação. O feixe ultrassonográfico deve abordar a prótese de perfil, permanecendo perpendicular ao disco quando este está aberto completamente.

Em posição mitral, registra-se em TM, por um lado, o eco contínuo denso animado por um movimento anterior na sístole e posterior na diástole, que corresponde ao anel protético, e, por outro lado, o eco mais preciso do disco, com seu movimento de abertura rápida, um platô diastólico que corresponde ao disco aberto, seguido de um movimento de fechamento brusco. Em posição aórtica, o aspecto formado é similar, com abertura do disco na sístole.

Em 2D, é possível ver o anel de inserção e o disco em posição de abertura completa, ao passo que se apaga logo que é fechado.

Prótese em dois discos semicirculares (tipo Saint-Jude Medical, Carbomedics, Duromedics, Sorin-Bicarbon, Allcarbon, Open-Pivot)

Essas próteses ditas "folhetos" têm um aspecto ecocardiográfico característico. A prótese deve ser abordada de forma perpendicular. Em TM, regis-

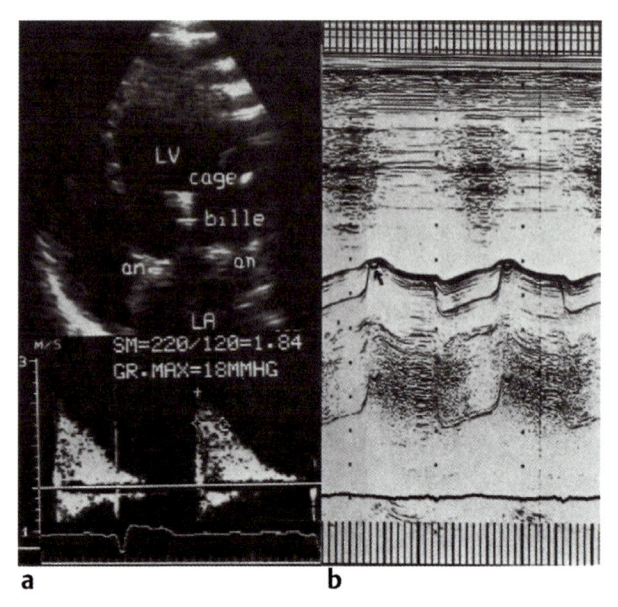

Figura 11.1 Prótese mitral de Starr normal.
a. Acima: aspecto 2D em sístole, corte apical de quatro câmaras (an: anel protético). Abaixo: fluxo protético diastólico positivo registrado em Doppler contínuo em via apical (SF = 1,84 cm², $\Delta P_{máx}$ = 18 mmHg).
b. Traçado da prótese em eco TM. Observar o ressalto protodiastólico (seta) fisiológico.

tra-se o anel protético sob a forma de dois ecos densos lineares, cuja cinética lembra a das paredes aórticas. Entre esses ecos, os dois semidiscos se abrem, formando uma imagem em dois nichos, opostos em seus picos e separados por um espaço central sem eco.

Em 2D, visualiza-se o anel circular com espaço entre as semiválvulas central delimitado por dois traços paralelos correspondentes aos semidiscos abertos que se apagam, habitualmente, assim que se fecham. A abertura dos folhetos protéticos deve ser ampla e simétrica.

Bioproteses

As bioproteses (tipo Carpentier-Edwards, Hancock, Liotta, Ionescu-Shiley, Mitroflow, Intact-Medtronic) possuem um anel metálico de inserção, de onde se erguem três montantes que servem de suporte para as três cúspides biológicas (Figura 11.2).

Em TM, a bioprotese aórtica ou mitral deve ser abordada pelo feixe ultrassonográfico perpendicular, de preferência por via paraesternal longitudinal ou transversa. Registram-se dois ecos densos paralelos, com cinética sistodiastólica da aorta correspondente ao anel circular muito ecogênico. Eles enquadram duas cúspides afins que se abrem na sístole para a prótese aórtica ou em diástole para a prótese mitral, desenhando um aspecto característico em "caixa". Um traço central traduz o confronto das cúspides em seu fechamento.

Em 2D, a bioprotese explorada de acordo com seu grande eixo (Figura 11.3a) é visualizada sob a forma de dois montantes paralelos, densos, recurvados levemente para dentro, em sequência do anel de inserção. Somente duas cúspides protéticas são visíveis no confronto sob a forma de um eco fino linear médio no interior da bioprotese.

Em corte transverso do pequeno eixo, um anel inteiro pode ser visualizado com três cúspides na luz formando um aspecto em Y durante o fechamento, que se apaga na abertura da prótese.

As cúspides biológicas normais devem ser finas (< 3 mm). Enfim, as bioproteses *stentless* e as homográficas geram o aspecto próximo de uma valva nativa, mas com espessamento das zonas suturadas.

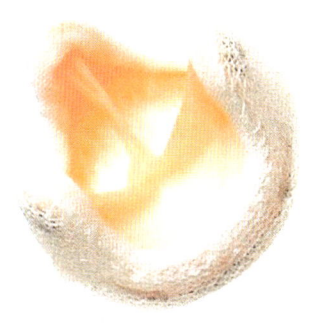

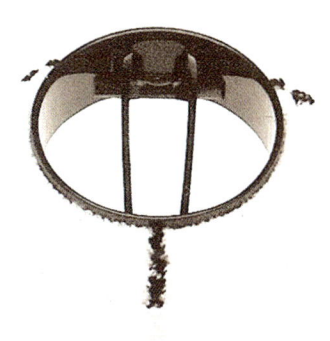

Figura 11.2 Imagens de próteses valvulares cardíacas: bioprótese Hancock® II (valvas aórtica e mitral), à esquerda; prótese mecânica Open-Pivot® (valvas aórtica e mitral). ©Medtronic, 2016.

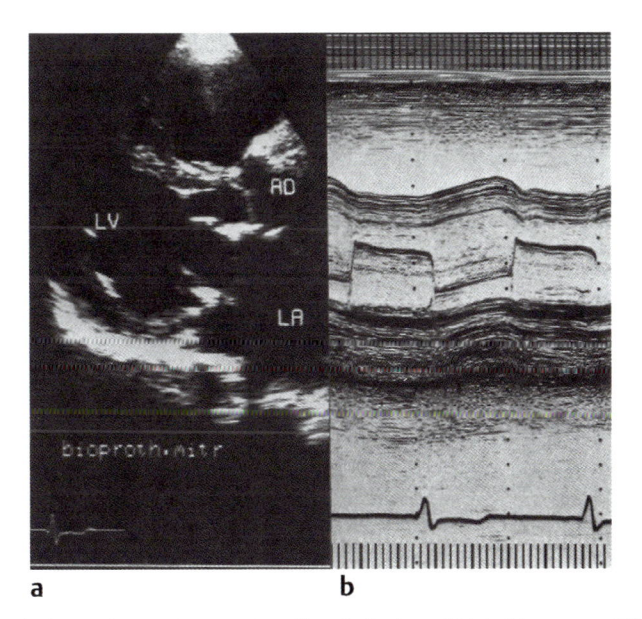

Figura 11.3 Bioprótese mitral normal em corte paraesternal longitudinal, na diástole (a) e por eco TM (b).

As próteses percutâneas (tipo Edwards Sapien, CoreValve), utilizadas na substituição valvular aórtica percutânea dita TAVI, constituem um avanço tecnológico importante. Essas novas próteses implantáveis podem ser precisamente exploradas pela ecocardiografia Doppler (Prancha 11.1).

Estudo Doppler

A ecocardiografia Doppler estuda o fluxo transprotético a partir de diferentes incidências, permitindo obter um alinhamento máximo na direção do fluxo transprotético.

Prancha 11.1
Substituição valvular aórtica percutânea (TAVI)

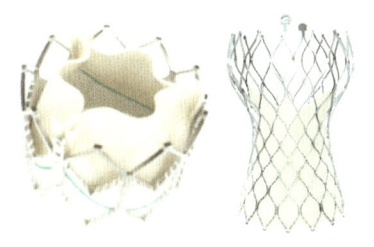

Figura 1 Modelos de bioproteses aórticas implantáveis: prótese Sapien XT (Edwards) à esquerda; prótese CoreValve (© Medtronic, 2016), à direita.

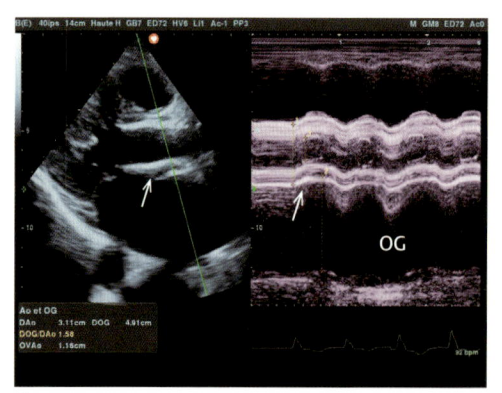

2a

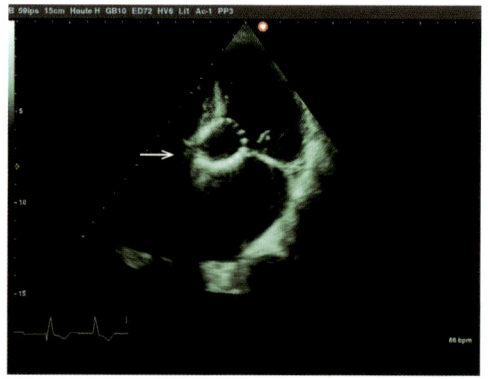

2b

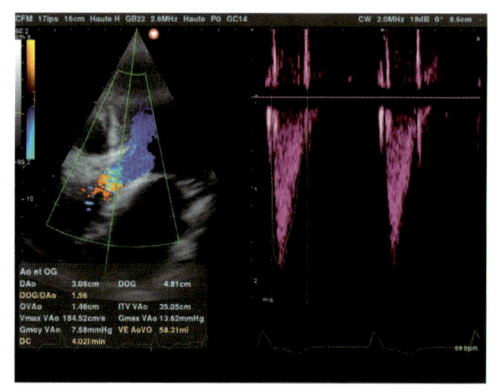

2c

Figura 2 Prótese de TAVI explorada em ETT conforme modo 2D/TM (a, b) (setas) e em Doppler colorido/contínuo (c).

Capítulo 11. Próteses valvulares 167

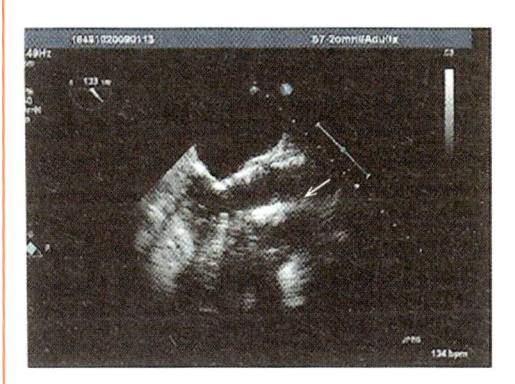

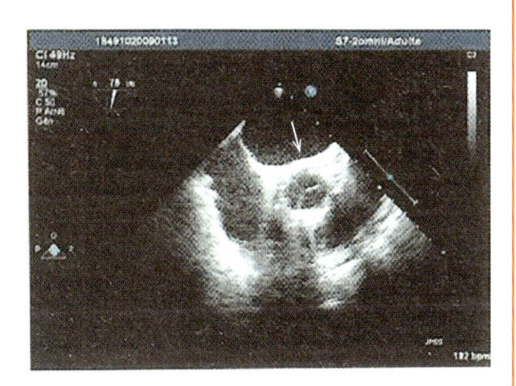

Figura 3 Prótese aórtica Edwards normalmente desenvolvida no orifício aórtico (cortes de ETO 2D) (setas).
Fonte: Bauer F *et al*. Le rôle de l'écographie cardiaque avant, pendant et après l'implantation d'une valve aortique transcathéter. *Propos Cardiologie* 2011; Janvier: 11-17.

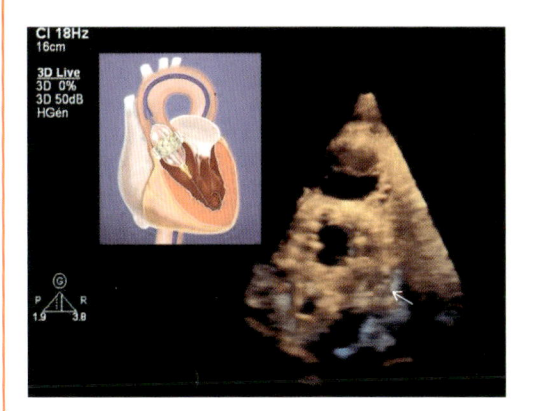

Figura 4 Procedimento de implantação percutânea de uma prótese aórtica. Vista ETT 3D da prótese TAVI implantada (seta).

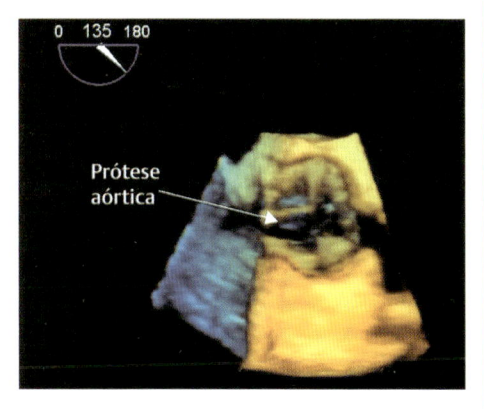

Figura 5 Prótese aórtica de TAVI visualizada em ETT 3D.
Fonte: Vahanian A, Himbert D, Brochet E. Utilisation do l'ETO en 3D et interventions valvulaires percutanées. *Consensus Cardio* 2008; janvier: 11-2.

Para a prótese mitral, a incidência ideal é a apical de quatro câmaras (Figura 11.1a).

A prótese aórtica pode ser explorada por via apical, paraesternal direita, supraesternal e subcostal. O Doppler contínuo é utilizado habitualmente e em particular em caso de prótese aórtica, por meio da qual a velocidade sanguínea máxima costuma ultrapassar 2 m/s.

A função protética é avaliada por Doppler espectral segundo os parâmetros utilizados nas valvas nativas, tais como (Figura 11.4):
- gradiente de pressão transprotético máximo e médio (Capítulo 2);
- superfície do orifício funcional (SF) protético, medido conforme:
- o método de Hatle (SF = 220/TI/2p) ou a equação de continuidade para a prótese mitral (Capítulo 3, Método de Hatle);
- a equação de continuidade ou o índice de permeabilidade para a prótese aórtica (Capítulo 3, Cálculo da superfície aórtica).

Deve-se observar a grande variabilidade dessas medidas de gradiente e de superfícies protéticas, dependentes, sobretudo, do tipo (Tabela 11.1) e do tamanho da prótese; elas devem ser, portanto, interpretadas prudentemente.

O gradiente protético "fisiológico" é máximo para as próteses em esfera e em disco, menor para as próteses com folheto e para as bioproteses e mínima para as bioproteses *stentless* e para as homográficas.

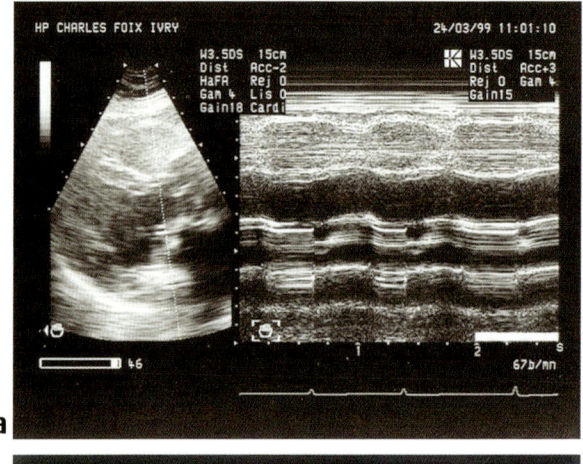

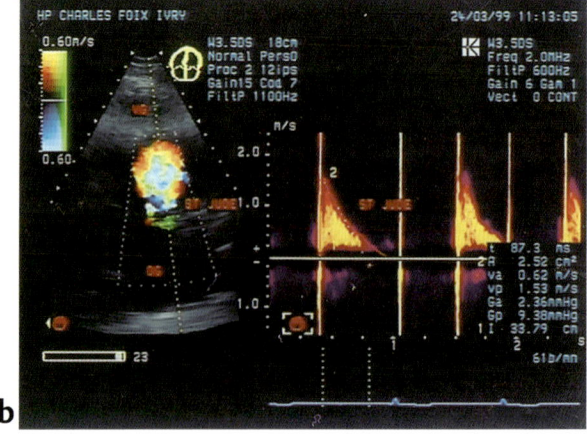

Figura 11.4 Prótese mitral St-Jude normal em modo 2D e TM (a) e ao Doppler colorido e contínuo (b). ΔP transprotética máximo = 9,4 mmHg, média = 2,4 mmHg, T1/2p = 87 ms.

Tabela 11.1 Valores médios (± desvio padrão) do gradiente médio de pressão (ΔP) e da superfície funcional (SF) de algumas próteses mitrais (M) e aórticas (Ao) normais, obtidas a partir das diferentes séries publicadas

Prótese		ΔP (mmHg)	SF (cm²)
Starr	M	6 ± 2	2 ± 0,5
	Ao	23 ± 8	1,8 ± 0,4
Bjork	M	4 ± 1	2,5 ± 0,8
	Ao	12 ± 6	1,9 ± 0,4
Saint-Jude	M	3 ± 1	3,1 ± 0,7
	Ao	10 ± 4	2,7 ± 0,5
Bioprótese	M	5 ± 3	2,5 ± 0,6
	Ao	12 ± 5	2 ± 0,3

O método de Hatle parece pouco fiável para as próteses mitrais. A utilização conjunta do TI/2p com a medida do gradiente médio permite identificar melhor a estenose protética. Um TI/2p superior a 150 ms é considerado como patológico.

A superfície funcional transprotética dita efetiva pode ser calculada com a aplicação da equação de continuidade dos fluxos.

Em caso de prótese aórtica, a superfície da câmara de ejeção do VG deve ser calculada a partir do diâmetro externo da prótese fornecido pelo fabricante (que corresponde a seu tamanho, em milímetros). O índice de permeabilidade tem a vantagem de não impor a medida da câmara de ejeção do VG. Um valor inferior a 0,25 aponta para estenose transprotética.

Enfim, os gradientes de pressão são função do fluxo transprotético (função miocárdica, condições de carga, regurgitações protéticas) e da frequência cardíaca.

Ademais, os gradientes protéticos elevados, sem disfunção real da prótese, podem ser registrados em situações particulares, como:
- hiperfluxo pós-operatório (taquicardia, anemia);
- elevação das velocidades subaórticas (hipertrofia subaórtica) aumentando o gradiente transaórtico;
- prótese de pequeno diâmetro expondo o risco de *mismatch* (desproporção prótese-paciente).

O *mismatch* acontece quando a superfície protética calculada é < 0,85 cm²/m² em posição aórtica e < 1,2 cm²/m² em posição mitral;
- fenômeno de restituição de pressão responsável por uma superestimativa do gradiente por Doppler (prótese de duplo-folheto de pequeno tamanho, aorta ascendente de pequeno diâmetro).

O Doppler colorido permite a análise do fluxo transprotético fisiológico e das fugas protéticas (fisiológicas e patológicas).

As fugas protéticas fisiológicas ditas de "lavagem", sempre mínimas, são frequentes em todos os tipos de próteses, sobretudo nas mecânicas; elas são observadas em posição mitral em 10 a 30% dos casos, em posição aórtica em 20 a 60% dos casos, em ecocardiografia transtorácica (Figura 11.5). O caráter destas é quase exclusivamente intraprotético. Essas fugas fisiológicas perfeitamente identificáveis em ETO têm morfologia característica de acordo com o tipo da prótese. Elas são, a princípio, pouco volumosas e pouco extensas, mas fluxo-dependentes.

Classicamente, encontra-se uma fuga central única nas bioproteses, duas fugas laterais nas próteses em esfera e disco, três fugas nas próteses de duplo folheto (uma central e duas laterais). O desaparecimento ou aumento dessas fugas protéticas fisiológicas devem indicar uma disfunção da prótese.

Vigilância ecocardiográfica das próteses valvulares

É imprescindível conhecer, antes da exploração, o tipo da prótese, o tamanho do anel, a data de implantação e a patologia que levou à intervenção. Essas informações devem estar teoricamente disponíveis na "carta de identificação" do portador da prótese.

A ecocardiografia inicial pós-operatória fornece um documento de referência que permite determinar os parâmetros da prótese implantada e de compará-los, ano após ano, através de exames prévios.

A vigilância ecocardiográfica sistemática permite:

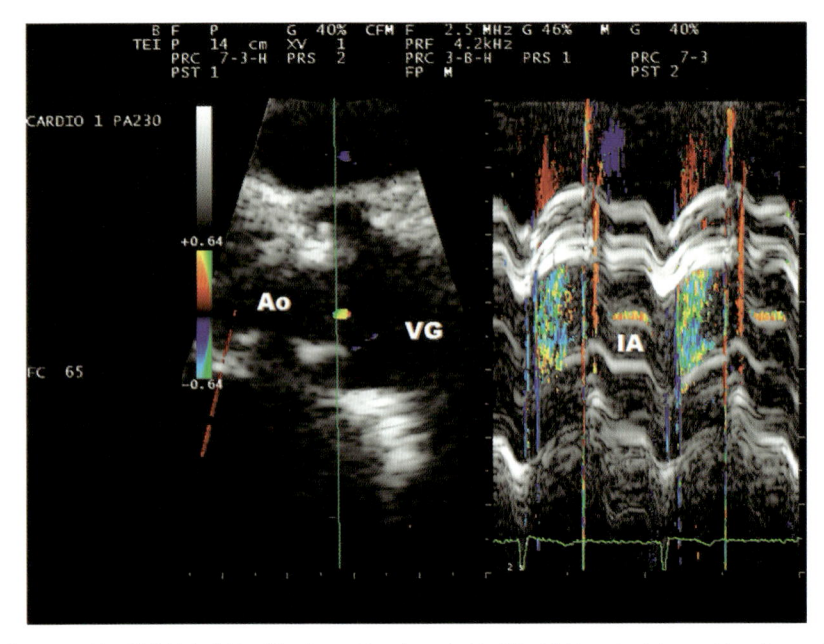

Figura 11.5 Fuga protética "fisiológica" identificada em Doppler colorido 2D e TM transtorácico na bioprótese aórtica.

- verificar o bom funcionamento da prótese, conforme sua morfologia e sua cinética em ecocardiografia TM e 2D, e no estudo por Doppler;
- apreciar a modificação das dimensões das cavidades, por exemplo, a regressão progressiva da dilatação do VG em caso de correção de insuficiência aórtica;
- vigiar a função miocárdica. A cinética septal frequentemente é muito alterada após a substituição valvular. Ela é classicamente paradoxal e se normaliza depois de vários meses, principalmente em caso de substituição aórtica;
- detectar e quantificar um derrame pericárdico, em particular observado logo após a intervenção cirúrgica;
- identificar outra valvulopatia, desconhecida ou subestimada na intervenção, ou ainda agravada posteriormente;
- despistar a disfunção da prótese.

A ETO é uma técnica de escolha para julgar o estado e o bom funcionamento de uma prótese valvular implantada.

A ecocardiografia 3D (ETT/ETO) possui impacto diagnóstico incontestável. Ela dá acesso a uma via única e imediata da prótese valvular em dado de volume real (Figura 11.6 e 11.7).

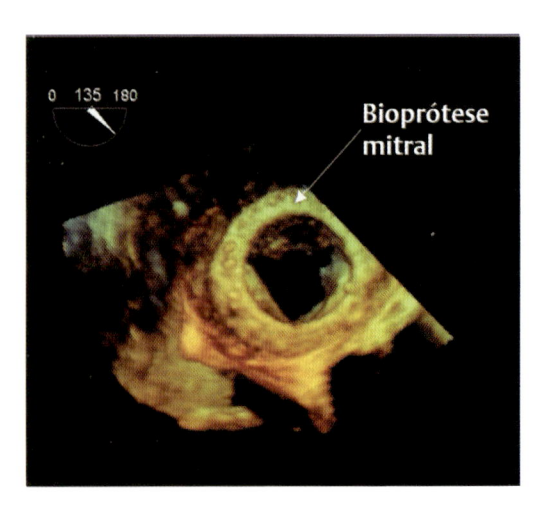

Figura 11.6 Bioprótese mitral. Vista em ETO 3D.

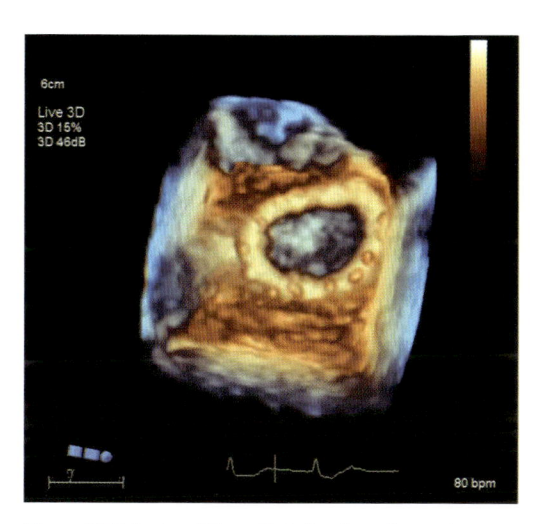

Figura 11.7 Anel protético mitral situado ao longo da plastia mitral. Vista em ETO 3D.

Disfunção protética

A disfunção de uma prótese valvular pode resultar de desinserção do anel de fixação ou de trombose protética (Figura 11.8). Nas bioproteses, além disso, é preciso observar a degeneração progressiva da valva, cujo tecido biológico se espessa e calcifica. A prótese pode tornar-se estenosada. A estrutura da nova geração de bioproteses (Mosaic, Freestyle) permite otimizar o desempenho hemodinâmico da valva biológica e limitar sua calcificação, graças ao tratamento específico de antimineralização.

A endocardite em uma bioprótese pode implicar em dilaceração e a ruptura de suas cúspides, responsável por uma fuga intraprotética. As vegetações protéticas podem ser visualizadas em ecocardiografia TM e principalmente em 2D/3D.

A ETO multiplanar é particularmente útil e precisa no diagnóstico de uma disfunção protética.

Desinserções protéticas

Em geral, são resultado de uma desinserção ou de vários pontos de sutura, causados espontaneamente ou por uma endocardite, o que implica em uma fuga periprotética mais ou menos importante. Globalmente, as desinserções são mais frequentes na prótese mitral do que na prótese aórtica (Figura 11.9).

Em TM

Observa-se, às vezes, um movimento anormal amplo do anel protético desinserido e, sobretudo, sinais indiretos de regurgitação valvular (sobrecarga volumétrica, *fluttering* mitral em caso de fuga protética aórtica).

Em 2D

Pode-se observar, em certos casos, uma cinética anormal da prótese, com movimento bascular em relação ao anel. Ela testemunha uma desinserção ultrapassando um terço da circunferência do anel protético.

A visualização de uma solução de continuidade ao nível do anel protético (deiscência) necessita de ETO.

Em Doppler

O Doppler permite fazer o diagnóstico certeiro de uma fuga protética e avaliar sua importância.

Esse diagnóstico é mais fácil, por via transtorácica, em posição aórtica do que mitral, e em bioproteses do que em proteses mecânicas. As fugas mitrais são, em contrapartida, mais bem analisadas por via transesofágica.

A existência de uma fuga protética aumenta o fluxo transvalvular e tende a implicar na superestimativa do gradiente de pressão transprotético.

O Doppler colorido transesofágico facilita o estudo da regurgitação de uma prótese deficiente. Ele permite avaliar a extensão exata da fuga e precisar seu caráter intraprotético (central) ou periprotético (periférico). A quantificação ecocardiográfica de uma fuga na prótese é mais difícil que na valva nativa. Na prática, utilizam-se os mesmos

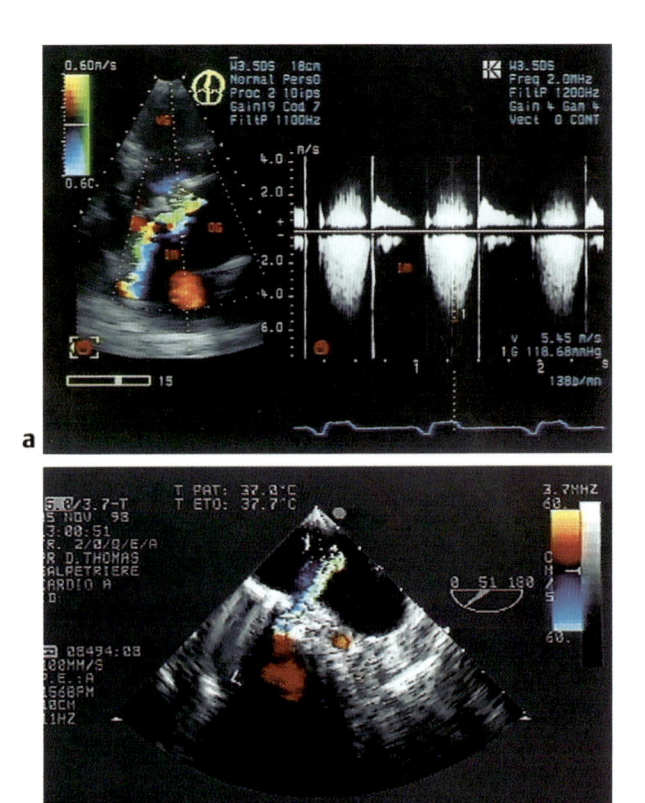

Figura 11.8 Exemplos de desinserções protéticas.
a. Bioprótese mitral: fuga paraprotética descentrada identificada em ETT (Doppler colorido e contínuo) b. Prótese mitral St-Jude: fuga paraprotética lateralizada em ETO (Doppler colorido).

índices de gravidade (ETT, ETO) aplicados às fugas das valvas nativas. A utilização de diferentes métodos de quantificação continua necessária.

Habitualmente, um jato regurgitante surgindo entre o anel nativo e o anel protético, grande, com uma zona de convergência franca e extensão espacial importante, aponta uma fuga periprotética significativa.

Tromboses protéticas

Elas se desenvolvem quase exclusivamente em próteses mecânicas e podem implicar na obliteração do orifício protético, bem como em uma fuga intraprotética.

As tromboses protéticas severas geralmente são obstrutivas; as tromboses parciais apresentam pouca ou nenhuma obstrução protética.

Em TM

Inúmeros sinais indiretos de trombose alterando o funcionamento da prótese são descritos: bloqueio intermitente da esfera ou do disco, abertura incompleta ou retardada, retardo de fechamento, ausência de movimentos de ressalto na prótese de Starr. No entanto, esses sinais não são específicos e podem estar ausentes. A interpretação destes deverá sempre levar em conta o contexto clínico.

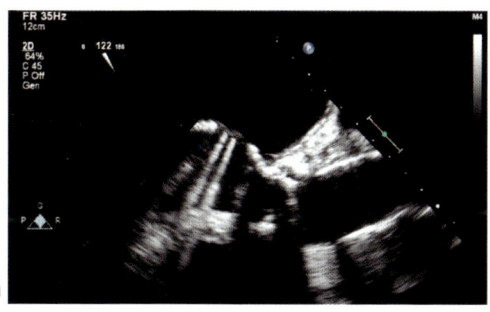

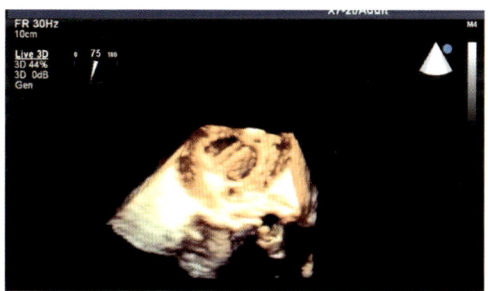

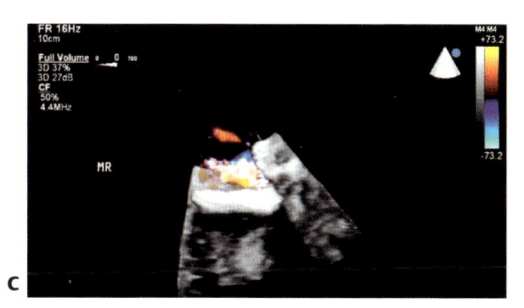

Figura 11.9 Desinserção de prótese mitral mecânica visualizada em ETO 2D (a), ETO 3D (b), ETO 3D colorido (c).

Em 2D

Às vezes é possível visualizar diretamente uma massa de ecos anormais, projetando-se ao nível da prótese; entretanto, inúmeras tromboses protéticas passam despercebidas, sobretudo em ETT sem multiplicação das incidências. Nessa pesquisa, a ETO multiplanar é claramente superior à ETT, sobretudo em tromboses protéticas aórticas e mitrais assentadas na face atrial da prótese.

Todavia, o diagnóstico diferencial entre trombo e vegetação pode ser difícil; às vezes, somente o contexto clínico e a evolução permitem decidir. Ainda, os trombos periprotéticos de tamanho pequeno devem ser distintos dos filamentos de fibrina (*strands*) ou de pontos de sutura do anel protético (Capítulo 12).

Enfim, a ETO permite a detecção de uma anomalia de cinética e do elemento móvel da prótese: bloqueio parcial ou completo de um folheto, indicando a obstrução protética.

Em Doppler

O Doppler permite diagnosticar a obstrução protética. Esse diagnóstico se apoia na existência de um gradiente de pressão transprotético elevado e de uma superfície funcional do orifício reduzida.

O gradiente médio de pressão é o mais representativo do grau de obstrução protética, sobretudo em caso de trombose parcial.

No entanto, a interpretação dessas medidas deve ser prudente em razão da ausência de critérios quantitativos estritos e formais da obstrução protética. É importante conhecer, então, para cada prótese e para cada calibre, os gradientes "normais" e as superfícies "normais" do fluxo cardíaco normal.

Na ausência de exame de referência, os elementos a seguir sugerem a normalidade da prótese:
- mitral: gradiente médio < 8 mmHg e T1/2p < 150 ms (SF > 2 m^2);
- aórtica: gradiente médio < 30 mmHg e SF > 1,2 cm^2; índice de permeabilidade > 0,30.

Esses valores parecem válidos para todos os tipos de próteses, com fluxo normal. Na prática é, sobretudo, a comparação com os resultados anteriores que deve indicar a disfunção protética.

O Doppler colorido permite a suspeita de trombose protética, mostrando um jato anormal, descentrado e turbulento, ajustando a imagem do trombo.

Ele permite, igualmente, a detecção de sinais que sugerem a obstrução protética: desaparecimento de fuga "fisiológica", aparecimento de fuga intraprotética patológica descentralizada e linear, manifestando o fechamento incompleto de um folheto bloqueado.

Degeneração da bioprótese

Ela constitui a principal causa de disfunção das biopróteses, que podem resultar em estenose ou em fugas.

Em TM/2D

A degeneração do tecido biológico implica em um espessamento anormal (> 3mm) das cúspides protéticas calcificadas. Pode aparecer redução da mobilidade valvular ou prolapso cúspide.

Em Doppler

A degeneração da bioprótese pode gerar um aumento do gradiente transprotético, com redução da superfície efetiva, em caso de estenose, e/ou fuga intraprotética patológica, em caso de degeneração por fuga.

Endocardite na prótese

A suspeita clínica de endocardite no portador de uma prótese valvular justifica a realização da ETO de urgência (Figura 11.10).

Esse exame permite identificar:
- vegetação subjacente;
- abscesso periprotético;
- ruptura ou perfuração de uma cúspide biológica;
- desinserção protética.

Insuficiência aórtica em TAVI

A implantação por via percutânea das valvas aórticas, segundo a técnica de TAVI, está indicada nas fugas aórticas, que podem ser:
- periprotéticas, resultantes do mau contato entre a prótese e o anel nativo (calcificações comissurais, mau posicionamento da prótese no orifício aórtico, prótese pequena demais em relação ao tamanho do anel aórtico). Essas fugas periprotéticas são mais frequentes em pós-TAVI (Figura 11.11);
- transprotéticas, que ocorrem em razão da implantação de uma prótese grande demais em comparação ao tamanho do anel aórtico.

A contribuição da ecocardiografia Doppler é maior na pesquisa, quantificação e vigilância das

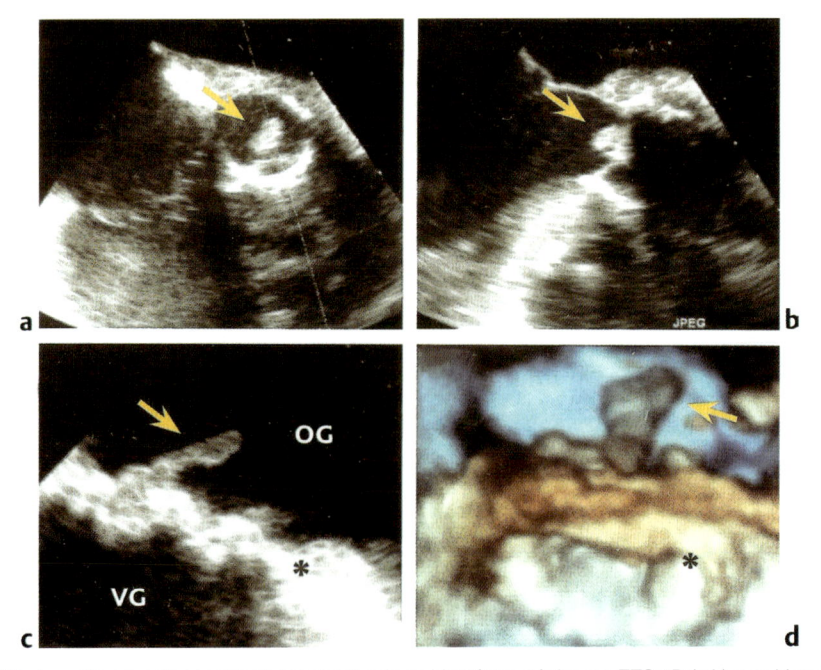

Figura 11.10 Endocardite em próteses valvulares visualizada na bioprótese aórtica em ETO 2D (a,b) e na bioprótese mitral em ETO 2D (c) e ETO 3D (d) (setas).
Fonte: La Lettre du Cardiologue 2012;456:27.

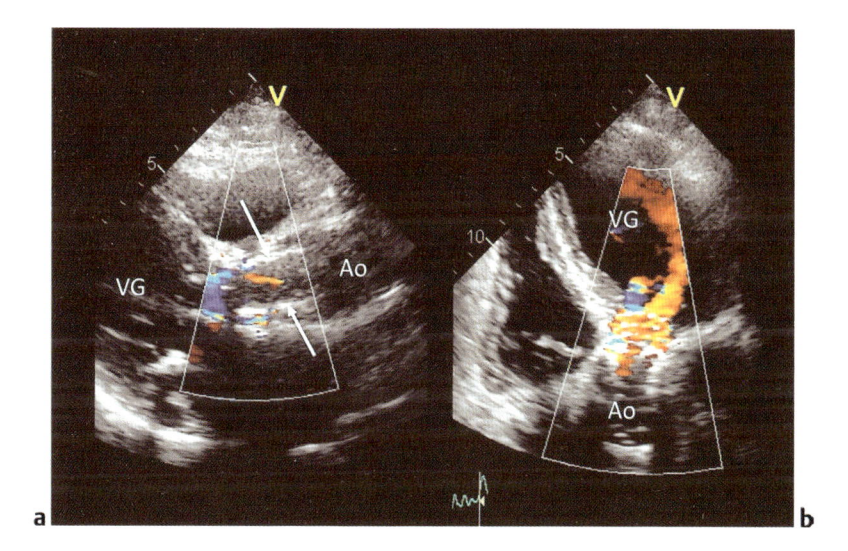

Figura 11.11 Insuficiência aórtica (IA) periprotética após implantação de uma prótese por TAVI.
a. *Stent* da bioprótese visível na aorta ascendente (corte 2D paraesternal longitudinal). Mínima IA periprotética.
b. IA periprotética importante visualizada conforme corte 2D apical.
Fonte: Monin JL. La sténose aortique dans tous ses états. *Cardiologie Pratique* 2011;980:1-3.

insuficiências aórticas após o TAVI. Deve-se privilegiar uma abordagem multiparamétrica. O caráter particular das fugas periprotéticas pós-TAVI (jatos múltiplos, mais ou menos circunferenciais, de formas variáveis) torna a avaliação da gravidade das fugas pós-TAVI mais difícil.

Capítulo 12

Cardiopatias diversas

Cardiopatia hipertensiva

A ecocardiografia Doppler permite avaliar o impacto da hipertensão arterial (HTA) no coração a partir dos elementos a seguir.

Grau de hipertrofia ventricular esquerda (HVG)

A detecção e a avaliação da HVG são baseadas:
- na medida das espessuras parietais do VG;
- no cálculo da massa ventricular esquerda.

Medida das espessuras parietais

A medida precisa TM das espessuras parietais exige boa definição do endocárdio e incidência TM perfeitamente perpendicular às paredes ventriculares. Uma nova técnica de TM chamada anatômica é particularmente útil para corrigir a incidência TM transventricular oblíqua (Figura 12.1; ver Capítulo 14, TM anatômica).

A medida correta das espessuras parietais do VG pode excluir a medida do aparelho subvalvular tricúspide, da faixa muscular do VD, dos falsos tendões paraseptais intra-VG e das cordas mitrais.

A HVG é afirmada no caso da espessura das paredes medida em telediástole ser superior a 11 mm.

Cálculo da massa ventricular esquerda (MVG)

Duas fórmulas para cálculo da MVG são atualmente utilizadas (Figura 12.2):

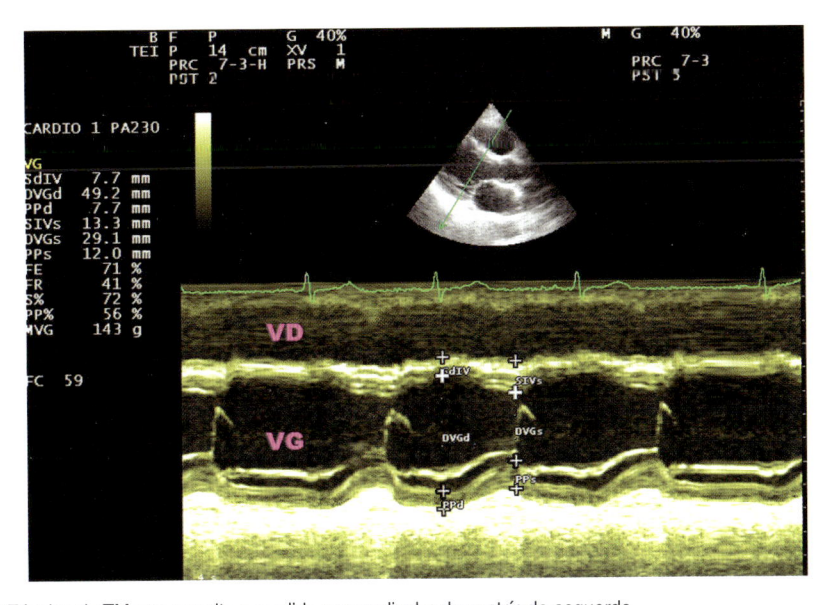

Figura 12.1 Técnica de TM que permite a medida perpendicular do ventrículo esquerdo.

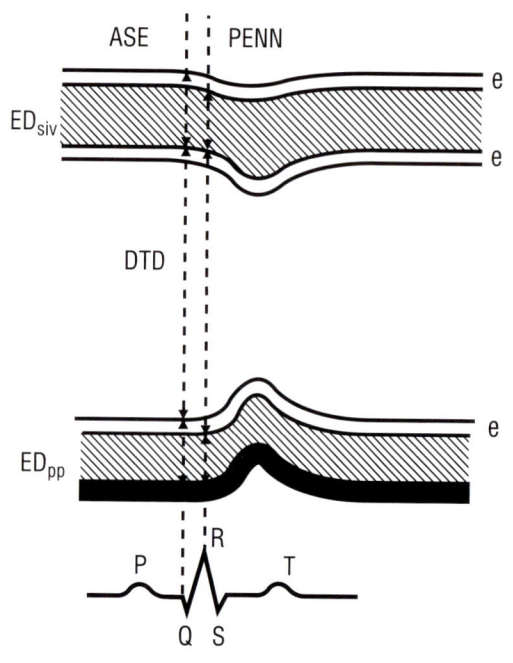

Figura 12.2 Duas técnicas ecocardiográficas TM de medida de espessura septal (ED_{siv}), do diâmetro ventricular (DTD) e da espessura da parede posterior (ED_{pp}), em telediástole, de acordo com:
– a convenção de ASE: no início do QRS, seguindo a técnica "bordo a bordo". O endocárdio anterior do septo e da parede posterior é incluso na medida da espessura parietal, o endocárdio posterior é excluído;
– a convenção de PENN: no ápice da onda R do QRS, excluindo o endocárdio para a medida das espessuras parietais (e: endocárdio).

- fórmula da *American Society of Echocardiography* (ASE). As espessuras são medidas no início da onda Q do QRS, seguindo a técnica borda a borda:

$$MVG = 0,8 [1,04 \times (DTD + ED_{siv} + ED_{pp})^3 + DTD^3] + 0,6$$

- fórmula da Pensilvânia (PENN). As espessuras são medidas no ápice da onda R do QRS, excluindo o endocárdio das espessuras parietais:

$$MVG = 1,04 [(DTD + ED_{siv} + ED_{pp})^3 + DTD^3] - 13,6$$

– DTD: diâmetro telediastólico do VG em cm;
– ED_{siv}: espessura septal telediastólica em cm;
– ED_{pp}: espessura telediastólica da parede posterior em cm.

A técnica da ASE é a mais utilizada atualmente para a avaliação da massa miocárdica.

De fato, o cálculo MVG é mais confiável do que a medida das espessuras somente. Foi validado anatomicamente. Entretanto, sua reprodutibilidade não é infalível. Exige, principalmente, a definição perfeita do endocárdio e as precauções de medida, pois todo erro será repercutido ao cubo.

Em rotina, o MVG costuma ser corrigido pela superfície corporal (SC) com um nível médio normalmente em torno 134 g/m² no homem e 110 g/m² na mulher. Os valores "baixos" recentemente propostos são de 115 g/m² para o homem e 95 g/m² para a mulher. No entanto, a subestimativa de HVG é observada em pacientes obesos que apresentam a MVG na superfície corporal. Uma indexação da MVG sobre o tamanho do paciente é preferível nesse caso, considerando os valores de nível de 50 g/m^{2,7} para o homem e 47 g/m^{2,7} na mulher.

Enfim, uma HVG pode ser diagnosticada pelo excesso, particularmente se a espessura for limitada à porção basal do SIV anterior (rolo septal), estando o resto do septo normal.

O cálculo da MVG em TM é inválido em caso de movimento paradoxal do septo e da geometria anormal do VG (aneurisma, cardiopatia dilatada, MCH...) (Figura 12.3).

Além disso, a massa do VG pode ser calculada em modo 2D (pouco utilizado na prática) e em 3D.

A ecocardiografia 3D impulsiona os limites da ecocardiografia TM/2D. Ela é particularmente útil em pacientes cuja geometria e cinética parietal do VG estão perturbadas.

Geometria ventricular esquerda

A definição ecocardiográfica da geometria do VG na hipertensão arterial é fundamentada na medida de dois parâmetros:
- o índice de massa ventricular esquerda (IMVG);
- a espessura parietal relativa (EPR):

$$EPR = ED_{siv} + ED_{pp}/DTD \; (n < 0,42)$$

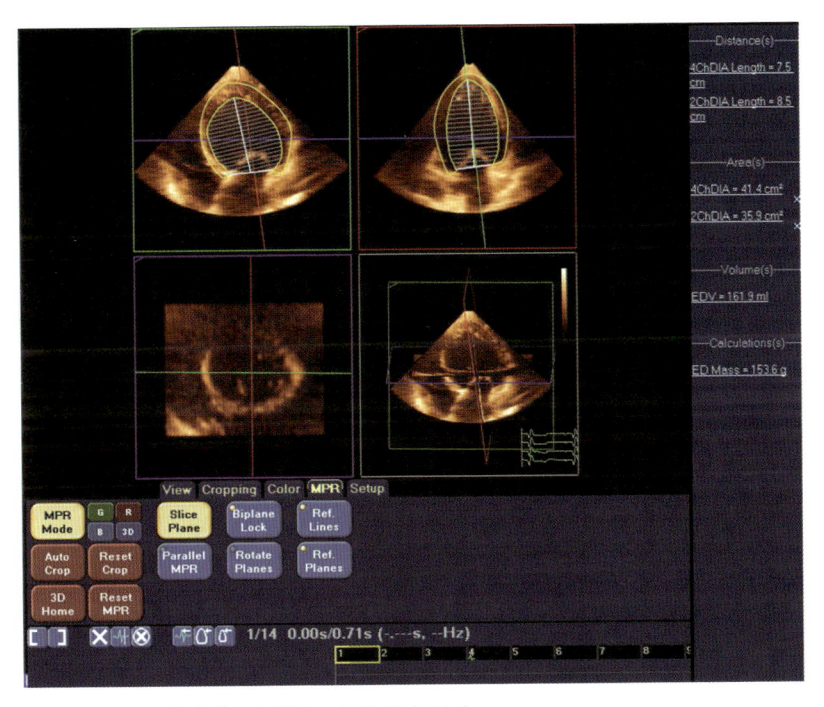

Figura 12.3 Cálculo da massa miocárdica do VG em ETT 3D (154 g).

São definidos três tipos morfológicos da geometria anormal do VG no hipertenso, classificadas por ordem de gravidade crescente (Figura 12.4):
- remodelamento concêntrico (IMVG normal; EPR > 0,42),
- HVG excêntrica (IMVG ↑, EPR < 0,42);
- HVG concêntrica (IMVG ↑↑, EPR ≥ 0,42) (Figura 12.5).

Assim, as HVG concêntricas apresentam o risco cardiovascular mais elevado. Enfim, a hipertrofia VG no paciente hipertenso normalmente é simétrica e concêntrica. A HVG excêntrica é mais rara e tardia.

Função sistólica e diastólica do VG

A alteração da função diastólica é mais precoce no hipertenso. Na maior parte das vezes, ela se traduz ao Doppler pelo perfil hemodinâmico I, que corresponde ao comprometimento do relaxamento do VG (Figura 9.11). Em certos pacientes, a disfunção diastólica do VG pode ser muito grave: diminuição da complacência ventricular esquerda acompanhada de elevação das pressões de enchimento podendo ser identificada por Doppler.

A função sistólica do VG se altera tardiamente na HTA. Ela é avaliada no hipertenso por parâmetros usuais do eco Doppler (Figura 9.1). A disfunção sistólica do VG de origem hipertensiva é observada em cerca de 13% dos casos. Ela pode levar à insuficiência cardíaca esquerda sistólica (Capítulo 9).

Enfim, a imagem de deformação (*strain*) permite distinguir três tipos de HVG: fisiológica (esportiva), hipertensiva e primária (MCH).

Interesse terapêutico

O interesse principal da ecocardiografia Doppler no hipertenso reside:
- na avaliação da regressão da HVG em tratamento anti-hipertensivo;

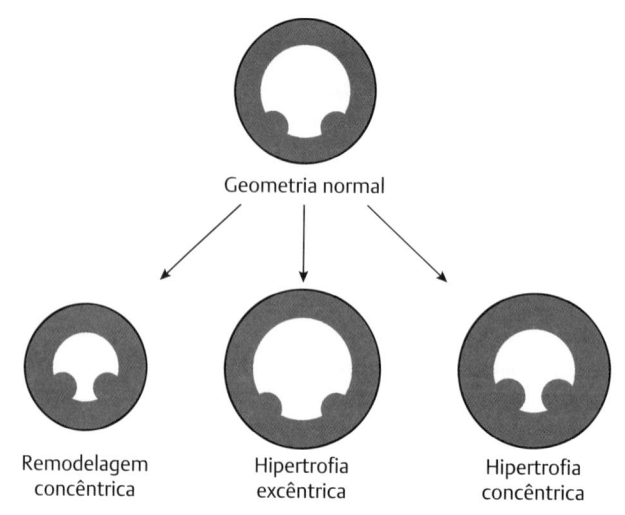

Figura 12.4 Formas geométricas do ventrículo esquerdo.

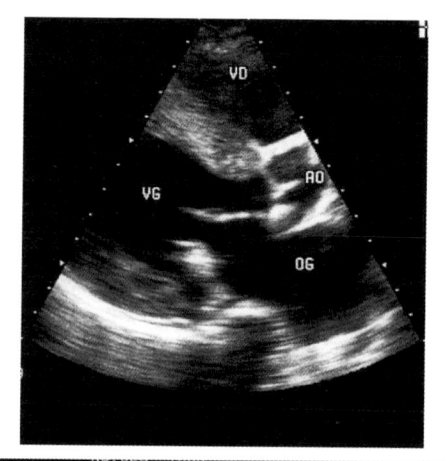

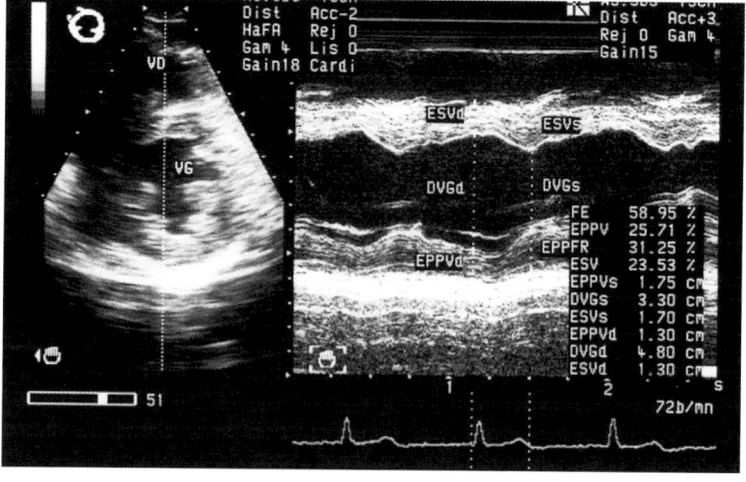

Geometria normal

Remodelagem concêntrica

Hipertrofia excêntrica

Hipertrofia concêntrica

Figura 12.5 HVG de tipo concêntrico (2D, TM) no paciente hipertenso (homem).
Espessuras parietais diastólicas: 13 mm; EPR = 0,55; MVG = 307 g (ASE); IMVG = 170 g/m^2 (SC = 1,8 m^2).

- no monitoramento da função sistodiastólica do VG;
- na estratificação do risco cardiovascular.

O alvo terapêutico – regressão da HVG – é associado à melhoria do prognóstico cardiovascular no hipertenso.

Cardiopatia embólica

As embolias de origem cardíaca representam entre 15 e 40% das causas de acidentes isquêmicos cerebrais (AIC). As cardiopatias embólicas que podem ser identificadas pela ecocardiografia são as seguintes:

- *valvulopatias mitrais reumáticas*, principalmente em caso de fibrilação atrial, de dilatação do átrio esquerdo e de baixo fluxo cardíaco favorecendo a formação de trombos e/ou de contraste espontâneo. A origem da embolia cerebral é habitualmente um trombo da aurícula esquerda. Um trombo convexo, protuberante e móvel, representa risco embólico elevado (*ball thrombus*). O contraste espontâneo é reconhecido como marcador de risco emboligênico (Capítulo 10);
- *prolapso valvular mitral* (Capítulo 3, IM por prolapso mitral): o ponto de partida é a formação de agregados fibrinoplaquetários sobre a valva alterada por degeneração mixoide;
- *endocardite infecciosa* (Capítulo 5): a AIC se dá pela embolia de um fragmento de vegetação (Figura 5.2) ou de trombos. As vegetações volumosas (> 10 mm) e móveis têm potencial emboligênico elevado;
- *infarto do miocárdio*: a origem da embolia cerebral é um trombo principalmente móvel, frequentemente alcançando as paredes acinéticas ou discinéticas da região apical do VG. O aneurisma do VG se complica em 50% dos casos de trombo mural;
- *miocardiopatia dilatada*: os trombos nascem em um ventrículo hipocinético e dilatado onde os distúrbios de ritmo são frequentes;
- *disfunção valvular protética* por trombose da prótese, sobretudo da mecânica. As bioproteses são claramente menos emboligênicas;
- *mixoma da aurícula esquerda*: as embolias são constituídas de fragmentos tumorais. O fibroelastoma papilar valvular apresenta duplo potencial embólico: tumoral e hemático;
- *calcificações mitrais e aórticas*: as embolias de fragmentos calcificados são possíveis à partir do anel mitroaórtico ou da valva aórtica calcificada (RA);
- *aneurisma do septo interatrial*, causando invaginação mais ou menos significativa na cavidade auricular direita, origem das tromboses (Figura 12.6). Pode ser associado a um impulso interatrial direito-esquerdo por intermédio de um forame oval patente, potencialmente emboligênico;
- *forame oval patente* (FOP): uma embolia paradoxal sistêmica é possível através de FOP do septo interatrial, dada a prevalência elevada das tromboses venosas periféricas clinicamente nãoaparentes. A ecocardiografia 2D com exame de contraste (Capítulo 2, Ecografia com exame de contraste) permite detectar os FOP visualizando a passagem do contraste das cavidades direitas para o átrio e ventrículo esquerdos, em estado basal e/ou em exame provocativas (tosse, Valsalva) (Figura 12.7);
- *ateroma aórtico*: o ateroma da aorta torácica representa uma causa potencialmente emboligênica e particularmente frequente em pacientes idosos. A ETO multiplanar, de preferência, permite visualizar as placas ateromatosas aórticas praticamente sempre inacessíveis à ETT. Ela precisa a localização da placa, sua ecoestrutura, seu tamanho, sua forma, sua mobilidade e a presença de um trombo séssil ou pedunculado (Figura 12.8). Com efeito, as placas de ateroma espessas (> 4 mm). Protuberantes, ulceradas, às vezes desprendidas, chamadas "flutuantes", ou agravadas com pequenos trombos pedunculados representando alto risco emboligênico. A aterotrombose do arco aórtico é uma potencial origem de embolia cerebral.

A ecocardiografia, mesmo detectando uma cardiopatia potencialmente emboligênica, não permite afirmar formalmente que a embolia é de origem cardíaca.

A ecocardiografia transesofágica, por sua qualidade de imagem, oferece grande sensibilidade na detecção das fontes emboligênicas. Ela é particular-

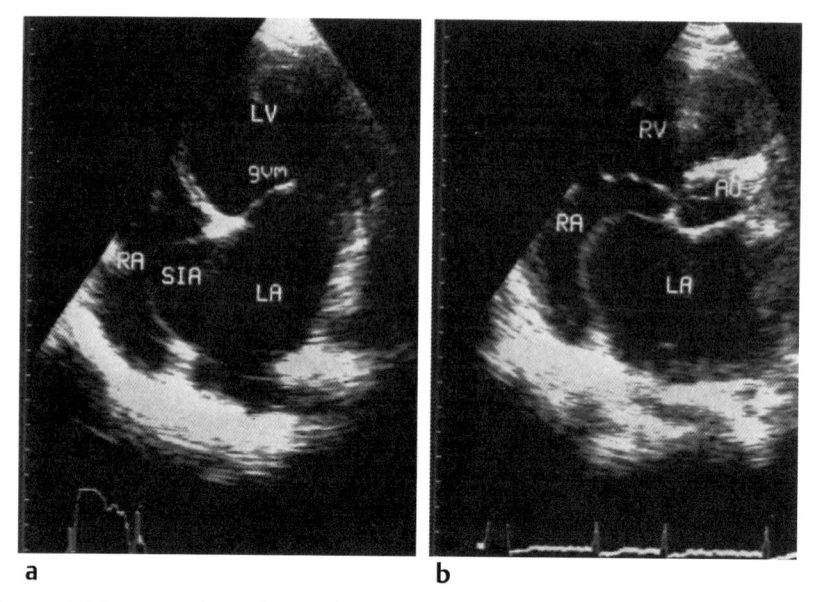

Figura 12.6 Imagem 2D de um aneurisma volumoso do septo interatrial em corte apical (a) e paraesternal transversal (b).

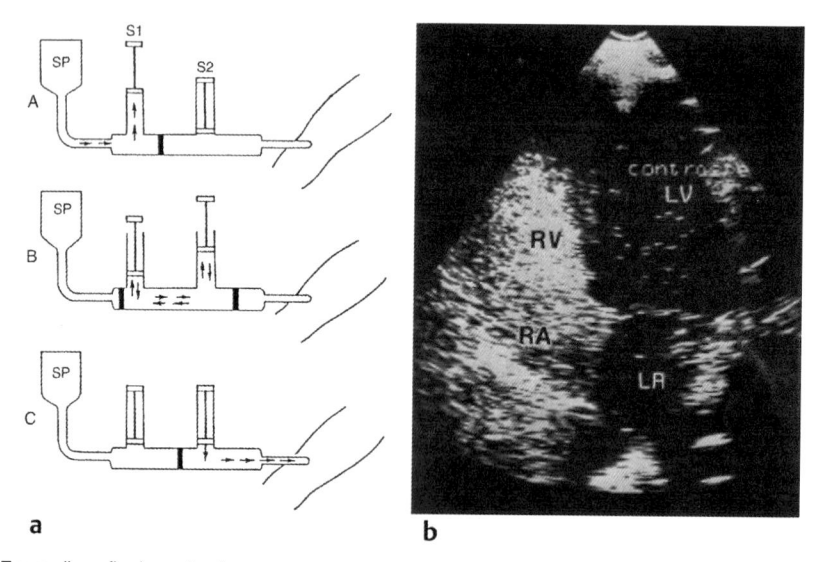

Figura 12.7 Ecocardiografia de contraste.
a. Sistema de obtenção do contraste com auxílio de duas seringas (S1, S2) montadas sobre uma rampa de três vias (SP: soro fisiológico).
A: abastecimento da primeira seringa; B: agitação do soro de modo vai e vem; C: injeção em uma veia antebraquial.
b. Exame de contraste positivo em caso de forame oval patente (corte apical de quatro câmaras). Observar a opacidade das cavidades direitas e a aparição de "bolhas" de contraste no OG e no VG, sinal de impacto direito-esquerdo.

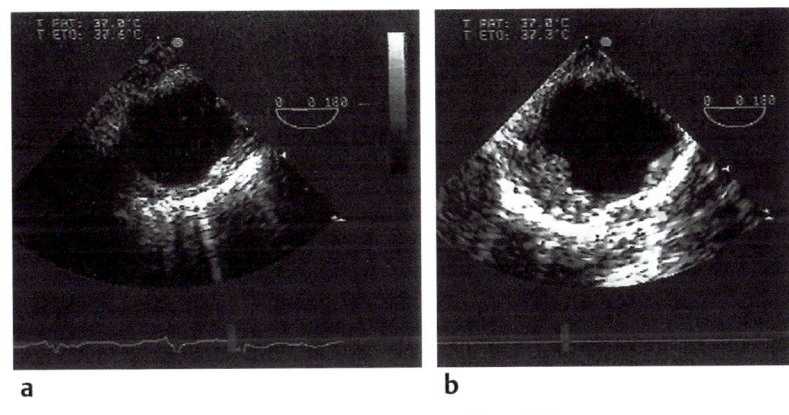

Figura 12.8 Ateroma de aorta torácica descendente visualizada em ETO multiplanar.
a. Placa ateromatosa isolada com largas calcificações parietais.
b. Volumosa placa de ateroma aórtico.

mente útil na visualização do trombo da aurícula esquerda e da aorta torácica (trombos normalmente situado sobre uma placa ateromatosa). Ela também permite visualizar, principalmente, os filamentos de fibrina (*strands*) finos e móveis, presos às valvas nativas e às próteses, sobretudo as mitrais. Esses *strands* são associados ao aumento do risco emboligênico.

A ecocardiografia 3D pode ser igualmente útil e "rentável" na pesquisa de algumas causas embólicas.

Enfim, a ETO (2D/3D) é de contribuição particularmente interessante na orientação de intervenções percutâneas como: obstrução endovascular do forame oval patente ou oclusão da aurícula esquerda em vista de prevenir acidentes tromboembólicos arteriais da fibrilação atrial (Figuras 12.9 e 12.10).

Miocardites agudas

Anomalias ecocardiográficas observadas ao longo da miocardite aguda são:
- *alteração da função contrátil do VG*, notada em 69% dos casos, frequentemente sem ou com dilatação cavitária de grau variável;
- *disfunção sistólica ventricular direita* (23% dos casos) com frequência associada a uma disfunção do VG. Uma hipocinesia, acinesia ou discinesia parietal segmentar tem relação com uma repartição não homogênea do processo inflamatório;
- complicação da função diastólica ventricular esquerda e ou direita;
- *hipertrofia ventricular esquerda*, às vezes reversível e podendo atingir apenas o músculo papilar (20% dos casos);
- hiperecogenicidade parietal localizada (25% dos casos);
- *presença de trombos intraventriculares* em zonas hipo ou acinéticas (15% dos casos);
- *dilatação biatrial*;
- *derrame pericárdico* pouco abundante.

Esses dados ecocardiográficos polimorfos e não específicos podem alternativamente fornecer um quadro de miocardiopatia dilatada, hipertrófica, restritiva ou ainda cardiopatia isquêmica.

Enfim, a imagem de *strain* permite detectar modificações precoces da função do VG nas zonas atingidas pela miocardite.

Embolia pulmonar

As principais anomalias ecocardiográficas que podem ser observadas na fase aguda da embolia pulmonar (EP) são:
- dilatação das cavidades direitas e do tronco da artéria pulmonar;
- modificações da cinética do septo interventricular, com expansão sistólica normal seguida, na

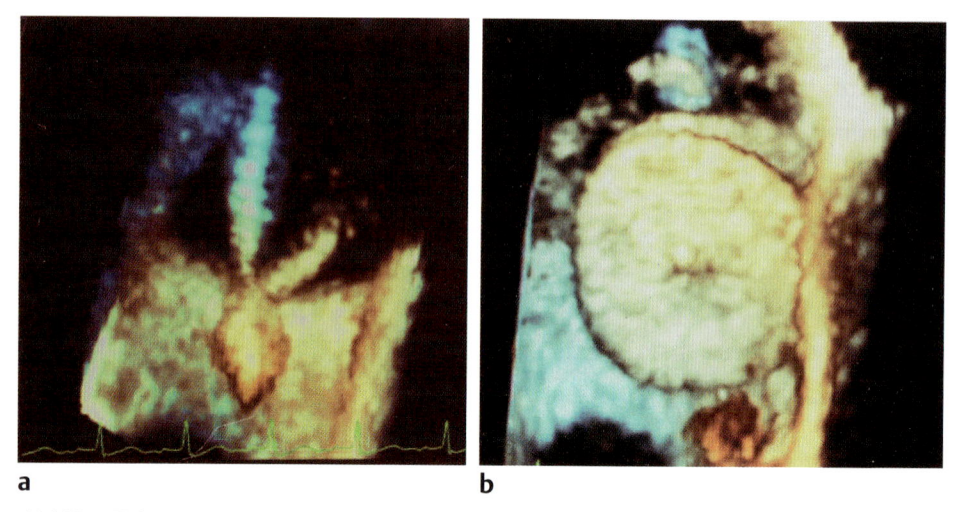

Figura 12.9 Vista ETO 3D do forame oval patente (FOP) antes (a) e depois (b) da obstrução percutânea de FOP por prótese Amplatzer.
Fonte: Gommeaux, A. Gras, E. Passard, F. Paris, M. Accident vasculaire cérébral ischémique du jeune sportif. *Cardiologie Pratique*, 2012; 992:8-9.

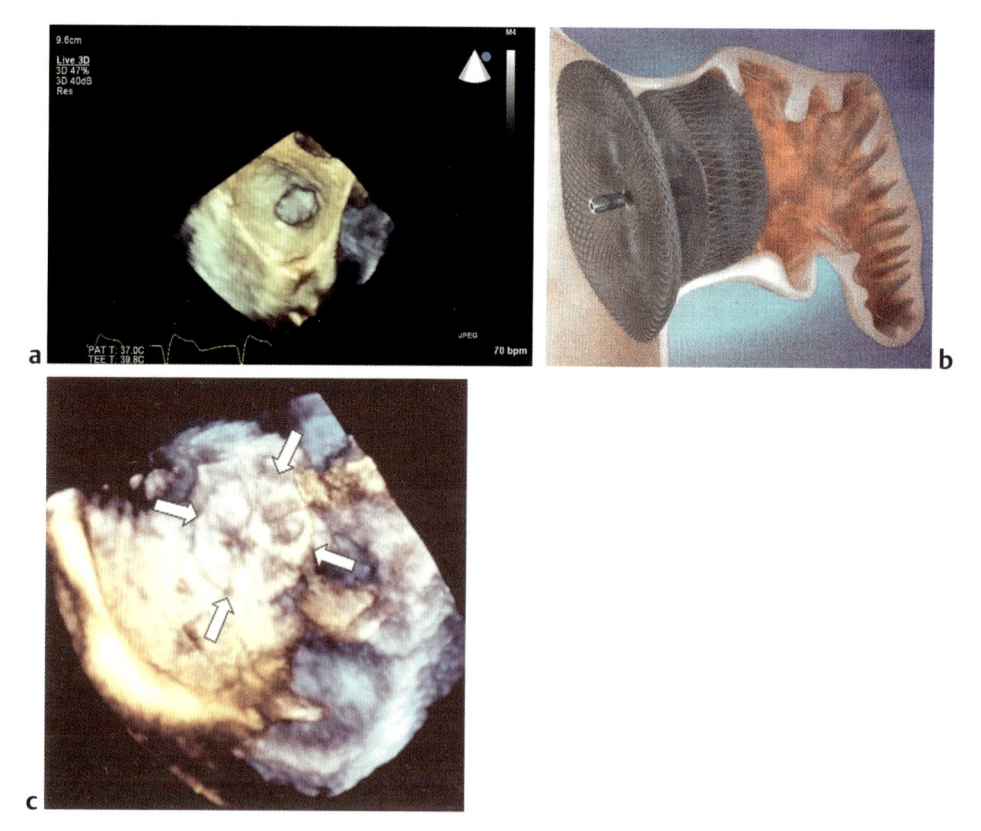

Figura 12.10 Obstrução percutânea da aurícula esquerda visualizada em 3D com zoom (a) pela prótese Amplatzer (b). Vista em ETO 3D (c).
Fontes: fig. 12. 10a. Philips. fig. 12.10b – St. Jude Medical. fig. 12.10c – Aubry, P. Juliard, J.M. Brochet, E, *et al.* Fermeture de l'auricule gauche où en est-on? *Consensus Cardio*, 2012; 79:20-4.

protodiástole, de um recuo do septo em direção ao VG (cinética mais ou menos paradoxal).

A sensibilidade desses sinais de impacto hemodinâmico direito da embolia parece boa nas EP importantes, mas um ecocardiograma normal não permite eliminar a chance de ser uma EP, até mesmo severa.

A HTAP resultante da EP normalmente é moderada e pode ser quantificada por eco-Doppler (Capítulo 4). A HTAP significativa deve levar a considerar a possibilidade de uma patologia cardiopulmonar preexistente ou de acidentes embólicos repetitivos com cor pulmonale crônico.

Enfim, um trombo flutuante pode, às vezes, ser detectado no interior das cavidades direitas, por ETT ou ETO. Esse trombo costuma ser interatrial direito, bastante móvel e frequentemente oscilando entre o átrio e o ventrículo direito.

Geralmente, a sensibilidade da ETT para diagnosticar uma EP é bastante fraca. A ETO permite, no entanto, visualizar um trombo no tronco da artéria pulmonar ou no ramo proximal com sensibilidade e especificidades de cerca de 85%. A ETO pode, portanto, auxiliar no caso de EP proximal mas não permite a eliminação do diagnóstico de EP caso o exame seja negativo.

Na prática, o diagnóstico de embolia pulmonar se baseia no Doppler venoso pulmonar e na dosagem do dímero D.

Cor pulmonale crônico

As principais anomalias ecocardiográficas notadas são as seguintes:
- *dilatação das cavidades direitas*, do tronco da artéria pulmonar e da veia cava inferior;
- hipertrofia das paredes do ventrículo direito;
- *cinética anormal do septo interventricular:* movimento paradoxal rumo à cavidade do VG durante a diástole;
- *fuga tricúspide* funcional evidenciada ao Doppler;
- *sinais de HTAP* (Capítulo 4).

Uma alteração mais ou menos importante da função sistodiastólica do VD pode ser identificada por eco-Doppler (Capítulo 9).

Displasia arritmogênica do ventrículo direito

Trata-se de uma cardiomiopatia devida a uma degeneração adiposa de algumas zonas musculares da parede do VD. A ecocardiografia pode mostrar as seguintes anormalidades:
- assinergia segmentar do VD (zonas de acinesia ou de discinesia);
- sopro parietal do VD (aspecto policíclico);
- dilatação global ou localizada do VD (ápice, câmara de entrada, infundíbulo pulmonar);
- alteração do grau variável da função sistodiastólica do VD (Capítulo 9).

O perfil dito restritivo é observado em certas formas evoluídas da displasia do VD com insuficiência cardíaca direita.

Enfim, uma lesão associada do VG não é rara (assinergia segmentar).

O interesse na imagem de *strain* na displasia ventricular continua a ser desenvolvido.

Cardiomiopatia de Takotsubo

Essa entidade diagnóstica, também chamada de cardiomiopatia de estresse, costuma se apresentar sob forma de uma síndrome coronariana aguda, mas sem lesão coronária significativa. Ela corresponde a um atordoamento miocárdico brutal reversível, na maior parte das vezes resultante de um estresse psicológico.

A cardiomiopatia Takotsubo (CMTT) é classicamente caracterizada pela ecocardiografia por uma grande acinesia ou discinesia transitória da região apical do VG (*apicale ballooning*) contrastando com a normocinesia ou uma hipercinesia dos segmentos basais do VG.

A CMTT é uma verdadeira cilada diagnóstica, pois ela pode simular outras patologias cardíacas (infarto do miocárdio, miocardite aguda, cardiomiopatia secundária...). A imagem de deformação facilita a distinção entre um infarto do miocárdio e uma CMTT.

Enfim, a disfunção do ventrículo direito em CMTT é frequente, ocorrendo em um caso a cada três.

Cardiopatias urêmicas

Várias anomalias ecocardiográficas são observadas em pacientes em hemodiálise com insuficiência renal crônica, tais como:
- derrame pericárdico podendo evoluir com bloqueio;
- hipertrofia concêntrica ou assimétrica do VG;
- dilatação ventricular esquerda;
- hipocinesia parietal difusa ou localizada (tardia);
- comprometimento da função diastólica do VG.

Um quadro de miocardiopatia não obstrutiva dilatada hipertrófica com derrame pericárdico pode ocorrer.

No entanto, a função sistólica do VG continua normal por bastante tempo, ou ainda hipercinética por aumento de inotropismo. Sua queda de funcionamento normalmente é precedida pela alteração da função diastólica do VG.

A ecocardiografia permite monitorar a evolução da hipertrofia e a função cardíaca no paciente em hemodiálise.

Cardiomiopatia diabética

A cardiomiopatia diabética é uma entidade clínica à parte que merece ser mais bem conhecida em razão da sua frequência e severidade. Contrariamente à cardiomiopatia clássica, esta é ligada a um excesso de substratos responsável por uma alteração do metabolismo energético dos cardiomiócitos (cardiomiopatia metabólica).

Modificações da geometria do VG são observadas ao longo da diabetes, com aumento da massa miocárdica e remodelamento concêntrico.

Do ponto de vista clínico, a cardiomiopatia diabética se apresenta pela insuficiência cardíaca relacionada com uma disfunção diastólica do VG precedendo alteração da função sistólica (insuficiência cardíaca com fração de ejeção preservada).

Essa disfunção diastólica do VG, ainda que frequente nos pacientes diabéticos, é pouco específica para a diabetes e fortemente ligada a outros fatores como idade, obesidade ou hipertensão arterial. Ela pode ser diagnosticada por ecocardiografia Doppler (Capítulo 9).

No entanto, pode também existir uma disfunção sistólica pré-clínica do VG sem sinal de insuficiência cardíaca e com FE do VG normal.

Essa disfunção sistodiastólica "mascarada" pode ser identificada num estado precoce da doença por imagem da deformação. Uma redução precoce do *strain* longitudinal e radial do VG foi demonstrada em pacientes diabéticos. Essa alteração da deformação miocárdica costuma ser não homogênea e predominante na região basal do septo interventricular.

A identificação precoce de pacientes de alto risco para insuficiência cardíaca permite também melhorar o tratamento medicamentoso. Nenhum tratamento específico da cardiomiopatia diabética está disponível atualmente.

Cardiomiopatia por antraciclinas

A ecocardiografia realizada regularmente permite detectar precocemente a alteração da função miocárdica em razão da cardiotoxicidade das antraciclinas.

A medida da fração de ejeção (FE) do VG é a referencia para a detecção e para o monitoramento da cardiomiopatia. No entanto, entre 5 e 15% dos pacientes assintomáticos sem cardiopatia subjacente conhecida têm FE em repouso pouco diminuída. Essa população constitui um grupo de alto risco de cardiotoxicidade, sem contraindicação ao tratamento, mas necessitando ser monitorado de perto (antes de cada dose suplementar de antraciclinas).

A alteração da função diastólica do VG sem modificação da função sistólica confirma o caráter iminentemente tóxico das antraciclinas.

As modificações ao eco-Doppler devidas às antraciclinas são as seguintes:
- precocemente: inversão da relação E/A (< 1), aumento de TDE (> 240 ms), aumento de TRIV (> 100 ms) (problema de relaxamento do VG);
- mais tarde, gerando alerta: hipocinesia segmentar sem dilatação do VG, diminuição de 20% da FA em relação aos valores iniciais do paciente, disfunção diastólica do VG com E/A > 1, TD <

150 ms, TRIV < 70 ms (perfil restritivo) (Figura 9.11).

Na prática, os pacientes tratados por antraciclinas, a ecocardiografia Doppler é recomendada:
- antes do início do tratamento;
- depois da dose de 300 mg/m² de superfície corporal;
- depois de cada dose a partir de uma dose acumulada de 450 mg/m².

Os critérios que impõe a suspensão da quimioterapia para evitar alteração miocárdica irreversível são:
- queda da FE do VG > 10% em repouso e/ou FE > 50%;
- aumento do diâmetro telediastólico (DTD) do VG passando de 60 mm;
- aumento do diâmetro telessistólico (DTS) do VG passando de 40 mm;
- perfil diastólico restritivo do VG sem alteração da função sistólica (critério controverso).

As novas terapias de câncer, os antiangiogênicos (inibidores do desenvolvimento da vascularização tumoral) trazem também o aumento de acidentes cardiovasculares. A frequência de HTA, de disfunções do VE, acidentes vasculares encefálicos (AVE) ou de tromboses venosas parecem ocorrer majoritariamente em pacientes que recebem essa nova classe terapêutica.

Novas técnicas ecocardiográficas (Doppler tecidual, ecocardiografia de estresse, imagem de *strain*) são promissoras na avaliação da cardiotoxicidade pela quimioterapia (Capítulo 14, imagem 2D *strain/strain rate*).

A imagem de deformação (*strain*) permite rastrear uma lesão cardíaca inicial dada à toxicidade da quimioterapia antes do aparecimento da alteração da FE do VG, parâmetro utilizado, frequentemente, em rotina. De fato, ela permite revelar uma disfunção sistólica subclínica do VE que se manifesta pela diminuição do *strain* longitudinal global do VG. Um nível de −19% foi proposto, mas é, sobretudo, a diminuição do *strain* longitudinal ao longo do tratamento em relação ao valor inicial que deve alertar o médico responsável.

Essas informações podem auxiliar para monitorar a intensidade da quimioterapia antineoplásica a fim de evitar o desenvolvimento de uma disfunção VG irreversível.

Cardiopatias por radiação

As complicações da radioterapia que podem ser detectadas em ecocardiografia são:
- *pericardites:* agudas, crônicas constritivas fibrolíquidas ou crônicas;
- *lesão miocárdica*: disfunção miocárdica, ou mesmo infarto do miocárdio em relação com as estenoses coronárias por radiação, frequentemente proximais ou ostiais;
- *endocardites fibrosas*, formando um quadro de cardiomiopatia restritiva;
- *lesões valvulares ou subvalvulares* (lesão endocárdica) responsáveis por fugas valvulares, principalmente mitral e aórtica.

Essas complicações são dominadas pelas pericardites e, sobretudo, pelas terríveis pericardites constritivas.

Valvulopatias medicamentosas

A origem medicamentosa da lesão valvular costuma ser difícil de ser definida. Na maioria dos casos, não se dispõe de exame ecocardiográfico de base. As quatro valvas cardíacas podem ser atingidas, mas a lesão predomina nas valvas aórtica e mitral. As lesões medicamentosas multivalvulares são possíveis.

Os sinais ecocardiográficos favoráveis a uma lesão valvular aórtica são:
- espessamento moderado dos sigmoides aórticos com aspecto compatível com "cúpula" sistólica;
- defeito de coaptação valvular central em forma "triangular";
- restrição dos movimentos valvulares na diástole;
- fugas aórticas de grau ≥ 1 normalmente centrais.

Os sinais ecocardiográficos que sugerem lesão valvular mitral são:
- espessamento moderado das valvas mitrais sem fusão comissural franca;
- redução e expansão das cordas mitrais;
- perda da flexibilidade valvular com aspecto de "baquetas";
- restrição dos movimentos valvulares na sístole.

De fato, as lesões medicamentosas não causam, classicamente, estenose valvular serrada ou fuga maior. A lesão valvular severa parece rara. A ecocardiografia permite monitorar de perto a evolução dessas lesões valvulares em particular.

Traumatismo cardíaco

As lesões cardíacas decorrentes dos traumatismos fechados do tórax que podem ser identificadas por ecocardiografia são: contusões miocárdicas ou infarto do miocárdio (anomalias segmentares da contração miocárdica); comunicações interventriculares; ruptura das paredes livres; derrame pericárdico, ou bloqueio cardíaco; insuficiências valvulares, em particular tricúspides ou aórticas por alteração sigmoide; aneurisma ou ruptura da aorta.

A lesão traumática da aorta torácica acontece em 85% dos casos de istmo aórtico, indo da simples ruptura inicial à ruptura completa da aorta. O falso aneurisma aórtico corresponde a uma ruptura da subadventícia da aorta.

A ETT e, principalmente, a ETO costumam trazer informações diagnósticas importantes e, portanto, decisivas na discussão do tratamento do traumatismo cardíaco.

Rejeição aguda do transplante cardíaco

A ecocardiografia Doppler permite o diagnóstico precoce de rejeição aguda do transplante cardíaco pelo estudo dos índices da função diastólica ventricular esquerda.

A rejeição aguda é acompanhada da diminuição de no mínimo 20% do tempo de redução pela metade do gradiente transmitral (Capítulo 3), medida durante dois ecos interativos no mesmo paciente, e também do tempo de relaxamento isovolumétrico do VG (TRIV < 70 ms) (Figura 2.19a). Essas alterações do enchimento do VG aparecem antes da alteração da função sistólica.

O colapso do gradiente de velocidades protodiastólicas pelo Doppler tecidual (DTI) é um indicador preciso da rejeição cardíaca.

O ETO permite o monitoramento do coração transplantado, precisando particularmente:
- o estado das suturas anastomóticas;
- aspecto do septo interatrial nativo e do transplante;
- grau das disfunções valvulares atrioventriculares.

As suturas anastomóticas constituem uma fonte potencial de formação de trombos. A ETO permite precisar também a remodelagem do VG e a desproporção atrioventricular.

A imagem de *strain* parece interessante e útil para o estudo do transplante cardíaco (Capítulo 14, Imagem 2D *strain/strain rate*).

Ela permite o monitoramento atento do estado funcional do coração transplantado e a detecção precoce da rejeição do transplante cardíaco. Enfim, a utilidade da ecocardiografia Doppler no estudo do coração artificial bioprotético totalmente implantável (CARMAT) permanece indefinido.

Anomalias cardíacas da AIDS

A frequência das anomalias ecocardiográficas nos pacientes acometidos pela AIDS (síndrome da imunodeficiência adquirida) é estimada em 50 e 75%.

São observados:
- aspecto de *miocardiopatia dilata* em 20 a 30% dos casos, provavelmente em razão de miocardite. A ecocardiografia mostra dilatação ventricular esquerda ou biventricular, hipocinesia parietal principalmente difusa e derrame pericárdico frequente;
- *derrame pericárdico* (15-20% dos casos), podendo evoluir para constrição;
- *endocardite* (8-13% dos casos), que pode alcançar qualquer uma das valvas, ou mesmo as quatro, e origina embolias sistêmicas.
- *sarcoma de Kaposi miocárdico ou pericárdico*, fonte de derrames, que é associado, habitualmente, a lesões cutâneas e viscerais múltiplas;
- *hipertensão arterial pulmonar* (HTAP) secundária a uma lesão pulmonar da AIDS ou à cardiotoxicidade por medicamentos antirretrovirais.

Anomalias cardíacas do lúpus eritematoso

O lúpus atinge as três túnicas do coração, com predileção pelo pericárdio (derrame pericárdico ou tamponamento, rara evolução à constrição). A lesão miocárdica (anomalias contrácteis segmentares, hipertrofia parietal, disfunção sistodiastólicas do VG), lesão endocárdica (espessamento difuso das valvas, endocardite verrucosa de Libman-Sacks) e as lesões coronárias são mais raras.

Cardiopatias ligadas à gravidez

A gravidez normal é acompanhada de modificações hemodinâmicas fisiológicas (aumento do fluxo cardíaco, baixa de 15% da FE do VG, aumento da onda E mitral em decorrência do aumento da volemia). As principais complicações cardíacas ligadas à gravidez são:
- a cardiomiopatia do pós-parto, cuja etiologia permanece obscura (cardiomiopatia subclínica preexistente, miocardite...). Trata-se de uma patologia rara causando disfunção sistólica ventricular esquerda ecocardiográfica sem etiologia identificável, responsável por quadro clínico de insuficiência cardíaca. Em cerca de 80% dos casos, a insuficiência cardíaca aparece nos quatro meses após o parto. A ecocardiografia permite identificar e avaliar precisamente a disfunção sistólica e a dilatação ventricular esquerda e de analisar uma disfunção ventricular direita associada;
- a hipertensão arterial gestacional é acompanhada por aumento da massa ventricular esquerda.

Paciente em estado crítico

A ecocardiografia Doppler constitui uma verdadeira ferramenta de diagnóstico e de monitoramento hemodinâmico no paciente em estado crítico. Ela permite estudar:

- volume vascular reduzido no paciente em estado de choque (hipovolêmico, cardiogênico, séptico);
- o tamponamento cardíaco;
- as repercussões do desconforto respiratório agudo (com ou sem edema pulmonar);
- a hipoxemia refratária (busca de um derivado anatômico intra ou extracardíaco por exame de contraste);
- as valvulopatias agudas (IM, IA, IT);
- as disfunções protéticas agudas (desinserção, trombose).

Hipovolemia em pacientes pós-reanimação

A ecocardiografia permite o monitoramento da volemia em pacientes pós-reanimação para guiar o ajuste da infusão de líquidos (hipovolemia). O diagnóstico de hipovolemia se baseia em dados clínicos, mas a ecocardiografia pode fornecer uma contribuição preciosa.

Os sinais de hipovolemia severa ao eco-Doppler são:
- redução do tamanho das cavidades ventriculares (superfície telediastólica do VG < 4 cm², medida pelo corte transversal em ETT ou ETO), redução do volume telessistólico do VG (VTS < 20 mL/m²);
- hipercinesia, principalmente do VG (FA > 40%);
- diminuição do volume de ejeção sistólica do VG (< 40 mL/m²) e do fluxo cardíaco (< 3 mL/m²);
- modificações do fluxo mitral (↓E, ↑A, ↓TD), do fluxo venoso pulmonar (↓S, ↑Ap) e da relação E/Ea mitral;
- dilatação da veia cava inferior (> 20 mm), com redução inspiratória de seu diâmetro.

No entanto, a estimativa da volemia pós-reanimação é atrapalhada pela dificuldade de medir precisamente os parâmetros ao eco-Doppler e pelos inúmeros fatores que podem influenciar os índices utilizados.

A ecocardiografia também permite demonstrar uma resposta positiva da melhora da volemia: aumento da pré-carga, do volume de ejeção sistólica (VES) e do fluxo cardíaco (mais de 15%).

Impacto cardíaco da atividade esportiva

De acordo com a modalidade esportiva, observa-se em ecocardiografia:
- *nos esportes de explosão*: dilatação cavitária moderada, pouco ou nada de impacto parietal (discreta hipertrofia parietal com EPR normal);
- *nos esportes de resistência;* uma dilatação ventricular esquerda, raramente ultrapassando 60 mm em diástole, dilatação atrial esquerda moderada, espessura parietal do VG aumentada de forma simétrica ou assimétrica com predominância habitual no septo (relação SIV/PP inferior a 1,3, EPR aumentada).

Essa dilatação e ou hipertrofia "fisiológica" do VG não é acompanhada por alteração da função miocárdica sistólica ou diastólica.

Aspectos de cardiomiopatia hipertrófica ou dilatada foram relatados em atletas competidores.

O "coração de atleta" constituiu uma das modalidades de adaptação ao treino físico. Deve ser diferenciado de uma cardiomiopatia hipertrófica primária. As principais características ao eco-Doppler do coração de atleta são: espessura parietal < 13 mm, DTD do VG > 55 mm, função sistodiastólica do VG normal, ausência de obstrução dinâmica, pressões arteriais pulmonares normais, velocidades miocárdicas normais (DTI).

A imagem de *strain* miocárdico permite a distinção entre a hipertrofia "fisiológica" do VG ligada ao esporte e hipertrofia patológica (Capitulo 14, Imagem 2D *strain/strain rate*).

Capítulo 13
Cardiopatias congênitas

A ecocardiografia permite diagnosticar e avaliar as malformações congênitas do coração. A ETO, realizada com auxílio de uma sonda ultrassonográfica do tipo pediátrico, é muito útil nesse exame diagnóstico.

A ecocardiografia tridimensional também se torna um auxílio inconstante no diagnóstico e no monitoramento das anomalias congênitas, bem como na orientação do tratamento medicamentoso. Enfim, a imagem de deformação miocárdica (*strain*) oferece uma nova abordagem fisiopatológica das cardiopatias congênitas.

Comunicação interatrial (CIA)

A comunicação interatrial (CIA) é a malformação cardíaca mais frequente diagnosticada na idade adulta.

A CIA é caracterizada em ecocardiografia por:
- *sinais indiretos de sobrecarga volumétrica direita*: dilatação das cavidades direitas e do tronco arterial pulmonar, cinética paradoxal do septo interventricular. A ausência desses sinais permite eliminar a possibilidade de grande comunicação esquerda-direita, mas não o diagnóstico de CIA;
- *falha do septo interatrial* (SIA) visualizada diretamente em 2D, em corte subcostal de quatro câmaras, de preferência (Figura 13.1a). A falha da parte média do SIA sugere a CIA de tipo ostium secundum (a mais frequente); uma falha próxima das valvas atrioventriculares representa o ostium primum (Figura 13.2a). Um diagnóstico certeiro é possível, nessa incidência, em 90% dos casos. A CIA de tipo sinus venosus é resultante do desvio da conjunção da veia cava superior (VCS), particularmente para a esquerda, abrangendo o SIA. A parede posterior da VCS é, portanto, a continuidade da parede do AE. A CIA do sinus coronário (ou CIA de admissão) situada em posição baixa e posterior é rara;
- *imagem de jato negativo em ecocardiografia de contraste*: "lavagem" de contraste no AD em vista da falha septal quando o impulso é esquerda-direita (corte apical ou subcostal de quatro câmaras) (Figura 13.1b);
- *sinais Doppler* (Figura 13.3a):
  - existência de fluxo positivo sistodiastólico de velocidade baixa (inferior à 1 m/s) no AD no nível da falha septal (Doppler pulsado, corte subcostal) (Figura 13.1);
  - visualização do fluxo colorido passando de AE para a AE (Doppler colorido, corte paraesternal transversal ou subcostal) (Figura 13.3a);
  - aumento da relação fluxo pulmonar/fluxo aórtico (QP/QA) ao Doppler pulsado associado ao bidimensional. Essa medida de fluxos permite avaliar a importância do impulso esquerda-direita e determinar a indicação cirúrgica de CIA (QP/QA > 2).
- *sinais de eventual HTAP*.

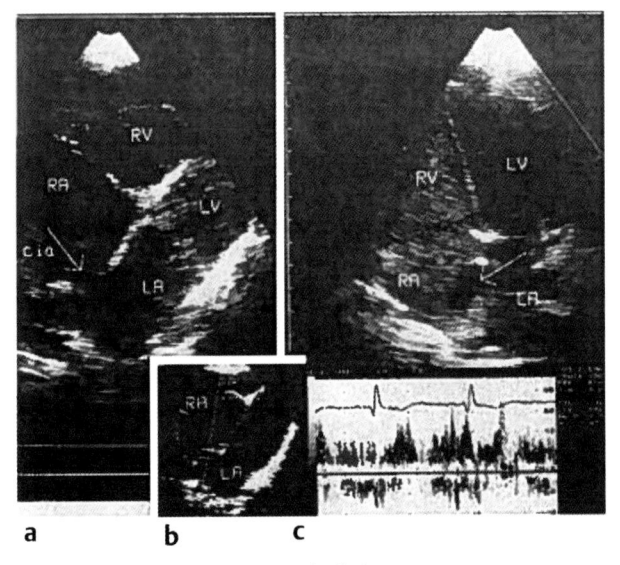

Figura 13.1 CIA de tipo *ostium secundum* com desvio esquerda-direita.
a. Falha septal visualizada em corte subcostal.
b. Imagem de "lavagem" do contraste pelo sangue proveniente da OG.
c. Fluxo positivo sistodiastólico de CIA registrado por Doppler pulsado a partir do corte subcostal.

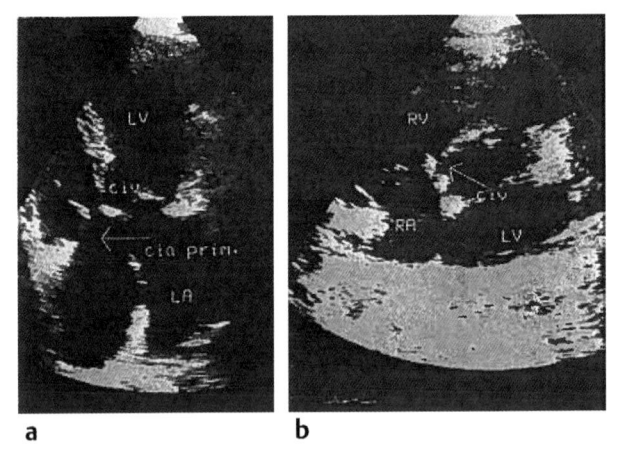

Figura 13.2 Cardiopatias congênitas.
a. Exemplo de canal atrioventricular com CIA grande de tipo *ostium primum* e CIV da parte alta do septo (corte apical de quatro câmaras).
b. Visualização de CIV perimembranosa (seta) durante o balanço desde o VG até a aorta (corte paraesternal transversal).

O teste de tosse, o exame de Valsalva ou a HTAP significativa associada permitem inverter o impulso de CIA.

A ecocardiografia (ETT/ETO) permite detectar o tamanho da CIA (medida em telediástole), a quantidade da CIA (única ou múltipla) e o aspecto das suas margens. A forma da CIA pode ser estudada precisamente em eco 3D. A ecocardiografia permite igualmente buscar eventuais anomalias associadas à CIA (estenose pulmonar, prolapso mitral, retorno venoso pulmonar anormal...).

Enfim, seu objetivo é orientar a terapia de CIA. A existência de uma HTAP com inversão do desvio (direito-esquerdo) constitui uma contraindicação à obstrução de uma CIA. Os critérios de não obstrução de CIA por via percutânea são: diâmetro máximo da CIA > 40 mm, margens < 5 mm, SIA multiperfurada e aneurismática, malformações asso-

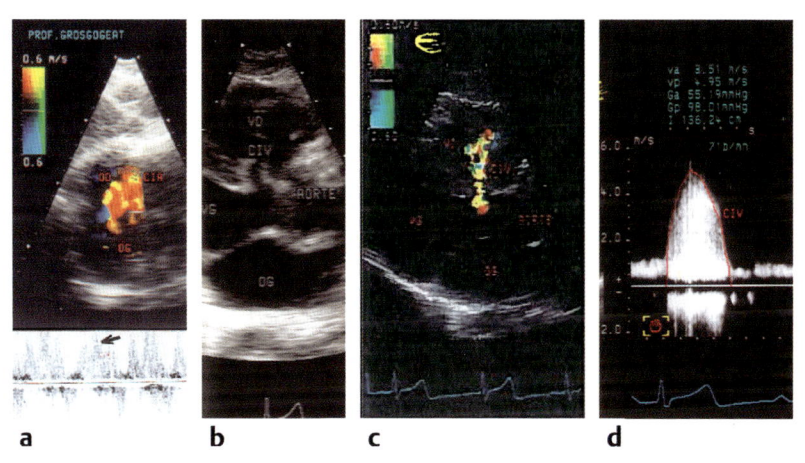

Figura 13.3 Cardiopatias congênitas. Registros eco-Doppler.
a. Comunicação interatrial (CIA) de tipo *ostium secundum* visualizado em corte subcostal de quatro câmaras. O fluxo do desvio esquerda-direita ao longo da CIA, partindo do OG em direção ao OD, é expresso em vermelho-amarelo. Embaixo: fluxo de CIA: positivo sistodiastólico de baixa velocidade (seta) registrado por doppler pulsado no átrio direito ao nível da falha septal.
b, c, d. Comunicação interventricular (CIV): falha do septo interventricular visualizado em corte paraesternal longitudinal (b); jato do desvio esquerda-direita ao longo da CIV identificada por Doppler colorido 2D (c); fluxo sistólico de CIV de alta velocidade (V_{CIV} = 4,95 m/s) registrado por Doppler contínuo ao nível da falha septal. O PAP sistólico (Pas – $4V_{CIV}^2$) é avaliado em 32 mmHg (130-98) (d).
Fonte: fig. 13.3b, c e d – contribuição do Dr. Guy Derumeaux.

ciadas necessitando de correção cirúrgica. A ETO é indispensável para guiar o procedimento de fechamento percutâneo de uma CIA (Figura 13.4).

Comunicação interventricular (CIV)

A comunicação interventricular (CIV) isolada representa mais de 20% das malformações cardíacas congênitas.

A CIV aparece através de:
- *sinais indiretos de sobrecarga volumétrica esquerda:* dilatação das cavidades esquerdas, hipercinesia parietal do VG. Uma CIV de baixo fluxo pode ser acompanhada por um traçado TM normal;
- *falha do septo interventricular* (SIV) visualizada diretamente em 2D (Figura 13.2). A utilização de múltiplos cortes permite definir o local exato da falha no septo – membranoso, trabecular ou infundibular – e precisar seu tamanho. As CIVs membranosas (30% das CIVs) são identificáveis na região subaórtica, segundo o corte apical de quatro câmaras, preferencialmente. As CIVs trabeculares ou musculares (60% das CIVs), situadas no septo muscular trabeculado, são mais bem visualizadas pelos cortes apical e paraesternal transversal. As CIVs infundibulares ou supracristais estão situadas na região subpulmonar, perto da cúspide coronariana esquerda e da valva pulmonar. As CIVs pequenas e as CIVs trabeculares apicais são mais dificilmente detectáveis. Enfim, o tamanho do defeito no SIV às vezes é difícil de medir;
- sinais Doppler:
  – pulsado: fluxo sistólico turbulento identificado na borda direita do SIV em caso de CIV com desvio esquerda-direita;
  – contínuo: fluxo de CIV sistólico positivo e de alta velocidade, elevadas na mesma medida que as pressões ventriculares direitas são baixas. A partir da velocidade máxima desse fluxo (V_{CIV}), é possível calcular o gradiente de pressão sistólica entre os dois ventrículos (PVGs – PVDs) e, subtraindo a pressão arterial sistólica do VD (PVDs) e, por consequência, da artéria pulmonar (PAPs), na ausência de estenose pulmonar:

$$PVGs - PVDs = 4V_{CIV}^2$$

$$PAPs = PVDs = PVGs - 4V_{CIV}^2$$

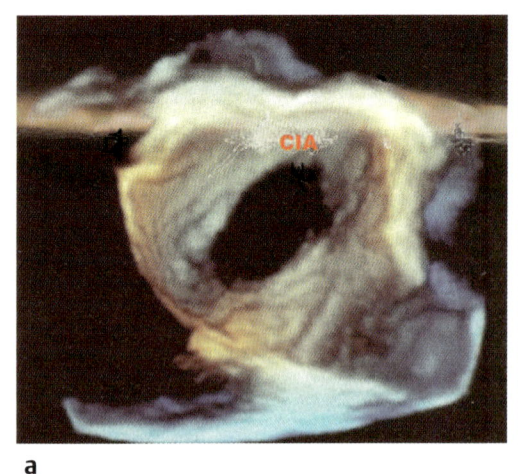

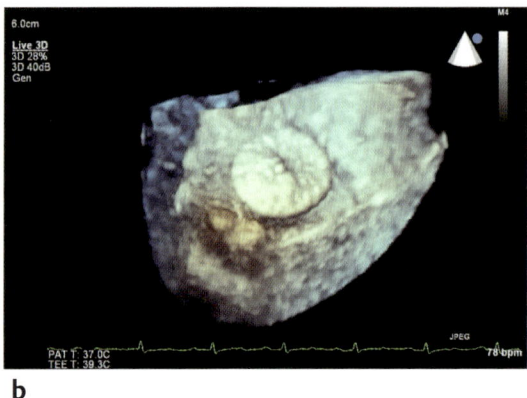

Figura 13.4 Comunicação interatrial (CIA) de tipo *ostium secundum* (a) fechada por via percutânea pela prótese Amplatzer (b). Vistas de ETO 3D.
Fonte: fig. 13.4a – Petit, J. Hascoët, S. Houyel, L. Maury, P. Fermeture percutanée des communications interauriculaires. *Cardiologie Pratique*, 2016; fig 13.4b. Philips.

PVGs = PAs (na ausência de estenose aórtica associada)

$$PAPs = PAs - 4V_{CIV}^2$$

– colorido: o fluxo colorido do desvio interventricular permite precisar o local, a direção e a extensão do impulso. Pequenas CIVs musculares e CIVs múltiplas são particularmente bem visíveis;
- *sinais de eventual HTAP,* analisando o fluxo de IT e/ou de IP (Capítulo 4).

A relação entre os fluxos aórtico e pulmonar medidos por eco-Doppler mostra a importância do desvio da CIV. Os sinais que indicam um desvio significativo são: QP/QA > 2,0, clara dilatação das cavidades esquerdas, presença de HTAP.

Os exames de contraste permitem, em alguns casos, visualizar o sentido do desvio.

Enfim, a ecocardiografia (ETT/ETO) permite:
- identificar CIVs múltiplas;
- buscar por anomalias associadas (canal arterial, CIA, coartação aórtica...);
- rastrear complicações (piora da HTAP, ocorrência de IA, aparecimento de sinais de endocardite...);
- orientar a terapia (monitoria em caso de potencial obstrução espontânea das CIVs, tratamento cirúrgico das CIVs amplas).

Canal arterial (CA)

O canal arterial é a persistência após o nascimento da comunicação entre a artéria pulmonar esquerda e a aorta descendente. Sua frequência é estimada em cerca de 10% das cardiopatias congênitas. A ecocardiografia mostra:
- *sinais indiretos de sobrecarga volumétrica esquerda* (ver anteriormente). A ausência desses sinais não permite afastar a presença de um canal arterial;
- *imagem direta do canal arterial em 2D,* sob forma de uma estrutura livre de ecos, limitada por dois ecos paralelos densos conectando o início da artéria pulmonar e a aorta descendente (corte paraesternal transversal centrado na bifurcação pulmonar, corte subesternal).
- *fluxo sistodiastólico turbulento* registrado por Doppler pulsado por via paraesternal transversa ao nível da bifurcação pulmonar. O Doppler

contínuo demonstra um fluxo *sistodiastólico* de alta velocidade negativo (fugindo da sonda) na artéria pulmonar e fluxo positivo (em direção à sonda) contínuo máximo em telessístole no canal arterial, indica um desvio esquerda-direita.

A partir da velocidade sistólica máxima do fluxo do canal arterial (V_{CA}), é possível calcular o gradiente sistólico entre a aorta e a artéria pulmonar (PAO – PAP) e, subtraindo a pressão arterial sistólica (PAs), obter a pressão arterial pulmonar sistólica (PAPs):

$$PAO - PAP = 4V_{CA}^2$$

$$PAO = PAs$$

$$PAPs = PAs - 4V_{CA}^2$$

O Doppler colorido visualiza diretamente um fluxo retrógrado em mosaico na artéria pulmonar e precisa a direção do fluxo no interior do canal.

As medidas precisas do diâmetro do canal são indispensáveis para a oclusão endovascular do CA.

Enfim, é preciso sempre procurar por CIV ou estenose subvalvular associada.

Coarctação aórtica (CAo)

A coarctação aórtica representa cerca de 8% das cardiopatias congênitas.

Ela constitui um obstáculo congênito situado na união da crossa da aorta e da aorta descendente.

A ecocardiografia 2D permite:
- *visualizar* diretamente, *por via subesternal*, um impacto ístmico da aorta abaixo da artéria subclávia esquerda. A coarctação é habitualmente seguida de dilatação subestenótica;
- *precisar a forma anatômica da coarctação:* em diafragma (a mais frequente) ou em ampulheta;
- *avaliar o impacto da CAo no VG:* hipertrofia concêntrica do VG, função sistólica.

Ao Doppler contínuo, é possível registrar, por via subesternal, um fluxo sistólico negativo em duplo envelope espectral correspondendo aos dois regimes de velocidade sanguínea, de ambas as partes da coarctação. O gradiente de pressão transestenótica pode ser avaliado a partir de valores máximos desses picos de velocidade.

Nas CAo fechadas, o fluxo estenótico aparece contínuo, com um pico em sístole e uma redução progressiva até a telediástole.

Ao Doppler colorido, o fluxo em mosaico em *aliasing* da CAo toma um aspecto de ampulheta, se resolvendo na aorta descendente onde é muito turbulento.

Busca-se sistematicamente por uma cardiopatia associada: valva aórtica bicúspide ou CIV, particularmente. De fato, em 80% dos casos a valva aórtica é bicúspide.

No plano terapêutico, toda CAo com hipertensão arterial requer correção cirúrgica. As recoarctações são acessíveis ao cateterismo intervencionista para dilação por balão, com eventual colocação de uma endoprótese na região do istmo aórtico. A ecocardiografia é útil na seleção de candidatos a esse tratamento.

Estenose aórtica congênita

Estenose valvular

A estenose valvular aórtica congênita é a mais frequentemente formada por fusão comissural.

Os sigmoides aórticos não se separam na sístole, mas formam uma cúpula característica, visualizada em corte 2D paraesternal longitudinal. Uma valva aórtica bicúspide está frequentemente associada (Figura 13.43a). A aorta ascendente habitualmente se encontra dilatada.

O obstáculo valvular aórtico provoca um gradiente de pressão entre o VG e a aorta. O VG hipertrofia-se para se adaptar a esse obstáculo. Uma perda da adaptação ventricular esquerda se traduz por queda da contratilidade e, então, do fluxo cardíaco.

Estenose subvalvular

Três formas dessa estenose podem ser identificadas por um corte paraesternal longitudinal: em diafragma subaórtico, em túnel muscular obstruindo a câmara de saída do VG, ou no anel fibroso situado abaixo das valvas aórticas.

A severidade da estenose aórtica congênita é avaliada por:
- grau de hipertrofia parietal do VG (TM, 2D);
- importância do gradiente de pressão ventriculoaórtico (ΔP), calculado a partir do fluxo sistólico registrado no Doppler contínuo (estenose apertada: ΔP máximo > 65 mmHg, ΔP médio > 40 mmHg);
- estado funcional do VG.

A busca por malformações associadas (coarctação aórtica, canal arterial, CIV...) deve ser sistemática.

Estenose pulmonar

Estenose valvular

A estenose valvular pulmonar é secundária à fusão de comissuras de sigmoides sobre uma valva pulmonar espessada e displásica.

A ecocardiografia TM demonstra um aumento da amplitude da onda A no eco pulmonar, superior à 7 mm, sinal indicador, mas não específico. A ecocardiografia 2D confirma o diagnóstico visualizando, em corte paraesternal transverso, imagem em cúpula sistólica dos sigmoides pulmonares, frequentemente espessados, com dilatação pós-estenótica do tronco da artéria pulmonar.

A hipertrofia parietal do VD, consequência da sobrecarga de pressão sistólica, costuma ser acompanhada por hipertrofia septal.

Estenose infundibular

A estenose subvalvular localiza-se, habitualmente, na entrada do infundíbulo pulmonar sob forma de hipertrofia fibromuscular ou de diafragma fibroso.

A eco TM pode demonstrar: a diminuição da onda A, o *fluttering* sistólico da sigmoide pulmonar (sinal não específico) o fechamento prematuro da valva pulmonar. Sobre o corte 2D paraesternal transverso, o calibre da câmara de ejeção do VD é reduzida, na diástole; a parede livre do VD é hipertrofiada. Secundariamente, se o obstáculo avançar, surge uma disfunção ventricular direita.

O Doppler contínuo permite calcular o gradiente de pressão sistólica (ΔP) transestenótico e, portanto, apreciar a gravidade da estenose pulmonar (estenose fechada: superfície funcional do orifício pulmonar < 0,5 cm², ΔP máxima > 60 mmHg; ΔP média > 30 mmHg).

A estenose valvular pulmonar fechada implica na dilatação pulmonar percutânea, sem ter que aguardar o aparecimento de sintomas. O tratamento cirúrgico da estenose pulmonar subvalvular consiste em operar a estenose e, se necessário, em colocar um pequeno retalho oclusor.

Anomalia de Ebstein

Trata-se de uma anomalia de inserção da valva tricúspide no ventrículo direito.

A ecocardiografia demonstra as modificações seguintes:
- *em TM*:
  - movimento anormal amplo da folha anterior da tricúspide;
  - retardo do fechamento da tricúspide em relação à mitral em pelo menos 60 ms, na ausência de bloqueio do ramo direito (em 40 a 70% dos casos) (Figura 13.5a);
  - cinética paradoxal do septo interventricular (em 80% dos casos).
- *em 2D (corte apical ou subcostal de quatro câmaras)*:
  - inserção anormal apical da folha septal da tricúspide, atingida com mais frequência (Figura 13.5b). O anel fibroso tricúspide permanece em local habitual. A diferença de inserção da folha septal tricúspide em relação à folha septal mitral não supera 10 mm em paciente normais; em caso de anomalia de Ebstein, é, em geral, superior a 15 mm em crianças e a 20 mm em adultos;
  - o aspecto das três câmaras do coração direito: átrio direito, ventrículo direito atrializado (VDA) delimitado entre o anel tricúspide e a folha septal da tricúspide deslocada, ventrículo direito funcional (VDF) situado além da folha deslocada (Figura 13.5b). O VDA de paredes finas passa a ser dilatado com frequência, o VDF pequeno, muscular, assegura a ejeção ventricular;
  - CIA comumente associada, sob forma de forame oval patente (Capítulo 12) ou de *ostium secundum* (ver anteriormente);

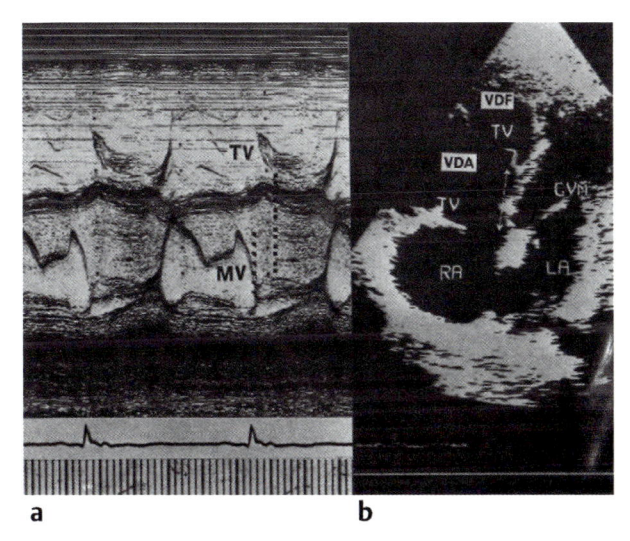

Figura 13.5 Anomalia de Ebstein.
a. Eco TM: observar uma dilatação do VD (43 mm em diástole) e retardo evidente do fechamento da tricúspide (TV) em relação à mitral (MV).
b. Corte apical de quatro câmaras ilustrando uma dilatação das cavidades direitas e inserção anormal da folha septal da tricúspide em relação ao grande folheto mitral (diferença de 25 mm).

- *por Doppler*:
  – regurgitação tricúspide de importância variável;
  – fluxo em mosaico no VDA constituindo onda de turbulências durante a sístole atrial (Doppler colorido);
  – fluxo de uma eventual CIA.

A gravidade funcional da anomalia de Ebstein depende, sobretudo, da importância do impulso atrial, da dilatação e da disfunção do VD e do grau da lesão tricúspide. O tratamento cirúrgico da anomalia de Ebstein (anastomose de tipo Blalock, plastia tricúspide) se impõe em alguns casos.

Tetralogia de Fallot

Classicamente, o diagnóstico da tetralogia de Fallot baseia-se na associação de quatro anomalias, identificáveis em ecocardiografia 2D/3D:
- sobreposição da aorta dilatada acima do septo interventricular (corte 2D paraesternal longitudinal). A continuidade mitroaórtica é normal;
- comunicação interventricular (CIV) subaórtica habitualmente única e grande. CIVs múltiplas também são possíveis;
- estenose do infundíbulo pulmonar e eventualmente do tronco de ramos pulmonares;
- hipertrofia parietal do VD.

Ecocardiografia Doppler demonstra:
- o desvio interventricular direita esquerda bem evidenciado por Doppler colorido;
- gradiente de pressão sistólica entre o VD e a artéria pulmonar permite apreciar o grau de estenose pulmonar, o que define o prognóstico cirúrgico.

De fato, a ecocardiografia permite definir o caráter "regular" da tetralogia de Fallot que necessita de correção cirúrgica completa: CIV única, disposição coronária normal e via pulmonar completa.

As opções terapêuticas cirúrgicas da tetralogia de Fallot são: uma anastomose de Blalock-Taussing, obstrução da CIV com um adesivo, dilatação da estenose pulmonar. A ecocardiografia auxilia na seleção de pacientes candidatos a esse tratamento. Ela permite, também, controlar a eficácia da correção cirúrgica.

No total, a ecocardiografia Doppler é um exame essencial para o diagnóstico de manifestações cardíacas congênitas. O benefício da ecocardiografia 3D tornou-se real nessa área. A técnica 3D em tempo real (ETT/ETO) traz à tona imagens mais próximas da realidade anatômica, normalmente bem complexa. Todos esses conhecimentos sem dúvida podem contribuir para a melhoria do tratamento medicamentoso das cardiopatias congênitas (Figura 13.6).

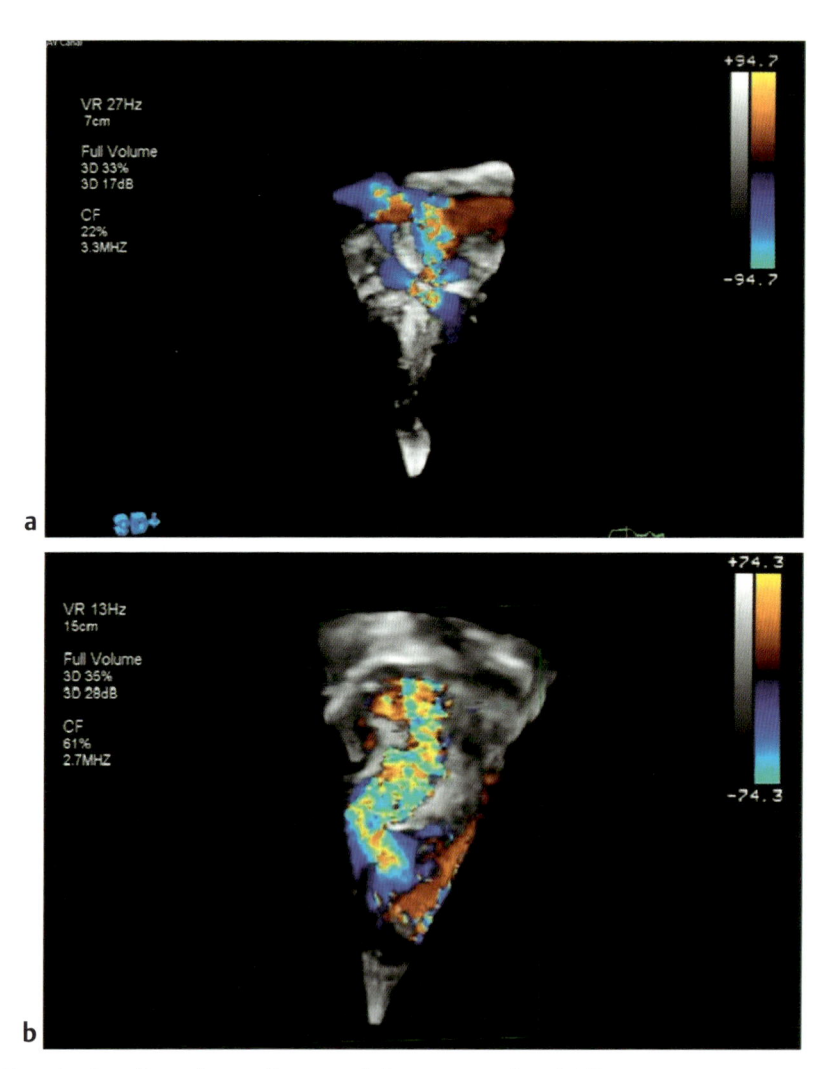

Figura 13.6 Exemplos de malformações cardíacas congênitas em ecocardiografia 3D.
a. Canal atrioventricular.
b. Tetralogia de Fallot.

Capítulo 14
Novas tecnologias em ecocardiografia

Novos desenvolvimentos da ecocardiografia estão sendo estabelecidos, a partir:
- da evolução de sondas ultrassonográficas de alta resolução, permitindo aperfeiçoar a qualidade da imagem e do sinal Doppler;
- da aplicação da tecnologia eletrônica na aquisição e na análise das imagens ecocardiográficas;
- do aperfeiçoamento das lógicas de cálculo para avaliar a qualidade contráctil, a diástole, os fluxos e as regurgitações;
- da utilização de sistemas informatizados eficazes para imprimir, arquivar e reler as imagens ecocardiográficas;
- da introdução de novas técnicas.

Para mais informações, veja: Klimczak, C. *Techniques d'écographie cardiaque: classiques, nouvelles, futures*. Issy-les-Moulineaux: Elsevier Masson; 2013.

Imagem harmônica ou *tissue harmonic imaging* (THI)

Essa nova modalidade de imagem ecocardiográfica foi desenvolvida para melhorar ainda mais a qualidade da imagem (2D, TM) e o desempenho diagnóstico.

A imagem harmônica é obtida pela utilização dos sinais harmônicos (formados durante a fase de emissão, na propagação do ultrassom através dos tecidos) e rejeitando os ecos na frequência fundamental. O resultado são imagens com resolução de contraste aprimorada e maior clareza com menos aparelhos.

Na prática, essa técnica permite, sobretudo, uma clara melhoria da qualidade da imagem do miocárdio e melhor definição do endocárdio (Figura 14.1).

A imagem harmônica é particularmente útil para os pacientes pouco ecogênicos, como: pacientes obesos, idosos, em insuficiência respiratória, com parede torácica espessada e em pós-toracotomia. Essa técnica se integra perfeitamente na prática cotidiana da ecocardiografia.

Ela permite, igualmente, aperfeiçoar o estudo da perfusão miocárdica pelos agentes de contraste miocárdico e por ecocardiografia de estresse.

TM anatômico (*anatomic M-mode*)

A técnica de TM dita anatômica ou orientável permite traçar uma linha para análise em modo TM, *a posteriori* e, de maneira ideal, sobre um *cine-loop* previamente registrado em modo 2D (Figura 14.2). Na prática, essa técnica é principalmente aplicável em caso de incidência TM transventricular oblíqua em relação às paredes, obtida com auxílio do sistema clássico, que encadeia a superestimação das espessuras parietais e dos diâmetros ventriculares. O método alternativo de TM anatô-

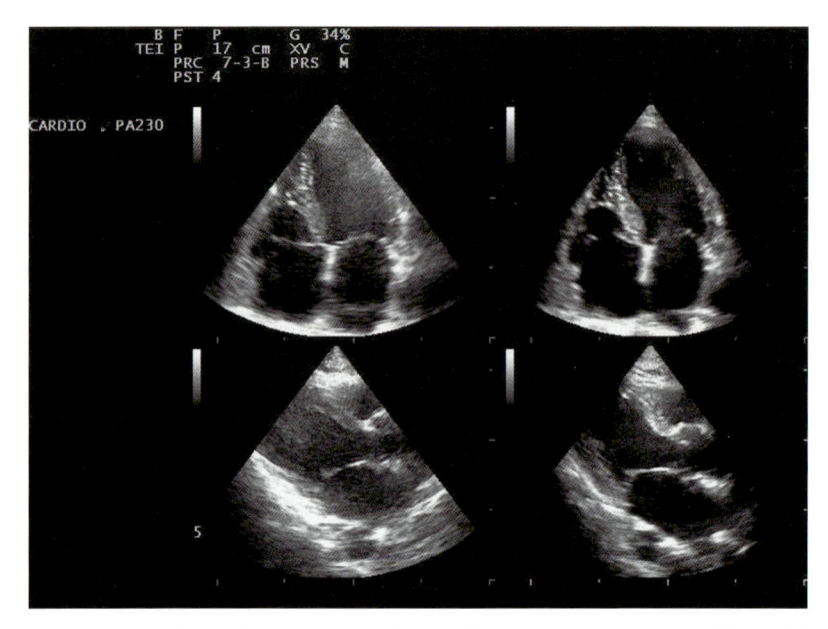

Figura 14.1 Imagem harmônica (à direita) comparada com Imagem 2D convencional (à esquerda). Cortes 2D apicais e paraesternais longitudinais. Notar a melhoria da definição do endocárdio em modo harmônico.

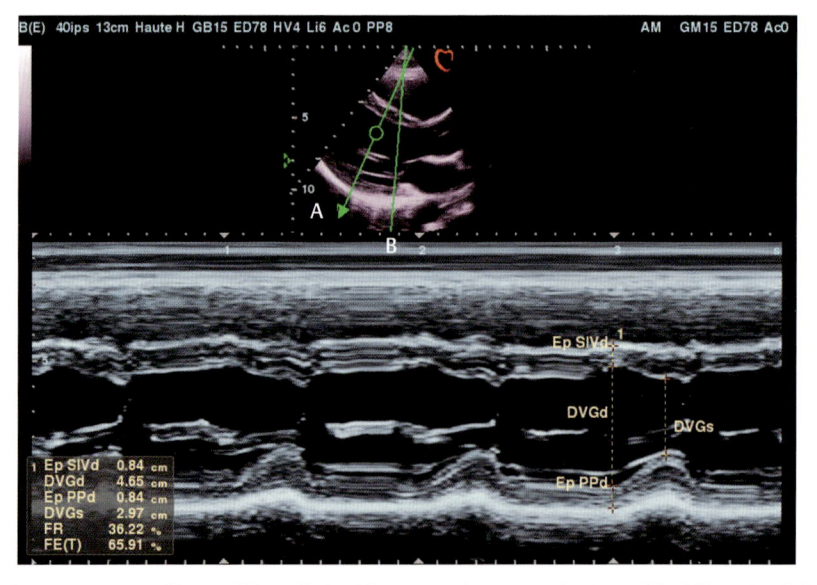

Figura 14.2 Técnica ecocardiográfica de TM anatômico (A) que permite a correção da medida oblíqua do VG (B).
Fonte: Fukuda Denshi.

mico permite orientar a linha TM corretamente de forma rigorosa, ou seja, perpendicularmente às paredes, passando pelo eixo central do coração. Portanto, é possível obter medidas do VG confiáveis e reprodutíveis.

Outras aplicações do TM anatômico podem ser consideradas: análise da cinética parietal e das dimensões das cavidades, de acordo com incidências diversas, estudo do assincronismo ventricular...

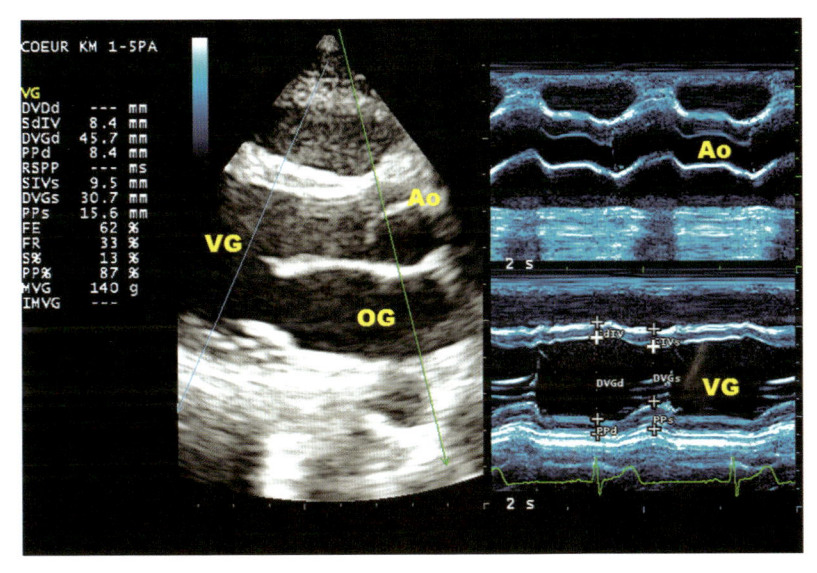

Figura 14.3 Técnica ecocardiográfica de TM anatômico: duplo TM simultâneo em tempo real (transaórtica e transventricular) (sistema Imagic de Kontron Medical).

O aparecimento simultâneo de um TM anatômico duplo ou triplo em tempo real constitui um progresso tecnológico considerável (Figura 14.3).

Imagem por Doppler tecidual ou *Doppler tissue imaging* (DTI)

Doravante, o Doppler tecidual faz parte da rotina de todo exame ecocardiográfico (ver capítulo 2, Doppler tecidual). O desenvolvimento da imagem DTI em modo colorido ofereceu acesso, posteriormente à aquisição das imagens (*cine-loops*), a uma análise *a posteriori* das curvas de velocidade de pontos determinados pelo examinador, a fim de analisar a função miocárdica regional de forma quantitativa.

As novas ferramentas desenvolvidas a partir de ciclos cardíacos salvos em modo 2D colorido de DTI são:
- o *tissue tracking*: estudo da amplitude de deslocamento sistólico da região de interesse do miocárdio;
- o *strain imaging*: estudo da deformação miocárdica. Os inconvenientes da técnica de *strain* em DTI são os seguintes: dependência do sinal de incidência (uma vez que o efeito Doppler é utilizado); estudo unidimensional do miocárdio; limitação na análise do *strain* radial e circunferencial; reprodutibilidade fraca devida, principalmente, à fraca resolução espacial e ao efeito amplificador de aparelhos. Essas limitações foram corrigidas pela aplicação da técnica de 2D *strain*, independente do ângulo de interrogação (em relação ao Doppler) mais confiável e mais reprodutível.

Imagem 2D *strain/strain rate*

Ela constitui uma nova modalidade de imagem 2D convencional, permitindo a avaliação da deformação das fibras miocárdicas. É fundamentada na imagem 2D bruta em escala cinza, utilizando a técnica sofisticada de *speckle tracking*. Os *speckles* são os marcadores acústicos naturais reflexivos de ultrassom (ecos densos intramiocárdicos) que seguem o movimento do miocárdio. O percurso destes no espaço, ou *tracking*, é fundamentado na detecção da posição desses marcadores acústicos durante as diferentes fases do ciclo cardíaco. A deformação miocárdica 2D dita *strain* (alteração do comprimento de uma fibra miocárdica durante do ciclo cardíaco) é então calculada a partir do deslocamento desses marcadores. A técnica de 2D *strain* permite estudar três camadas da parede miocárdica, responsáveis pelas contrações e deformações distintas do VG:

- a camada subendocárdica, responsável pela contração longitudinal do VG (da base ao ápice do coração) e do *strain* dito longitudinal (valor normal negativo: -15 a -25%, média -19,9 ± 5,3%) (Figura 14.4a);
- a camada mediana, responsável pela contração radial do VG (do exterior para o interior do VG) e do *strain* dito radial (valor normal positivo: +30 a +50%, média +34,4 ± 11,4%) (Figura 14.14b);
- a camada subepicárdica, responsável pela contração circunferencial do VG e do *strain* dito circunferencial (valor normal negativo: -16 a -27%, média -20,3 ± 3,6%) (Figura 14.4c).

Os valores normais de *strain* supracitados não são consensuais.

A análise da função miocárdica em 2D *strain* repousa nos seguintes índices:

- os vetores dinâmicos de velocidade aplicados na imagem 2D em vídeo, representando a direção e a velocidade do deslocamento miocárdico;
- as velocidades miocárdicas (análogas às velocidades obtidas em DTI);
- a deformação miocárdica regional e global (*strain* regional/global);
- a velocidade de deformação (*strain rate*);
- a amplitude do deslocamento endocárdico no ciclo cardíaco;
- o grau de rotação do VE durante o ciclo cardíaco, dito *twist* (sentido horário na base e anti-horário no ápice).

As aplicações clínicas da Imagem 2D *strain* são numerosas:

- estudo da função do VG, do VD e dos átrios (Capítulo 9, Parâmetros de avaliação da função diastólica do VG);
- identificação de segmentos isquêmicos e da viabilidade miocárdica (*strain* associado à ecocardiografia de estresse);
- diferenciação entre HVG fisiológica e patológica;
- detecção do assincronismo de diferentes segmentos ventriculares;
- estudo das valvulopatias (IM ou IA significativa assintomática, RA apertada assintomática...);
- estudo da fibrilação atrial;
- estudo das miocardiopatias infiltrativas;
- detecção da cardiotoxicidade da quimioterapia;
- estudo do enxerto cardíaco;
- análise das cardiopatias congênitas.

De fato, a imagem 2D *strain* permite a detecção precoce e precisa de cardiomiopatias, bem como a detecção de uma disfunção sistólica do VG subclínica ou latente, em particular. Em razão da sua simplicidade, confiabilidade e reprodutibilidade, a Imagem 2D *strain* se tornou uma ferramenta diagnóstica acessível na rotina cardiológica. A medida de 2D *strain* pode também ser aplicada ao ventrículo direito. O valor normal do *strain* longitudinal do VD na parede lateral é de -25% (18-39%).

Enfim, o estudo das deformações miocárdicas beneficiou-se de uma avançada tecnologia importante: o 3D *strain*. Essa técnica fundamentada no princípio do *speckle tracking* possibilita depreender as medidas 3D do deslocamento dos *speckles* para uma quantificação 3D real das deformações miocárdicas. Essas deformações obtidas em modo 3D levantam a dinâmica do coração inteiro (Figura 14.5).

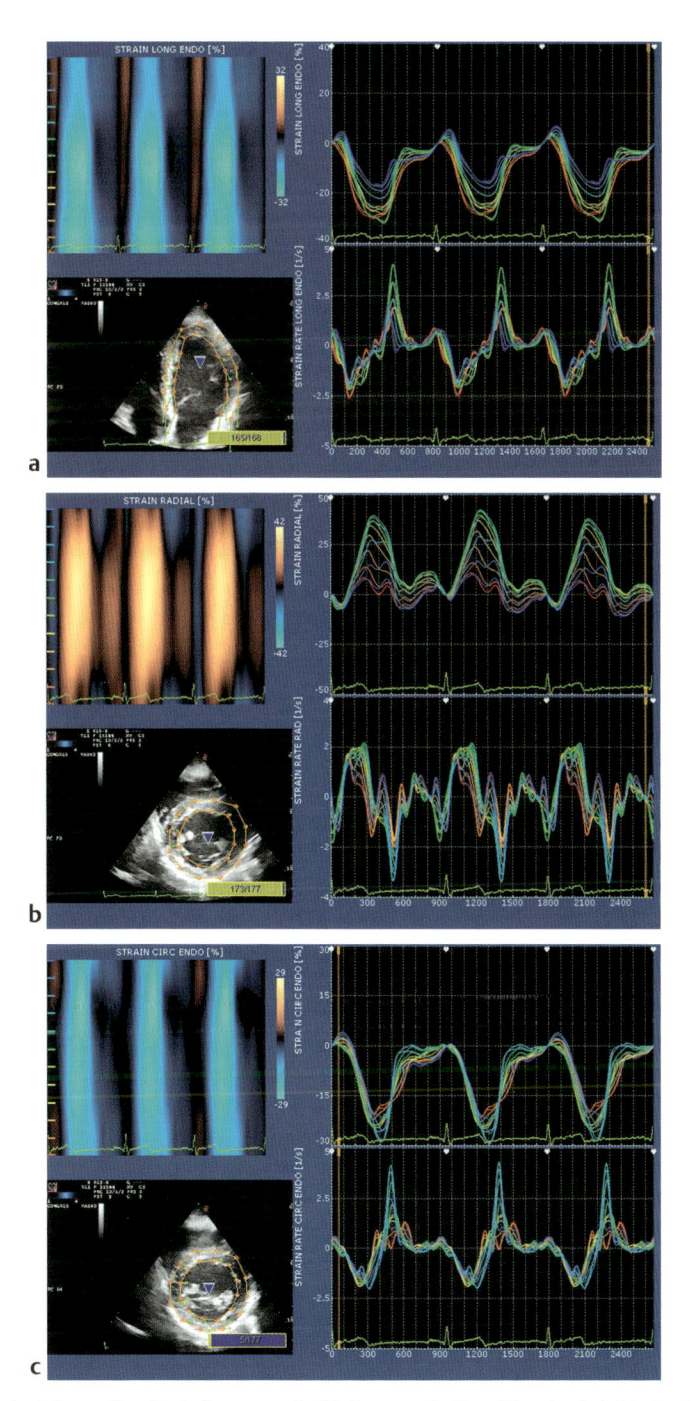

Figura 14.4 Imagem de deformação miocárdica em modo 2D. Representação gráfica de *strain/strain rate* do ventrículo esquerdo.
a. Longitudinal: corte 2D apical de quatro câmaras.
b. Radial: corte 2D paraesternal transversal.
c. Circunferencial: corte 2D paraesternal transversal.
Fonte: Kontron Medical-Esaote.

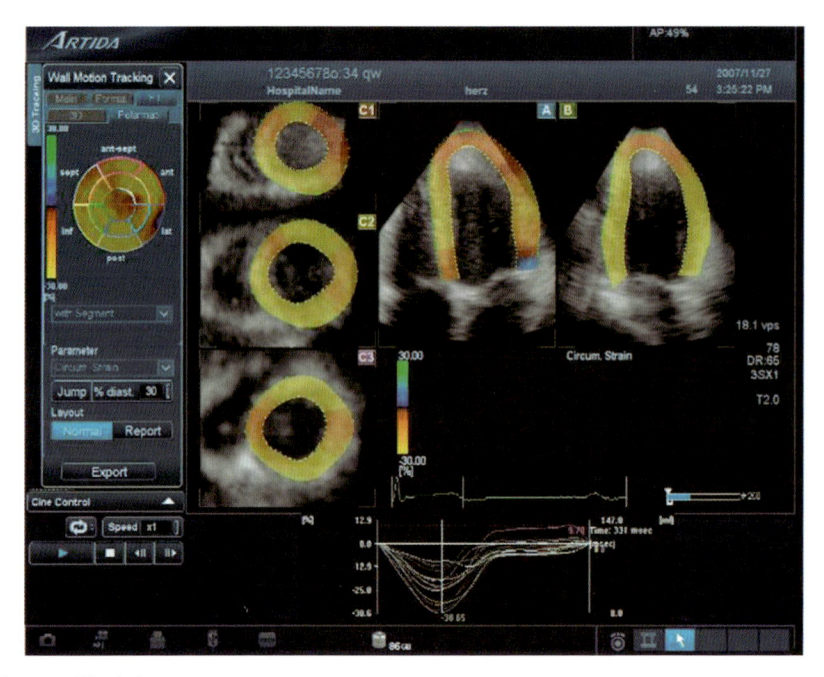

Figura 14.5 Imagem 3D *strain*.
Análise paramétrica *strain* 3D circunferencial.
Fonte: Toshiba Medical Systems.

Indexing Mitral Annular Excursion

A técnica de *Indexing Mitral Annular Excursion* (iMAE) constitui uma alternativa inovadora e interessante à Imagem de *strain* 2D. Ela permite avaliar a deformação longitudinal global do ventrículo esquerdo a partir da imagem 2D bruta no exame ecocardiográfico clássico (Prancha 14.1).

A técnica de iMAE se baseia na medida:
- do deslocamento sistólico do anel mitral na direção do ápice em modo TM de acordo com o corte apical (quatro e duas câmaras) nos quatro locais do anel mitral (septal, lateral, anterior e inferior). Esse deslocamento equivalente ao MAPSE reflete a função contráctil "longitudinal" do VG;
- da distância que separa o anel mitral do ápice do VG em telediástole de acordo com os mesmos cortes apicais quatro e duas câmaras (quatro distâncias).

Indexando essas duas medidas e mesurando nos quatro locais, a deformação longitudinal global ventricular esquerda é calculada automaticamente. Trata-se de um equivalente do *strain* longitudinal global do VG *speckle tracking* (valor normal de iMAE = -16,3 ± 2,2%).

As vantagens essenciais do método de iMAE são:
- simplicidade da medida a ser realizada;
- ausência de pós-tratamento informatizado complexo;
- precisão diagnóstica notável equivalente ao *strain* 2D;
- praticabilidade em casos em que a técnica de *strain* 2D não está disponível ou dificilmente é realizável (p. ex., em caso de ecogenicidade insuficiente do paciente).

De fato, graças à rápida e fácil acessibilidade e à metodologia simples e robusta, o novo parâmetro iMAE constitui um complemento útil e preciso na avaliação da função sistólica global do ventrículo esquerdo na rotina cardiológica e uma verdadeira alternativa à técnica de *speckle tracking*.

Prancha 14.1

Técnica: *indexing Mitral Annular Excursion* (iMAE)*

Medidas tiradas em quatro locais do anel mitral (septal, lateral, anterior, posterior):
- distância telediastólica: anel-ápice do VG segundo os cortes apicais quatro câmaras (Figura 1) e duas câmaras esquerdas (Figura 4);
- deslocamento sistólico do anel mitral em TM (Figuras 2, 3, 5 e 6);
- iMAE global VG = 19,1%.

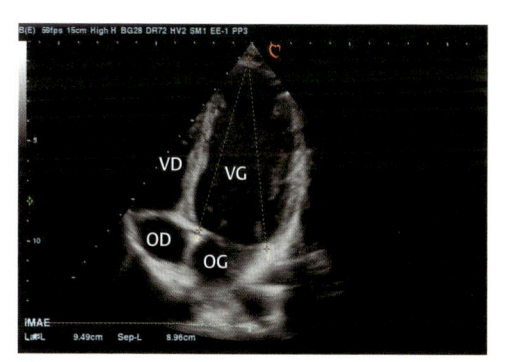

Figura 1

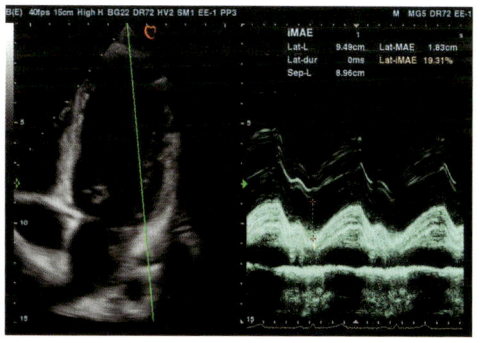

Figura 2

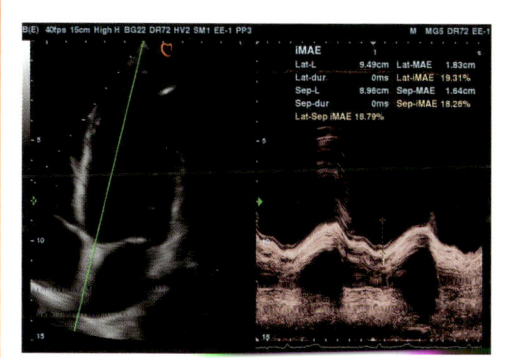

Figura 3

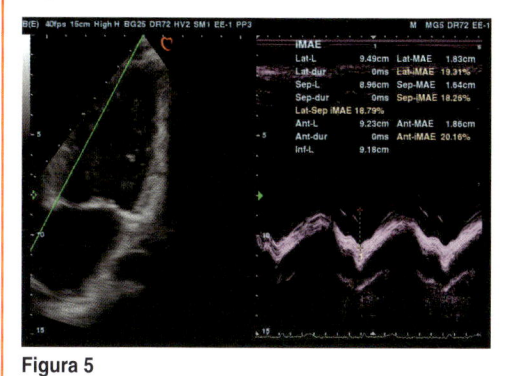

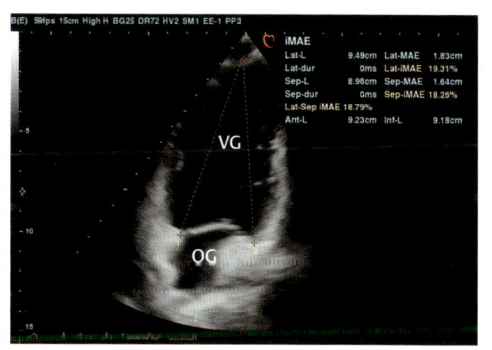

Figura 4

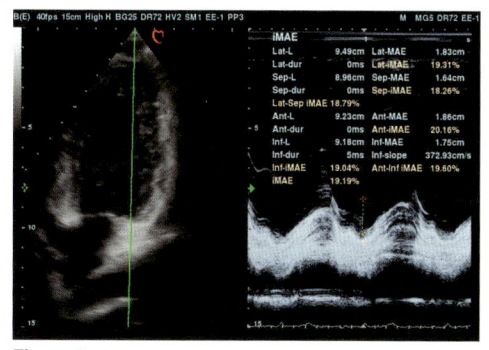

Figura 5

Figura 6

* Fonte: Fukuda Denshi.

Detecção automática do endocárdio ou *automatic border detection* (ABD)

O sistema ABD permite o reconhecimento automático dos contornos do endocárdio ventricular, graças a filtros de sinais acústicos capazes de distinguir as diferentes estruturas, tecidos miocárdicos e sangue (técnica de "quantificação acústica").

A contribuição da Imagem harmônica permite reforçar a gama dinâmica do espectro ultrassonográfico e melhorar a determinação automática da interface sangue/tecido miocárdico.

O sistema ABD é sobretudo utilizado para a avaliação quantitativa da função ventricular esquerda (cálculo da fração de ejeção).

Color Kinesis

Essa técnica, fundamentada na "quantificação acústica", permite estudar a amplitude e o ritmo do deslocamento do endocárdio ventricular durante a sístole ou a diástole.

Esse deslocamento endocárdico é apreciado automaticamente em tempo real e codificado em cores. As camadas concêntricas de cor correspondendo ao deslocamento progressivo do endocárdio são sobrepostas em tempo real na imagem bidimensional.

Esse método permite avaliar, segmento por segmento, a qualidade do deslocamento sistodiastólico do endocárdio ventricular. Essa quantificação é representada graficamente em forma de histogramas de amplitude e de fases de deslocamento regional (Figura 14.6). No entanto, a qualidade e a confiabilidade do *Color Kinesis* dependem antes de tudo da clareza da imagem 2D e da definição do endocárdio.

O *Color Kinesis* pode estar associado a outras técnicas: ecocardiografia de estresse ou Doppler tecidual.

O interesse do *Color Kinesis* reside, sobretudo, na avaliação da cinética parietal, global e regional no estudo da função diastólica do VG.

A *Color Kinetic imaging* (CKI) é uma modalidade recente do *Color Kinesis* clássico, proveniente do ABD.

Graças às tecnologias informatizadas avançadas, o CKI oferece uma nova ferramenta eficaz e precisa de avaliação quantitativa em tempo real da função miocárdica (Figura 14.7).

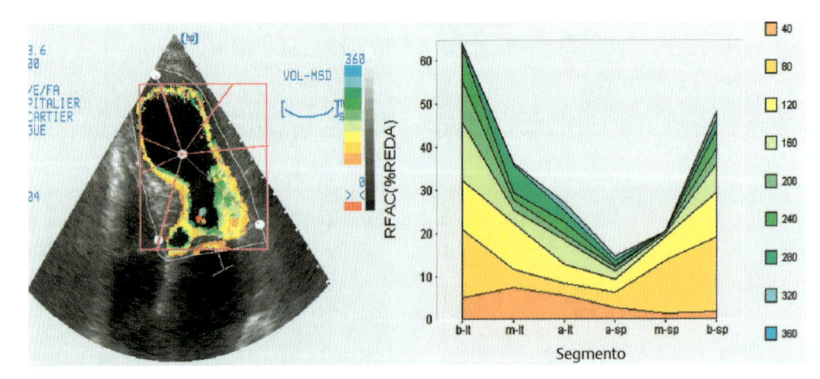

Figura 14.6 Estudo do infarto do miocárdio por *Color Kinesis* segundo o corte apical.
À esquerda: evidenciação da acinesia da região anterosseptoapical do ventrículo esquerdo com hipercinesia reacional laterobasal. À direita: análise do deslocamento regional do endocárdio sob forma de um histograma reflete o perfil de contração parietal do VG.
Fonte: imagem cedida por Dr. M.-C. Malergue.

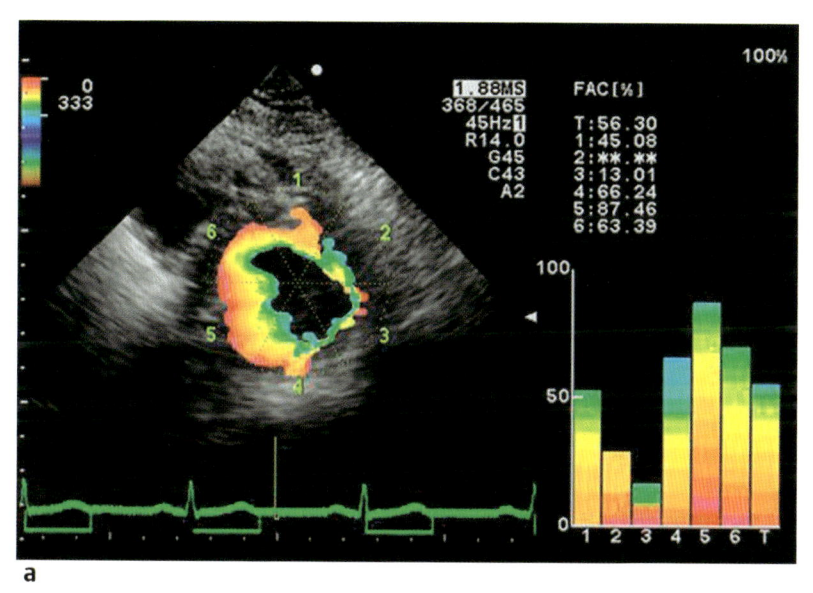

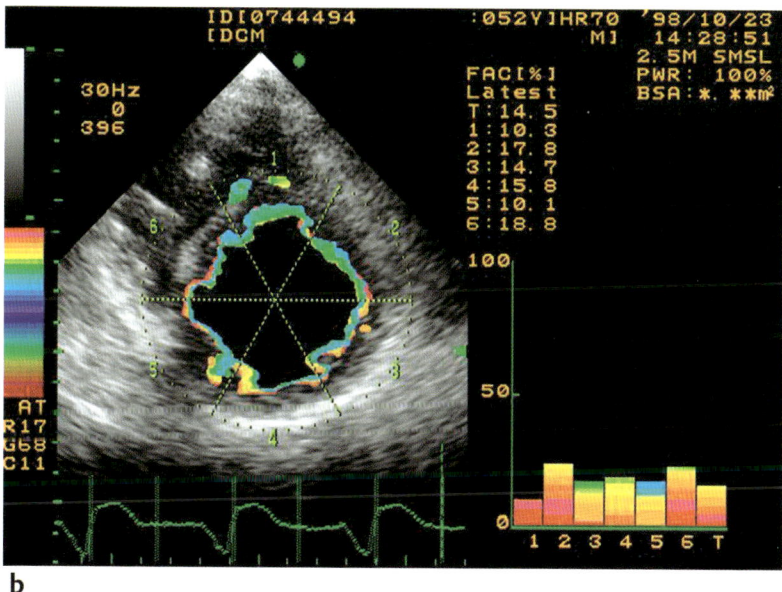

Figura 14.7 *Color Kinetic imaging.*
Histograma refletindo o perfil do deslocamento sistólico (a) e diastólico (b) do endocárdio ventricular esquerdo segundo corte 2D paraesternal transversal.
Fonte: Aloka-Hitachi Medical Systems.

Ecocardiografia de contraste miocárdico (ECM)

Essa técnica é utilizada recentemente no estudo da perfusão miocárdica. Trata-se de uma injeção intravenosa de contraste (Échogène®, Levovist®, Nylomed®) que ultrapassa a barreira pulmonar, o que permite:
- primeiramente, uma opacificação perfeita da cavidade ventricular esquerda e claro reforço dos contornos endocárdicos;
- em segundo lugar, uma opacificação do leito da microcirculação coronária.

Com efeito, o miocárdio com perfusão fixa o contraste e torna mais ecogênico (hiperecogênico) do que as zonas não perfundidas.

Os contrastes são compostos de microbolhas gasosas em suspensão numa solução líquida capazes de retrodifundir (*backscatter*) o ultrassom. As técnicas sofisticadas como a imagem Doppler de força ou energia (*power* ou *energy*), a imagem em inversão de fase (*power pulse inversion*) permitem obter opacidade homogênea do ventrículo esquerdo e contraste intramiocárdico intenso e prolongado.

As aplicações clínicas (Figura 14.8) de ECM são:
- causadas pela opacidade ventricular esquerda: análise bem precisa da cinética regional ou global, estudo dos aneurismas ventriculares ou das zonas hipertróficas, detecção de trombos ou outras massas intracardíacas;

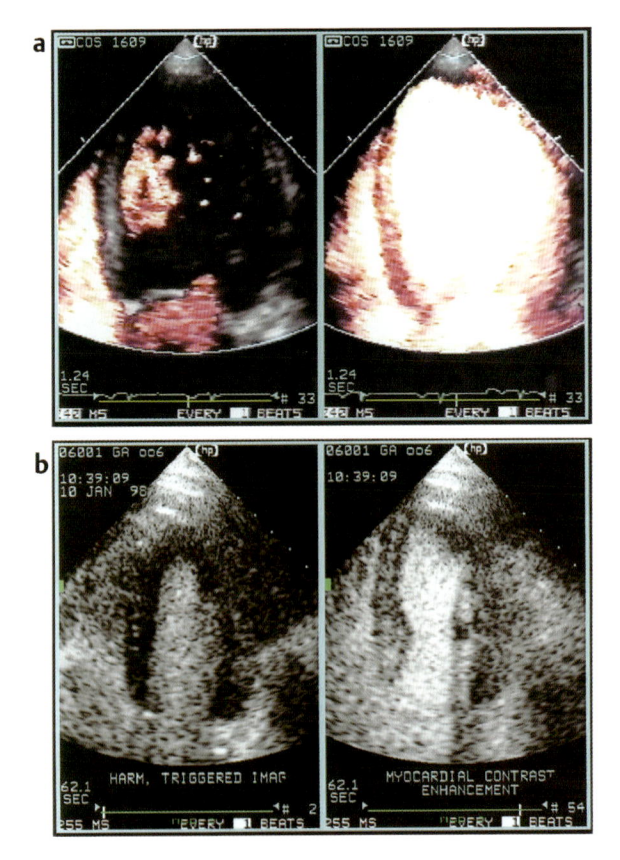

Figura 14.8 Ecocardiografia de contraste miocárdico.
a. Modo ângio-harmônico (agilent Technologies). Injeção intravenosa de Levovist®. Opacificação do coração direito (à esquerda) e do coração esquerdo (à direita), com falha de perfusão apical.
b. Modo harmônico e imagem intermitente. Injeção intravenosa de NC 100 (Nylomed®). Opacificação cavitária (à esquerda) e miocárdica (à direita).
Fonte: imagem cedida por Dr. E. Brochet.

- o estudo da perfusão miocárdica: avaliação precisa das falhas de perfusão, das zonas de risco de infarto e da circulação colateral; identificação da recuperação funcional após procedimento de revascularização.

A associação de ECM com ecocardiografia de estresse é útil na:
- identificação precisa do endocárdio e de seu deslocamento;
- avaliação aprofundada da perfusão miocárdica no estresse.

Enfim, a associação da ecocardiografia de contraste ao modo 3D ou a imagem de deformação parece bem promissora para a avaliação mais precisa da perfusão miocárdica.

Ecocardiografia tridimensional (3D)

Essa nova técnica permite uma reconstrução das estruturas cardíacas em três dimensões.

Classicamente, a reconstrução 3D é feita, retrospectivamente, a partir de imagens 2D habituais. A chegada de uma nova técnica de reconstrução 3D em tempo real constitui um avanço tecnológico maior. Essa técnica foi desenvolvida recentemente graças à utilização de uma sonda dita matricial, que permite a aquisição do conjunto do volume cardíaco em um único ciclo cardíaco, em um tempo breve.

O interesse clínico da ecocardiografia 3D reside particularmente no estudo:
- da valva mitral: medida da superfície do orifício mitral estenosado (Figura 14.9), diagnóstico do mecanismo da fuga mitral (prolapso valvular, principalmente) (Figura 14.10);
- do ventrículo esquerdo: o cálculo da massa miocárdica, dos volumes ventriculares e da fração de ejeção; avaliação da extensão das zonas miocárdicas infartadas ou ameaçadas;
- da aorta torácica: dissecção, aneurisma...;
- das próteses valvulares: anel mitral, bioprótesis...;
- das cardiopatias congênitas: localização e superfície das falhas septais intra-atriais, anomalias da câmara de ejeção ventricular esquerda...

A reconstituição 3D dos jatos regurgitantes por Doppler colorido possibilita mesurar a vena contracta e da superfície da zona de convergência (método de PISA). A abordagem tridimensional do

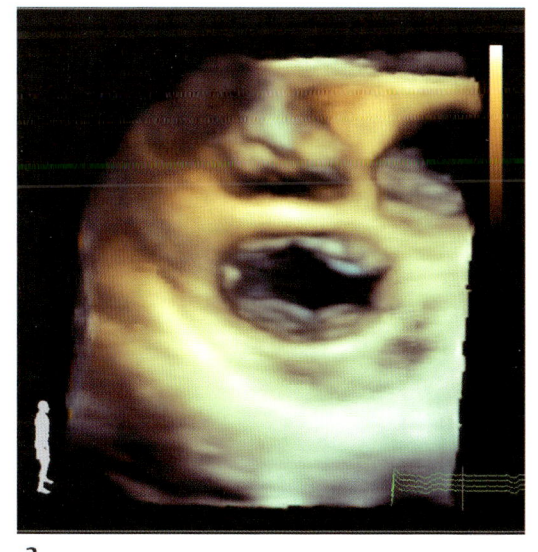

Figura 14.9 Ecocardiografia tridimensional (3D).
Vista em ETO 3D da face atrial (a) e ventricular (b) da valva mitral.
Fonte: Philips.

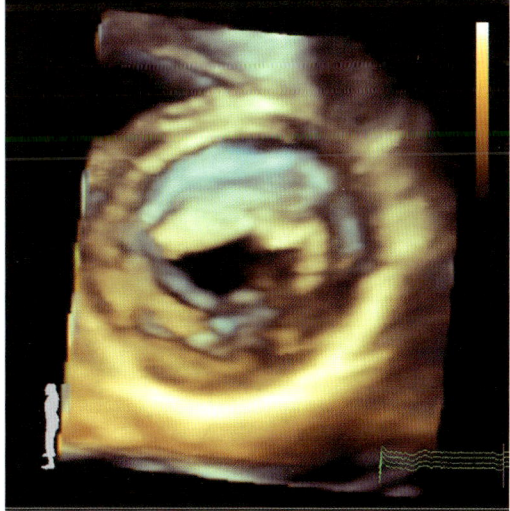

coração é possível em ecocardiografia transtorácica (ETT 3D tempo real) e ecocardiografia transesofágica (ETO 3D tempo real). Os progressos tecnológicos e informatizados recentes permitiram desenvolver imagem em tempo real 4D. A ecocardiografia 4D oferece dois modos de visualização: multiplanar e volumétrico, cuja utilidade clínica tornou-se incontestável (Figura 14.11).

Enfim, certamente o futuro é a associação da ecocardiografia 3D/4D às outras tecnologias, tais como à ecocardiografia de estresse ou de contraste, ou ainda ao Doppler tecidual.

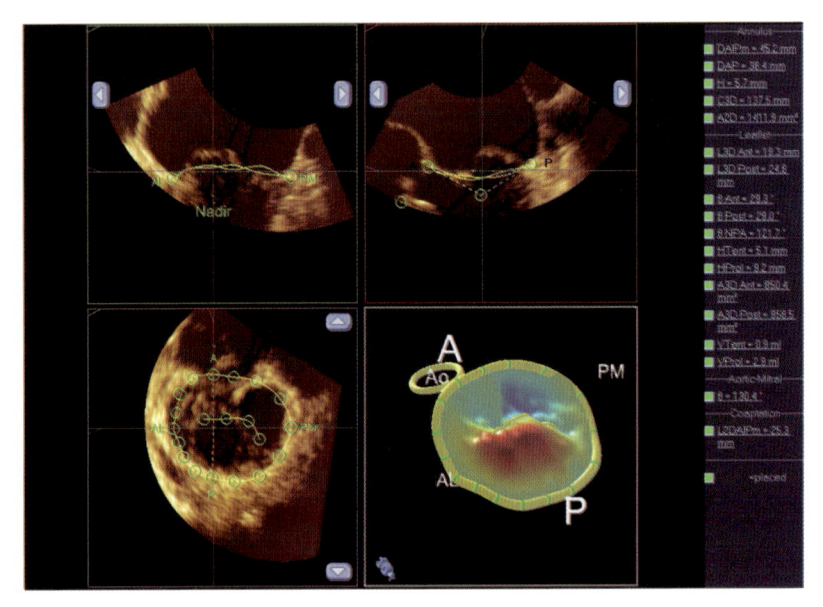

Figura 14.10 Ecocardiografia tridimensional.
Modelização 3D da valva mitral prolapsada em pré-operatório.
Fonte: Philips.

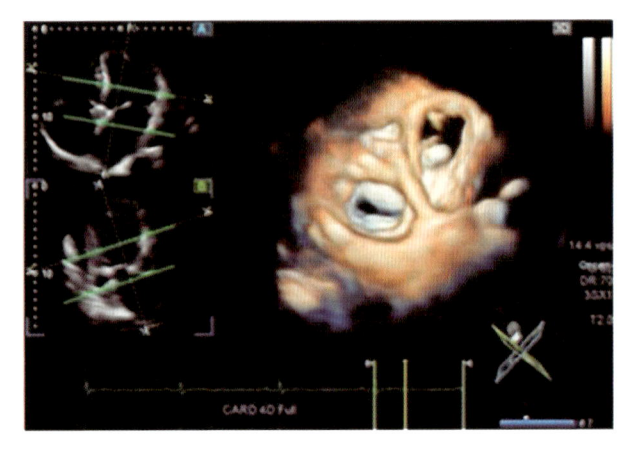

Figura 14.11 Ecocardiografia 4D.
Recorte das estruturas cardíacas segundo o método de *croping*.
Fonte: Toshiba Medical Systems.

Ecocardiografia e Doppler intracoronários

Trata-se de uma nova via de pesquisa, futuramente promissora, sobre a avaliação da circulação coronária. Duas técnicas invasivas se encontram atualmente em desenvolvimento.

Ecocardiografia intracoronária

Realizada com o auxílio de um captador em miniatura, a ecocardiografia intracoronária (*intravascular ultrasound* ou IVUS) permite examinar a morfologia da artéria coronária bidimensionalmente (Figura 14.12).

O interesse clínico dessa técnica é:
- o estudo das diferentes túnicas da parede arterial;
- a análise qualitativa da estrutura e da placa de ateroma.

São esperados progressos com o desenvolvimento da ecocardiografia intracoronária tridimensional. O objetivo da exploração 3D das artérias coronárias é triplo:
- analisar a organização da placa de ateroma no espaço;
- quantificar as estenoses coronárias;
- auxiliar procedimentos coronários intervencionais.

Doppler intracoronário

É realizado por um guia de angioplastia clássico, munido de um cristal piezelétrico emitindo ultrassons de acordo com uma frequência compreendida entre 12 e 20 MHz.

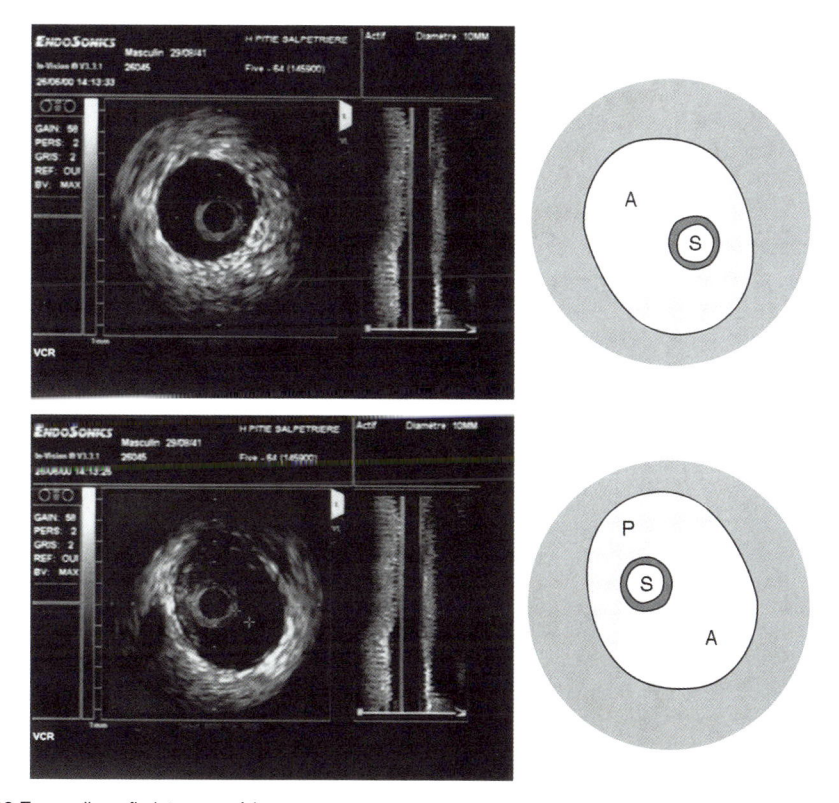

Figura 14.12 Ecocardiografia intracoronária.
Acima: visualização do segmento normal da artéria interventricular anterior (IVA) segundo o impacto transversal. A sonda ultrassonográfica (S) é visível na luz da artéria coronária (A).
Abaixo: identificação da placa ateroma (P), de 1,5 mm de espessura máxima, atingindo a metade da circunferência do IVA. A artéria coronária aparece em forma elíptica e não circular; trata-se de uma deformação causada por artefatos em razão da posição excêntrica da sonda da ecocardiografia na luz coronária.
Fonte: a partir de imagens do Dr. G. Drobinski.

Esse procedimento permite:
- medir as velocidades sanguíneas nas artérias coronárias;
- estudar o fluxo e a reserva coronária;
- avaliar a hemodinâmica das oclusões e das reestenoses coronárias.

Em conclusão, a ecocardiografia e o Doppler intracoronário parecem atualmente muito promissores na abordagem da anatomia e da fisiopatologia da circulação coronária.

Ecocardiografia intracardíaca

O progresso da técnica dos cristais ultrassonoros permitiu a miniaturição das sondas da ecocardiografia, que podem ser levadas, por via venosa, no interior das cavidades cardíacas. Essas sondas em miniatura, móveis e orientáveis do exterior, permitem obter uma imagem 2D, mas também por Doppler pulsado e colorido intracardíaco (Figura 14.13). As aplicações clínicas da ecocardiografia intracardíaca abrangem:
- os procedimentos intervencionistas percutâneos (fechamento de FOP/CIA, oclusão da aurícula esquerda, implantação percutânea das próteses valvares...);
- a eletrofisiologia (procedimento para tratamento da fibrilação atrial);
- as cardiopatias congênitas complexas;

As perspectivas da ecocardiografia intracardíaca residem na reconstrução intracardíaca tridimensional em tempo real.

Vector flow mapping

Essa nova técnica emergente é fundamentada na análise do sinal de radiofrequência ultrassonográfico dos dados Doppler colorido 2D clássico.

Esse procedimento sofisticado permite realizar uma cartografia precisa da distribuição 2D dos vetores de velocidade dos fluxos sanguíneos. Os componentes de vórtex são então separados do fluxo unidirecional rotativo materializado pelo movimento espiral (Figura 14.14).

O principal interesse do *vector flow Mappin* é compreender melhor o papel e as interações do fluxo sanguíneo com seu meio, no estudo da cinética global e segmentar do ventrículo esquerdo, assim como no estudo das valvulopatias.

Tele-ecocardiografia

Esse sistema permite a transmissão telefônica (satélite, fibra ótica) das sequências ecocardiográfi-

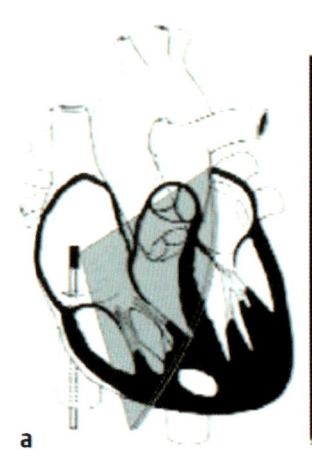

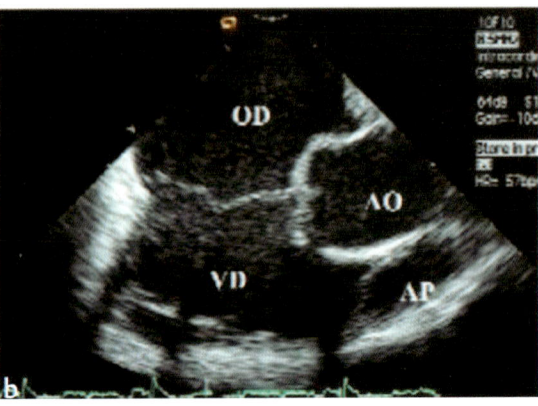

Figura 14.13 Ecocardiografia intracardíaca.
Corte 2D centralizado nas cavidades cardíacas direitas, aorta, e artéria pulmonar.
Fonte: Girod G *et al*. Échographie intracardiaque: un nouvel outil en cardiologie interventionnelle, *Revue Médicale Suisse*, 2007, nº 118.

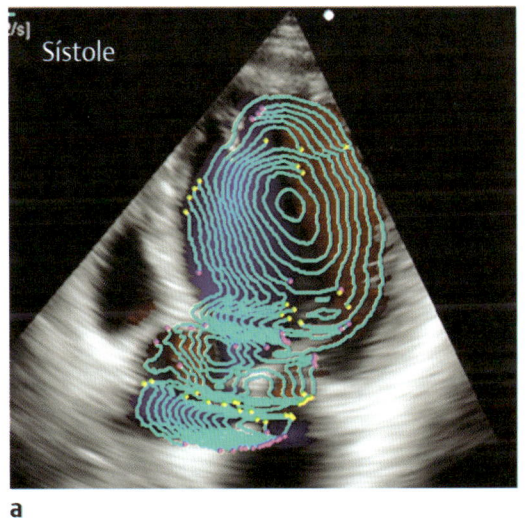

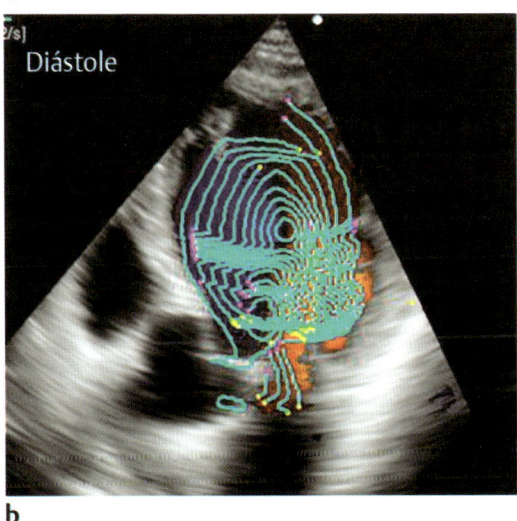

Figura 14.14 *Vector flow mapping.*
Imagem do vórtex do ventrículo esquerdo em sístole (a) e em diástole (b) na disfunção ventricular esquerda.
Fonte: Aloka Hitachi Systems.

cas, registradas "à domicílio" por um técnico, nos centros de leitura (Figura 14.15).

As aplicações clínicas da tele-ecocardiografia abrangem, principalmente:
- a tele-*expertise* entre o ecocardiografista que faz a aquisição das imagens eco-Doppler e o *expert* afastado realizando a interpretação do exame;
- a assistência para guiar uma conduta terapêutica, intervencionista ou cirúrgica à distância;
- a utilização ambulatorial da tele-ecocardiografia em zonas geograficamente isoladas;
- a tele-ecocardiografia assistida por um sistema robotizado (braço robotizado carregando a sonda ultrassonográfica posicionada no paciente e dirigida à distância pelo ecocardiografista).

A tele-ecocardiografia começa a integrar o arsenal da cardiologia moderna e racional.

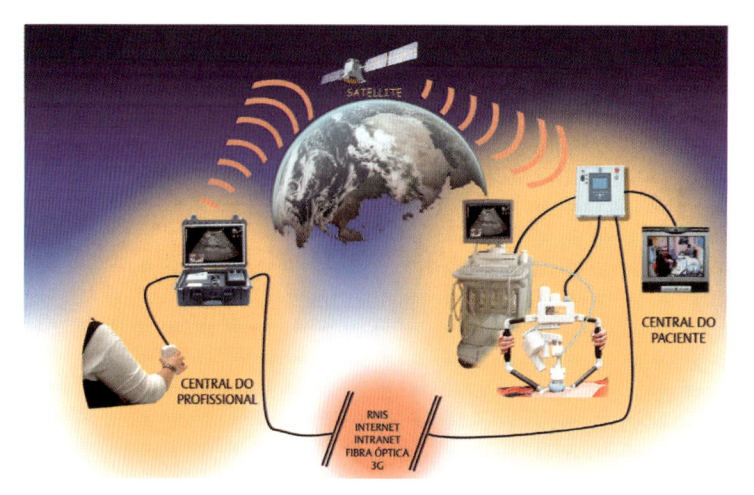

Figura 14.15 Tele-ecocardiografia.
Conceito da transmissão por satélite do exame ecocardiográfico do paciente na central do profissional
Fonte: Lefebvre, E, Arbeille, P. La télé-échographie.

Ecocardiografia portátil

O progresso da tecnologia tornou possível a miniaturização dos aparelhos ecocardiográficos, agora portáteis ou até ultraportáteis (Figura 14.16).

Com efeito, os ecocardiógrafos portáteis facilitam doravante e desde já o exercício da ecocardiografia em inúmeras situações (urgências, sala de cateterismo, bloco operatório, reanimação etc.) com fraca obstrução e boa confiabilidade de exame.

Ecocardiografia de simulação

Os simuladores de ecocardiografia cardíaca desenvolvidos pela indústria médica se tornaram

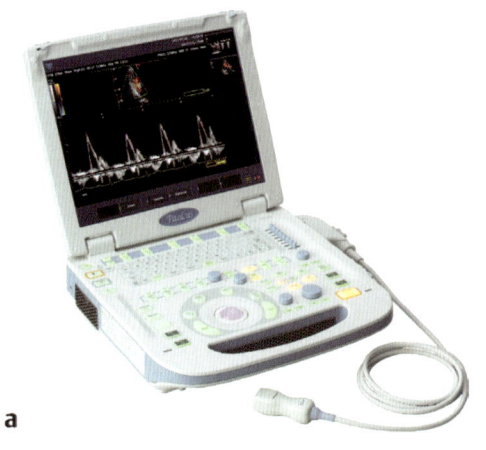

Figura 14.16 Ecocardiógrafos portáteis.
a. Fukuda Denshi (PaoLus) (ETT, DTI, EDS, ETO, M *strain*).
b. General Electric Heathcare (Vscan) (ETT: 2D, CFM).

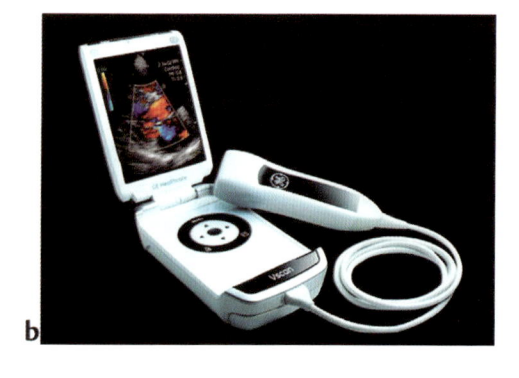

verdadeiras ferramentas precisas e confiáveis para aprendizagem médica.

A plataforma da ecocardiografia de simulação comporta: um manequim humano, um computador 3D, sondas "ecocardiográficas" (ETT, ETO) e *softwares* específicos. O simulador conecta um manequim e uma sonda "ecocardiográfica" a uma tela que mostra a imagem "ultrassonográfica" virtual (Figura 14.17).

Os simuladores de ecocardiografia têm como objetivo:

- auxiliar na aprendizagem da técnica da ecocardiografia antes de colocar-se ao exame dos pacientes;
- melhorar as competências dos examinadores e a experiência médica;
- ensinar sobre os casos patológicos, as ciladas diagnósticas etc. disponíveis em forma de *softwares* específicos.

De fato, os simuladores cardíacos permitem elevar a qualidade e a segurança dos diagnósticos e dos tratamentos.

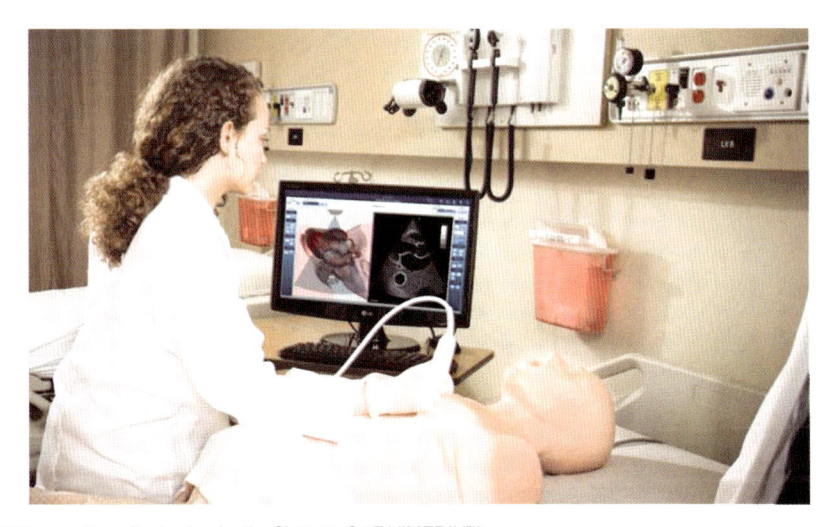

Figura 14.17 Ecocardiografia de simulação. Sistema CAE VIMEDIX™.

Conclusão

A evolução da medicina parece ocorrer muito rapidamente no decorrer do tempo. A tecnologia, juntamente com os seres humanos, fez a cardiologia progredir em grandes passos, sobretudo em relação à ecocardiografia.

Essa progressão espetacular da imagem cardíaca ultrassonográfica nos fez dar um passo a mais rumo ao sonho de melhor compreender o funcionamento do coração humano, normal e patológico.

Além disso, graças à sua sensibilidade e à sua confiabilidade, a ecocardiografia tem-se colocado como elemento objetivo decisivo face à iniciativa clínica. Ela mantém uma posição central e incontornável na investigação cardiológica moderna.

Redigindo esta 7ª edição de *Ecocardiografia clínica*, minha ambição foi oferecer uma condensação de informações essenciais para o ecocardiografista explorar na sua prática cotidiana.

Reunindo os dados recolhidos segundo diversos modos de ecocardiografia (TM, 2D, 3D, Doppler etc.) em um mesmo paciente, a síntese da quantidade de informações fornecida torna-se mais simples e a abordagem diagnóstica ainda mais precisa.

Espero que esta 7ª edição de Ecocardiografia clínica preste bons serviços a todos que desejam expandir seus conhecimentos em ecocardiografia. Para completar e aprofundar ainda mais seus conhecimentos, as obras *120 Pièges en échocardiographie e Techniques d'échographie cardiaque*, editadas por Elsevier Masson, também podem ser úteis.

Finalmente, gostaria de agradecer cordialmente a todos os meus caros leitores que acompanharam fielmente minhas sucessivas edições ao longo dos anos e que compartilham da mesma paixão pela ecocardiografia, a minha *passion de la vie*, expressão descrita de forma tão sublime pelo poeta romântico François-René de Chateaubriand (1768-1848).

Doutor Christophe Klimczak

Bibliografia

Abbas A, Fortuin F, Schiller N, et al. A simple method for non-invasive estimation of pulmonary vascular resistance. J Am Coll Cardiol 2003; 41: 1021–7.

Abergel E, Chauvel C. Comment interpréter la fraction d'éjection ventriculaire gauche? Échocardiographie 2013; 32: 11–4.

Abergel E, Chauvel C. La CMH. Échocardiographie 2014; 34: 13–6.

Abergel E, Cohen A, Gueret P, et al. Échocardiographie clinique de l'adulte. Paris: Estem; 2003.

Abergel E, Menard J. L'échocardiographie chez l'hypertendu: comment, pourquoi et pour qui? Act Med Int 1997; 2: 85–92.

Abergel E, Tase M, Bohlender J, et al. Which definition for echocardiographic left ventricular hypertrophy. Am J Cardiol 1995; 75: 489–502.

Aubry P, Juliard JM, Brochet E, et al. Fermeture de l'auricule gauche où en est-on? Consensus Cardio 2012; 79: 20–4.

Acar C, et al. Intégrale : insuffisance mitrale. Cardiologie Pratique 2002; 616–7.

Acar P. Échocardiographie pédiatrique et fœtale. Paris: Masson; 2004.

Adams C, Chauvat A, Gallet B. Échocardiographie pratique. Paris: Biopharma; 2009.

Amara W. Ce que tout cardiologue doit savoir des nouveautés en resynchronisation cardiaque. Cardiologie Pratique 2015; 1088: 6–8.

Amundsen B, Helle-Valle T, Edvarsen T, et al. Non invasive myocardial strain measurement by speckle tracking echocardiography. J Am Coll Cardiol 2006; 47: 789–93.

Appleton CP, Hatle LK, Popp RL. Relation of transmitral flow velocity patterns to left ventricular diastolic function: new insights from a combined hemodynamic and Doppler echocardiographic study. J Am Coll Cardiol 1988; 12: 426–40.

Arques S. Pressions de remplissage en échocardiographie Doppler. Arch Mal Cœur Prat 2004; 128: 13–5.

Asher CR, Klein AL. Diastolic heart failure: restrictive cardiomyopathy, constrictive pericarditis, and cardiac tamponade: clinical and echocardiographic evaluation. Cardiol Rev 2002; 10: 218–29.

Avierinos JF. Plastie mitrale et prévention des complications de l'IM : pourquoi, quand et jusqu'où réparer. Le Cardiologue 2015; 384: 8–10.

Barlow JB, Bosman CK. Aneurysmal protusion of the posterior leaflet of the mitral valve: an auscultatory-echocardiographic syndrome. Am Heart J 1966; 71 : 166–78.

Batisse A. Cardiologie pédiatrique pratique. Paris: Doins; 1993.

Bauer F, et al. Le rôle de l'échographie cardiaque avant, pendant et après l'implantation d'une valve aortique transcathéter. Propos Cardiologie 2011; 11–7. janvier.

Bennis A. Péricardite chronique constrictive. Apport de l'écho-Doppler. Arch Med Cœur Prat 1998; 60: 15–7.

Bennis A, Chraibi S, Soulami S, et al. Dissection de l'aorte. Intérêt de l'échocardiographie transœsophagienne. Cardiologie pratique 1997; 397: 3–7.

Berthelot E, et al. Intérêt de l'échocardiographie dans l'hypertension pulmonaire. Réalités Cardiologiques 2014; 305: 29–35.

Bleeker GB, Steendijk P, Holman ER. Assessing right ventricular function: the role of echocardiography and complementary technologies. Heart 2006; 92(Suppl 1): 19–26.

Bounhoure JP. Histoire de la cardiologie. Paris: Privat; 2004.

Bouvier E. Quel suivi pour les prothèses valvulaires? Cardiologie Pratique 2015; 1075.

Braunwald E. Heart Diseases. A textbook of cardiovascular medicine. 5th ed. Philadelphia: Saunders; 1997. p. 1154–70.

Brigadeou F. Fibrillation atriale non valvulaire. le point sur l'occlusion de l'auricule. Cordiam 2015; 8: 5–7.

Brochet E. Écho-Dopler cardiaque dans l'infarctus du myocarde. Cardiologie pratique 2002; 627: 4–5.

Brochet E, Seknadji P, Czitrom D. L'échographie de contraste myocardique. La Lettre du Cardiologue 1998; 289: 24–6.

Bussadori M. Feasibility of a new 2D-based method for quantification of myocardial velocity Strain and Strain rate in a normal adult and pediatric population. Comparison with TDI. Euroecho 2008. France, poster; 2008.

Carpentier A. Le projet CARMAT: cœur artificiel bioprothétique totalement implantable. La Lettre du Cardiologue 2015; 481: 6–9.

Charron P, Mansencal N, Komajda M, et al. Diagnostic et prise en charge de la cardiomyopathie hypertrophique. La Lettre du Cardiologue 2015; 482: 21–3.

Chauvel C, Dehant P, Bogino E. Évaluation écho-Doppler des insuffisances aortiques. Cardiologie Pratique 1999; 476: 6–9.

Chauvel C, Garrigue S. Échocardiographie et stimulation cardiaque. Échocardiographie Mediquid 2006; 3: 14–20.

Cohen A. Échocardiographie transœsophagienne et embolie artérielle. Cardiologie pratique 1994; 292: 5–14.

Cohen A, Chauvel C. Échocardiographie de stress. Paris: Estem; 1996.

Cohen A, Gueret P, et al. Manuel d'échocardiographie clinique. Médecine Sciences Publications/Lavoisier; 2012.

Coisne A. Cardiotoxicité des anticancéreux. L'Écho de la Filiale 2015; 32: 6–9.

Cormier B. Les nouveaux critères diagnostiques du prolapsus valvulaire mitral. Réalités cardiologiques 2000; 156: 29–30.

Cormier B, Diebold B, Gueret P, et al. L'échographie dans le diagnostic de l'endocardite infectieuse : fiabilité et limites. Arch Mal Coeur 1993; 86: 1819–23.

Damy T. Actualité sur l'amylase cardiaque. Cordiam 2014; 5–11.

De Maria AN, Wisenbaugh TN, Smith MD, et al. Doppler echocardiographic evaluation of diastolic dysfunction. Circulation 1991; 84(Suppl I): 288–95.

Delmahaye F, et al. Intégrale : endocardite infectieuse de l'adulte. Cardiologie pratique 2001; 556.

Denis B. Comment mesurer le débit cardiaque ? Cardiologie pratique 1995; 315: 1–4.

Derumeaux G. Quels indices utiliser en Doppler tissulaire ? Arch Mal Coeur 2003; 96(V): 9–14.

Derumeaux G. L'imagerie de déformation myocardique. Profession Cardiologue avril 2008.

Derumeaux G. La cardiomyopathie diabétique : une entité clinique à part. Medscape ; 2014.

Derumeaux G, Eltchaninoff H, Letac B. Rétrécissement mitral: critères écho-Doppler de sévérité. Cardioscopie 1993; 16: 289–93.

Devereux RP, Koren MJ, De Simone G, et al. Left ventricular mass as a measure of preclinical hypertensive disease. Am Heart J 1992; 5: 175–81.

Dib JC, Abergel E, Rovani C, et al. The age of the patient should be taken account when interpretating Doppler assessed pulmonary artery pressures. J Am Soc Echocardiogr 1997; 10: 72–3.

Diebold B. Le speckle tracking en vedette. Cardiologie Pratique 2008; 16–7.

Diebold B, Cloez JL, Peronneau P, et al. Échocardiographie Doppler. Paris: Médecine et Sciences internationales; 1986.

Donal A. Insuffisance cardiaque à fraction d'éjection préservée: étude des déformations myocardiques. Archives des Maladies du cœur pratique 2015 ; 236: 21–4.

Donal E. Imagerie en 2015: quelques nouveautés pour le clinicien. Cardiologie Pratique 2015; 1087: 1–3.

Donal E. L'imagerie cardiaque est-elle utile pour la resynchronisation cardiaque ? Cordiam 2015; 5–8.

Donal E, Bauler F, Pelmer M. L'échocardiographie actuelle et future. Cardiomax 2004 ; 11.

Doppler C. Uber das farbige licht der Doppelsterne und einiger anderer Gestrine des Himmels. Abhandlungen Königlich-Bohmische Geselschaft 1843; 5(2): 465–82.

Dormagen V. Comment diagnostiquer une tamponnade ? Réalités cardiologiques 1994 ; 68: 22–5.

Dubourg O, Bourdarias JP. Exploration échographique Doppler des myocardiopathies. Arch Mal Coeur 1996; 89(II): 39–45.

Dubourg O, Vinsonneau C. Analyse échographique du cœur droit. Cardiologie pratique 2000; 541: 18–22.

Duval AM. Critères d'évaluation des HTAP. Réalités cardiologiques 1996; 94: 45–9.

Ederhy S. Stratégies en imagerie multimodalité dans la cardiomyopathie Tako-Tsubo. Le Cardiologue 2015; 383: 4–5.

Ederhy S, Soria JC. L'évaluation cardiovasculaire avant une chimiothérapie. Profession Cardiologue. septembre 2008.

Eltchaninoff H, Durand E, Cribier A. Valvulopathies: quoi de neuf? Réalités Cardiologiques 2014 ; 304: 41–5.

Ernade L. Cardiomyopathie diabétique. Cordiam 2015; 12–5.

Farcot JC. Comprendre l'échocardiographie. Éditions MSD médicales; 1986.

Fassa A. Évolution de l'angioplastie primaire et réflexion sur l'état actuel de la valve aortique percutanée. La Lettre du Cardiologue 2015; 451: 10–2.

Feigenbaum H. Echocardiography. 6th ed. Philadelphia: Lippincott Williams and Wilkins; 2004.

Gallet B. Nouveautés dans la quantification du rétrécissement mitral en échocardiographie Doppler. Cardiologie pratique 1998; 447: 10–3.

Gallet B. Quantification de l'insuffisance mitrale en échocardiographie Doppler. Cardiologie Pratique 1998; 445: 1–5.

Gallet B. Fonction diastolique. Arch Mal Cœur Prat 2000; 87: 25–7.

Gallet B. Modalités pratiques de mesure des paramètres de la fonction diastolique. Réalités cardiologiques 2002; 175: 27–31.

Gallet B. Estimation des pressions de remplissage et des pressions pulmonaires par échocardiographie Doppler. Cardiologie pratique 2004 ; 684: 1–5.

Girad A, Delabays C, Roguelov F, et al. Échographie intracardiaque: un nouvel outil en cardiologie interventionnelle. Rev Med Suisse 2007; 118.

Gommeaux A, Gras E, Passard F, et al. Accident vasculaire cérébral ischémique du jeune sportif. Cardiologie Pratique 2012 ; 992: 8–9.

Gueret P, Monin JL, Duval AM, et al. L'essentiel de 1999 en échocardiographie. Arch Mal Coeur 2000; 93: 33–41.

Guiti C, Dubourg O. Diagnostic échographique des myocardiopathies hypertrophiques. Réalités Cardiologiques 1997; 106: 8–11.

Habib G. Échocardiographie et critères diagnostiques de l'endocardite infectieuse. Cardiologie Pratique 2001; 554: 6–7.

Hagège A. Cardiomyopathie hypertrophique. Qu'attend le clinicien de l'échographiste? Cardiologie Pratique 2003; 651: 1–3.

Hagège A. Échocardiographie 3D temps réel. La Lettre du Cardiologue 2004; 373: 27–30.

Hagège A. Diagnostic et prise en charge de la cardiomyopathie hypertrophique. Cardiologie Pratique 2015; 1073: 1–6.

Hatle L, Angelsen B. Doppler Ultrasound in Cardiology. Physical principles and clinical applications. Philadelphia: Lea and Febiger; 1985.

Hatle L, Angelsen B, Tromsdal A. Noniinvasive assessment of atrioventricular pressure half-time by Doppler ultrasound. Br Heart J 1979; 60: 1096–104.

Henri C, Lancellotti P. Prise en charge de l'IM dystrophique: nouveaux indices pronostiques. Réalités Cardiologiques 2015; 308: 43–7.

Himbert D, Grisoli D. Le TAVI aujourd'hui et demain. Réalités Cardiologiques 2014; 305: 10–6.

Hoffman P, Kasprzak J. Echokardiografia. Gdansk: Via Medica; 2004.

Hubert S, Habib G. Échographie cardiaque et prise de décision dans l'endocardite infectieuse. Échocardiographie 2014; 33: 10–3.

Isaaz K, Derumeaux G, Garcia-Fernandez MA, et al. Le Doppler tissulaire myocardique. Réalités Cardiologiques 1999; 139: 2.

Iung B. Détection de l'hypertrophie ventriculaire gauche. Cardiologie Pratique 1996; 362: 1–3.

Iung B. Stratégie diagnostique et thérapeutique dans le rétrécissement aortique asymptomatique. Consensus Cardio; juin 2007.

Echo Kaddoura S, Easy Made. Edinburgh: Churchill Livingstone – Elsevier; 2004.

Kalmanson D, Toutain G, Veyrat C, et al. Enregistrement transcutané du flux artériel et veineux par fluxmètre directionnel à effet Doppler. Rapport préliminaire Arch Mal Cœur 1968; 61: 291–2.

Kitabatke A, Inoue M, Asao M, et al. Transmitral blood flow reflecting diastolic behavior of the left ventricle in health and disease: a study by pulsed Doppler technique. Jpn Circ J 1982; 46: 92–102.

Klimczak C. Échocardiographie de stress. Paris: Masson; 1997.

Klimczak C. Échocardiographie cardiaque du sujet âgé. Paris: Acanthe-Masson; 2000.

Klimczak C. Échographie cardiaque transœsophagienne. Paris: Masson; 2002.

Klimczak C. 100 Challenges in echocardiography. Elsevier; 2008.

Klimczak C. 120 pièges en échocardiographie. Issy-les-Moulineaux: Masson; 2009.

Klimczak C. Techniques d'échographie cardiaque: classiques, nouvelles, futures. Issy-les-Moulineaux: Elsevier Masson; 2013.

Klimczak C. Quantification de la fonction myocardique: iMAE, une alternative au Speckle Tracking. Le Cardiologue 2013; 364: XIII.

Klimczak C, Chevallier P, Drobinski G, et al. Difficultés du diagnostic échocardiographique du prolapsus valvulaire mitral. JEMU 1986; 3: 125–33.

Lafitte S, Garrigue S, Roudaut R. Apport de l'échocardiographie-Doppler dans la resynchronisation biventriculaire. Cardinale 2003; XV(7): 6–13.

Lafitte S, Roudaut R. Intérêt de l'échocardiographie dans l'insuffisance cardiaque. Cardiologie Pratique 2004; 695(Suppl): 14–8.

Laporte M. Qu'attendre en pratique de l'échographie dans l'étude du ventricule droit? Flashcardio, net magazine. Medical Concept 2005; 3: 13.

Larrazet F, Veyrat C. How to do three-dimensional transthoracic echocardiography examination. In: Nanda NC, editor. Comprehensive textbook of Echocardiography. Joype Brothers Medical Publishers; 2014. chapter 14.

Laurenceau JL, Malergue MC. L'essentiel sur l'échocardiographie. Paris: Maloine; 1980.

Le Tourneau T. Valvulopathies asymptomatiques : à qui proposer une intervention précoce? Cardiologie Pratique 2015; 1085: 8–10.

Le Ven F. Insuffisances aortiques après TAVI. L'Écho de la Filiale 2013; 32: 13–5.

Lefebvre E, Arbeille P. La télé-échographie. http://www.cafcim.net/IMG/pdf/tele-echographie.pdf

Lellouche N. Fermeture percutanée de l'auricule gauche. La Lettre du Cardiologue 2014; 472: 22–6.

Lemercier M, Bauer F. La nouvelle segmentation ventriculaire gauche. Échocardiographie Groupe Consensus 2007; 11.

Lesbre JP. Écho-Doppler cardiaque. Médicorama, Dausse. Paris: Synthélabo France; 1986.

Lutfalla G. Comment calculer la surface mitrale en imagerie et en Doppler? Réalités Cardiologiques 1994; 65: 18–22.

Lutfalla G. Diagnostic étiologique et quantification d'une insuffisance aortique à l'écho-Doppler. Cardinale 1996; VIII(6): 33–6.

Lutfalla G, Raffoul H, Derumeaux G. Fonction diastolique à l'écho-Doppler. Réalités Cardiologiques 1996; 103: 7–24.

Malergue MC. Fonction ventriculaire gauche. La valeur prédictive des index écho-Doppler. Cardinale 2001; XIII(10): 32–7.

Malergue MC. Détection précoce de l'insuffisance cardiaque. Cardiologie Pratique 2012; 1014: 1–4.

Maréchaux S, Le Goffic C, Tribouilloy C. Apport de l'imagerie cardiovasculaire dans l'insuffisance cardiaque à fraction d'éjection préservée en 2015. Archives des Maladies du cœur pratique 2015; 236: 14–20.

Matsuo H, Kitabatake A, Hayashi T, et al. Intracardiac flow dynamics with bi-directional ultrasonic pulsed Doppler technique. Jpn Circ J 1977; 41: 515–28.

Meneveau N. Embolie pulmonaire. Cardiologie Cardinale 2015; 72: 67–72.

Messika-Zeitoun D, Avierinos JF, Enriquez-Sarano M. Indications chirurgicales dans l'insuffisance mitrale organique et fonctionnelle: les nouvelles recommandations. Consensus Cardio juin 2007.

Messika-Zeitoun D. Endocardite infectieuse. La Lettre du Cardiologue 2012; 456: 27–9.

Messika-Zeitoun D. Annuloplastie mitrale percutanée. Le Cardiologue 2014; 374: 9.

Messika-Zeitoun D, Brochet E. Rôle de l'échocardiographie dans le TAVI. Échocardiographie 2013; 32: 15–8.

Messika-Zeitoun D, Cachier A, Brochet E, et al. Evaluation of mitral valve area by the proximal isovelocity surface area method in mitral stenosis. Eur J Echocardiogr 2007; 116–21.

Meuleman C. Quoi de neuf en échographie cardiaque. Réalités Cardiologiques 2015; 313: 49–53.

Mirochnik N. Échocardiographie tridimensionnelle dans l'évaluation des valvulopathies. Cardinale 2002; XIV(5): 26–9.

Mirochnik N. Échocardiographie tridimensionnelle. Sauramps Médical; 2012.

Mirochnik N, Guillerm F. iMAE ou "M-Strain": une nouvelle méthode. Analyse de la déformation longitudinale globale ventriculaire gauche. Cardiologie Pratique 2013. 1035/36.

Moelmen HE, et al. Left ventricular strain by indexed motion mode-normal values according to age and sex. Eur J Echocardiography 2011; 12(S2). Abst. Suppl.; ii52.

Monin JL. Rétrécissement aortique calcifié en bas débit. Évaluation du risque opératoire par échographie dobutamine faible dose. Cardiologie Pratique 2002; 606–7: 6–7.

Monin JL. Rétrécissement aortique calcifié. Les pièges de la quantification en écho-Doppler transthoracique. Cardiologie pratique 2003; 658: 1–4.

Monin JL. La sténose aortique dans tous ses états. Cardiologie Pratique 2011; 980: 1–3.

Monin JL. Prise en charge des valvulopathies: que disent les recommandations ACC-AHA 2014? Cordiam 2014. décembre.

Mothy D. La cardiomyopathie amyloïde. L'Écho de la Filiale 2015; 32: 17–20.

Mouquet F, Schurtz G, Bouaballaoui N. Cardiomyopathie du péripartum. Cardiologie Pratique 2015; 1085: 1–2.

Nihoyannopoulos P, Fox K, Fraser A, et al. EAE Laboratory standards and accreditation. Eur J Echocardiogr 2007; 8: 80–7.

Nihoyannopoulos P, Kisslo J. Echocardiography. Springer; 2009.

Nishimura RA, Tajik AJ. Évaluation of diastolic filling of left ventricule in health and disease: Doppler echocardiography is the clinician's Rosetta stone. J Am Coll Cardiol 1997; 30: 8–18.

Nonda N, Hsiung MC, Miller AP, et al. Live/Real Time 3D Echocardiography. Willey-Blackwell; 2010.

Oh JK, Appleton CP, Hatle LK, et al. The non invasive assessment of left ventricular diastolic function with two dimensional and Doppler echocardiography. J Am Soc Echocardiography 1997; 10: 246–70.

Oh JK, Seward JB, Tajik AJ. The Echo Manual. 2nd ed. Philadelphia: Lippincott Williams and Wilkins; 2006.

Otto CM. The practice of clinical echocardiography. Philadelphia: Elsevier Saunders; 2007.

Pandian N, Hsu T, Schwartz S, et al. Multiplan transesophageal echocardiography. Echocardiography 1992; 9: 649–66.

Pandian NG, Roelandt J, Nanda NC. Dynamic three dimensional echocardiography: methods and clinical potential. Echocardiography 1994; 11: 237–59.

Pasquet A. 2D Strain: quelles indications en 2009. Échocardiographie 2009; 17: 17–8.

Pasquet A. Ce que le cardiologue doit savoir des malformations cardiaques à l'âge adulte. Réalités Cardiologiques 2015; 312: 23–7.

Paulus WJ, Tschope C, Sanderson JE, et al. How to diagnose diastolic heart failure: a consensus statement on the diagnosis of heart failure with normal left ventricular ejection fraction by the Heart Failure and Echocardiography Associations of the European Society of Cardiology. Eur Heart J 2007; 28: 2539–50.

Pavlopoulos P, Nihoyannopoulos P. Strain and rate deformation parameters: from tissue Doppler to 2D speckle tracking. Int J Cardiovasc Imaging 2008; 24: 479–91.

Petit J, Hascoët S, Houyel L, et al. Fermeture percutanée des communications interauriculaires. Cardiologie Pratique 2016; 1095: 1–3.

Pierard L. Insuffisance mitrale ischémique et insuffisance fonctionnelle. La Lettre du Cardiologue 2003; 370: 11–2.

Podolec P, Tracz W, Hoffman P. Echokardografia praktyczna. Medycyna Praktyczna 2004; 6.

Raffoul H, Abergel E. Encyclopédie pratique d'écho-Doppler cardiaque. Paris: Squibb; 1992.

Reynolds T. The Echocardiographer's Pocket Reference. Arizona Heart Institute Foundation; 2007.

Roelandt J. Three-dimensional echocardiography: new views from old windows. Br Heart J 1995; 74: 4–6.

Roubille F, Roubille C. Péricardites et myocardites. Quoi de neuf sur les recommandations à l'ESC 2015 ? La Lettre du Cardiologue 2015; 488: 22–4.

Roudaut R, et al. Nouvelles techniques en imagerie échocardiographique. Médicorama 1998; 310.

Roudaut R, Billes MA, Videau P, et al. Échocardiographie bidimensionnelle. Cœur normal Inf Cardiol 1980; 285–97.

Roudaut R, Laffort P, Lafitte S, et al. Place de l'échocardiographie dans le diagnostic des maladies acquises de l'aorte. Arch Mal Coeur 1997; 90: 1687–92.

Roudaut R, Lafitte S. Le 2D strain en pole position. Cardiologie pratique 2006 ; 751.

Roudaut R, Lafitte S, Bader H, et al. Critères échocardiographiques de l'asynchronisme inter- et intraventriculaire. Cardiologie Pratique 2003; 631.

Roudaut R, Sacher F. Diagnostic et traitement des thromboses de l'oreillette gauche. Cardiologie Pratique 2015; 1075: 1–4.

Ryding A. Essential Echocardiography. Philadelphia: Elsevier Churchill Livingstone; 2007.

Sahn DJ. Real-time two-dimensional Doppler echocardiographic flow mapping. Circulation 1985; 49: 849–53.

Schapira JN, Harold JG, Beeder C. Two-dimensional echocardiography and cardiac Doppler. Baltimore: Williams and Wilkins; 1990.

Scheuble CL, Castillo-Fenoy A. Échocardiographie anatomique et Doppler, transœsophagienne. Ann Cardiol Angeiol 1989; 38(7 bis): 463–76.

Shah PM, Vijayaraghaven G, Singham KT. Doppler echocardiography: a pratical manual. New York: John Wiley and Sons; 1985.

Slama MA, Jobic C. Les myocardiopathies hypertrophiques: classification et investigation par écho-Doppler. Cardioscopie 1996; 42: 220–4.

Solomon SD. Essential Echocardiography. Humana Press; 2006.

Szymanski C. L'échographie des patients sous chimiothérapie. Cardiologie Pratique 2015; 1092: 10–2.

Touche J. Comment utiliser au mieux les différents critères de désynchronisation myocardique en écho-Doppler ? Cardiologie Pratique 2006; 753.

Tribouilloy C. Échocardiographie transœsophagienne. Paris : Flammarion Médecine-Sciences ; 1994.

Tribouilloy C. Qu'est-ce que la PISA ? Arch Mal Cœur Prat 1996; 28: 16–8.

Tribouilloy C. Valvulopathies médicamenteuses : diagnostic échographique. Étude REFLEX. Le Cardiologue 2012; 354(XVI).

Tribouilloy C. Rétrécissement aortique serré paradoxal. La Lettre du Cardiologue 2016; 495: 12–6.

Tribouilloy C, Goissen T. Quantification des régurgitations valvulaires par la méthode de convergence. Cardiologie Pratique 2002; 619: 12–4.

Tribouilloy C, Lesbre JP. Échocardiographie des cardiopathies valvulaires acquises. Paris: Flammarion Médecine-Sciences; 1993.

Tribouilloy C, Souliere V. Quantification d'une fuite mitrale. Arch Mal Cœur 2004; 97: 147–55.

Vacheron A. Prolapsus valvulaire mitral. Qu'en est-il en l'an 2000 ? Cardiologie Pratique 2000; 525: 9–12.

Vahanian A, Himbert D, Brochet E. Utilisation de l'ETO en 3D et interventions valvulaires percutanées. Consensus Cardio 2008; 11–2. janvier.

Vaislic CL. Péricardite constrictive. L'avis du chirurgien. Cardiologue 2014 ; 374(XIX).

Vannan AM, Lang RM, Rakowski H, et al. Atlas of Echocardiography. Current Medicine 2005.

Veyrat C. Une brève histoire du Doppler cardiovasculaire. Cardinale 1997; IX(10): 52–6.

Veyrat C. Cardiovascular applications of the Doppler technique : a long way from birth to scientific acceptance. J Am Soc Echocardiogr 1999; 12(4): 278–84.

Veyrat C. The glorious years leading Doppler flow to the heart, the odyssey of the pioneers ! Acta Cardiol 2014 ; 69(4): 351–6.

Veyrat C. Early cardiac flow doppler era: a key for a new clinical understanding of cardiology. In: Nanda NC, editor. Comprehensive textbook of Echocardiography. Jaypee Brothers Medical Publishers; 2014. chapter 2.

Veyrat C. Doppler des flux intracardiaques: « Les trente glorieuses » des débuts à la maturité. Archives des Maladies du cœur pratique 2015 ; 238.

Veyrat C, Pellerin D, Larraze F. Imagerie Dopler tissulaire du myocarde: passé, présent et avenir. Arch Mal Cœur 1997 ; 90(10): 1391–401.

Vignon P, Cholley B, Slama M, et al. Échocardiographie Doppler chez le patient en état critique. Issy-les-Moulineaux: Elsevier Masson ; 2008.

Weyman AE. Principles and practice of echocardiography. Philadelphia Lea and Febiger; 1994.

Anexo 1
Tabela de valores normais (em adultos)

Eco TM	
Diâmetro telediastólico do VD	7-23 mm (4-14 mm/m^2)
Diâmetro telediastólico do VG	38-56 mm (22-31 mm/m^2)
Diâmetro telessistólico do VG	22-40 mm (15-21 mm/m^2)
Espessura telediastólica do SIV	6-11 mm
Espessura telediastólica da parede posterior do VG	6-11 mm
Diâmetro telediastólico da aorta	20-37 mm (11-21 mm/m^2)
Abertura intersigmóidea aórtica	16-25 mm
Diâmetro telessistólico do OG	18-40 mm (12-22 mm/m^2)
Fração de encurtamento do VG	36 ± 6 %
Fração de ejeção do VG	63 ± 6 %
Índice de massa do VG	< 110 g/m^2 em mulheres (< 47 g/m^{2*}) < 134 g/m^2 em homens (< 115 g/m^{2*})
Massa VG	66-150 g em mulheres 96-200 g em homens
Espessura parietal relativa	< 0,42
MAPSE	> 15 mm
TAPSE	> 20 mm
Eco 2D	
Superfície do orifício mitral	4-6 cm^2
Superfície do orifício aórtico	2,6-3,5 cm^2
Diâmetro da aorta	
-ascendente	2,1-3,4 cm
-horizontal	2,3-2,9 cm
-descendente	1,5-1,9 cm
Diâmetro do anel	
-mitral	1,8-3,1 cm
-aórtico	1,4-2,6 cm
-tricúspide	1,3-2,8 cm
-pulmonar	1-2,2 cm
Diâmetro do tronco da artéria pulmonar	1,8-2,3 cm
Diâmetro da veia cava inferior	1,1-2,1 cm

▶ **Continuação**

Ventrículo esquerdo	
Superfície telediastólica do VG	33 ± 8 cm²
Superfície telessistólica do VG	18 ± 5 cm²
Volume telediastólico do VG	43-88 mL/m²
Volume telessistólico do VG	18-32 mL/m²
Fração de ejeção do VG	63 ± 6 %
Fração de encurtamento do VG	> 50 %
Átrio esquerdo	
Superfície telessistólica da OG	< 15 cm² (<20 cm²)
Volume telessistólica da OG	< 40 mL/m²
Ventrículo direito	
Superfície telediastólica do VD	20 ± 4 cm²
Superfície telessistólica do VD	11 ± 3 cm²
Volume telediastólico do VD	34-85 mL/m²
Volume telessistólico do VD	14-31 mL/m²
Fração de ejeção do VD	> 50 %
Fração de encurtamento do VD	> 50 %
Átrio direito	
Superfície telessistólica da OD	< 14 cm²* (< 18 cm²)
Volume telessistólica da OD	< 35 mL/m²

Doppler		
Fluxo	$V_{máx}$	VTI
-mitral	60-130 cm/s	15,6 ± 2,5 cm
-aórtica	100-170 cm/s	18,7 ± 3,1 cm
-tricúspide	30-70 cm/s	12,6 ± 1,9 cm
-pulmonar	60-90 cm/s	16,1 ± 2,7 cm
Fluxo venoso pulmonar		
onda S	53 ± 9 cm/s	
onda D	46 ± 10 cm/s	
onda A	22 ± 4 cm/s	
Velocidade de propagação mitral	> 45 cm/s	
Velocidades anulares mitrais (DTI)	Ea : 16 ± 3,7 cm/s	
	Aa : 10,9 ± 2 cm/s	
	Sa : 9,7 ± 1,9 cm/s	
Velocidades anulares tricúspides (DTI)	Ea : 15,7 ± 3,4 cm/s	
	Aa : 15,2 ± 3,0 cm/s	
	Sa : 15,5 ± 6,0 cm/s	
Tempo de relaxamento isovolumétrico VG	60–90 ms	
Fluxo cardíaco	4–7 L/min	
Índice cardíaco	3,2–3,8 L/min/m²	
Pressão arterial pulmonar sistólica/diastólica	30/12 mmHg	

▶ **Continuação**

dP/dt (VG)	> 1.200 mmHg/s
dP/dt (VD)	> 600 mmHg/s
Índice de Tei (VG)	0,39 ± 0,05
Índice de Tei (VD)	0,28 ± 0,04
Strain 2D	Ventrículo esquerdo
Longitudinal	− 19,9 ± 5,3 %
Radial	+ 34,4 ± 11,4 %
Circunferencial	− 20,3 ± 3,6 %
	Ventrículo direito (parede livre)
Longitudinal	− 29 ± 4,5 %

m²: valores normais indexados na superfície corporal.
*limiares inferiores

Anexo 2

Tabela de valores normais (em crianças segundo a idade)

Idade	VD	VG	AO	OG	SIV	PP	AP
1 semana - 3 meses	10 (1,9)	18,6 (3,1)	10,1 (1,5)	13 (2,7)	3,6 (0,6)	3,4 (0,8)	12 (2,0)
4-12 meses	11,2 (1,8)	22,8 (3,6)	12,1 (1,4)	15,9 (3,3)	3,8 (0,8)	3,8 (0,8)	12,5 (0,9)
1-2 anos	11,2 (2,2)	28,2 (2,6)	13,8 (1,5)	18,2 (3,0)	4,7 (0,9)	4,5 (0,9)	14,1 (3,3)
3-5 anos	12,6 (2,6)	32,8 (3,1)	16,6 (2,0)	17,2 (3,8)	4,9 (0,8)	4,9 (1,2)	17,3 (2,1)
6-10 anos	14,5 (3,0)	36,2 (3,5)	18,7 (1,9)	20,6 (2,8)	5,8 (1,2)	6,1 (1,2)	19,6 (4,0)
11-15 anos	17,1 (3,2)	42,2 (4,1)	21 (3,1)	23,8 (4,4)	7,1 (1,7)	7,3 (1,5)	21,8 (1,4)
> 15 anos	17,8 (4,9)	43,9 (3,8)	24,6 (3,6)	27,8 (5,3)	7,9 (2,0)	7,9 (1,2)	22,5 (5,5)

As medidas são expressas em milímetros (em média ± o desvio padrão entre parênteses).
Diâmetros: ventricular direito (VD), ventricular esquerdo (VG), aórtico (AO), átrio esquerdo (OG), arterial pulmonar (AP).
Espessuras: do septo interventricular (SIV), da parede posterior (PP).

Anexo 3

Principais parâmetros de regulagem da ecocardiografia: descrição das funções em modo TM, 2D e Doppler

Modo TM, 2D

- **Aumento:** regulagem do nível de recepção do sinal ultrassonográfico sem alteração de intensidade do ultrassom emitido (aumento geral e curva de aumento permitindo compensação do aumento em função da profundidade selecionada a fim de limitar o fenômeno da atenuação dos tecidos).
- **Gama (escala cinza):** seleção da curva de compressão correspondente à repartição otimizada do cinza no interior da escala, seguindo as gamas em que se situam a informação tecidual. Diversas paletas de colorização da imagem TM e 2D são propostas para melhor visualização das ecoestruturas.
- **Frequência:** ajuste da frequência de emissão para obter uma imagem homogênea (Gen), para melhorar a resolução (Res), para melhorar a penetração (Pen).
- **Profundidade de exploração:** seleção da profundidade de penetração ultrassonográfica para ter visualização otimizada das estruturas estudadas (de 2 a 30 cm em vários passos, seguindo o captor).
- **Ângulo de *scan*:** escolha do ângulo de abertura do campo setorial (de 45° a 110°). O baixo ângulo de exploração permite aumentar a resolução da imagem.
- **Focalização:** regulagem da focalização da emissão na profundidade de exploração para melhorar a resolução lateral.
- **Descarga:** controle da escala dinâmica dos ecos, permitindo aumentar o contraste reduzindo os ecos fracos e intensificando os ecos fortes.
- **Acentuação:** regulagem da clareza do contorno de estruturas cardíacas.
- **Suavização:** aplicação do filtro de imagem permitindo obter uma imagem mais lisa e reduzir o ruído de fundo.
- **Persistência:** regulagem do nível de percepção da imagem e da distinção de movimentos das estruturas cardíacas.
- ***Zoom*:** aumento da imagem pausada ou em tempo real, com salvaguarda de toda informação numérica.
- **HHI (H *Harmonic Imaging*):** imagem harmônica (ou THI: *tissue harmonic imaging*) (Capítulo 14).
- **AFM (*Angle Free M-Mode*):** *anatomic M-Mode* ou TM anatômica (Capítulo 14).
- ***Strain*** **(MSI):** imagem de *strain* miocárdico (*myocardical strain imaging*).
- **Modo cinema:** aquisição, armazenamento em memória e visualização na tela, em tempo real ou gravado (imagem por imagem), de até 600 imagem 2D. Sincronização entre imagem 2D e ECG indicada por marcador no traçado ECG.

Doppler espectral

- **Frequência:** seleção da frequência de emissão de ultrassom (2,3,4,8 MHz). Uma frequência

Doppler otimizada é automaticamente selecionada pela sonda em serviço.

- **Aumento:** regulagem de aumento de recepção do espectro (11 posições, de 0 a 30 dB).
- **Energia:** (redução da energia ultrassonográfica emitida. Diversas paletas de colorização do espectro para a visualização dos níveis de energia são propostas.
- **Filtro:** eliminação de ruídos provenientes das paredes em movimento lento e das valvas (de 50 a 1.000 Hz com pré-programação automática).
- **Porta Doppler:** seleção do tamanho do volume da amostra do Doppler pulsado (de 1 a 15 mm).
- **Escala de velocidades:** seleção manual da escala de velocidade (de 1 cm/s a 9 cm/s em função da sonda e da aplicação). Ela é automaticamente limitada de acordo com a profundidade da porta Doppler.
- **Linha de base:** deslocamento da linha do zero do espectro.
- **Deslizamento:** regulagem da velocidade de deslizamento do espectro (de 1 a 8 s por tela).
- **HPRF:** Doppler pulsado em alta PRF.

Doppler colorido 2D (CFM); TM (CTM)

- **Aumento:** controle da recepção do sinal Doppler colorido.
- **Ângulo:** regulagem do ângulo do setor colorido 2D (de 15° a 60°). Um ângulo mais baixo corresponde à maior frequência de *scan*.
- **Código:** seleção da escala de cor (paleta) em função da aplicação medical (identificação preferencial baixa ou alta velocidade).
- **Turbulência:** evidenciação em tela da variância (dispersão da velocidade em cerca da velocidade média) codificada em verde.
- *Processing:* modificação do tamanho da porta Doppler colorido a fim de melhorar a sensibilidade ou a resolução do sinal Doppler.
- **Frequência:** seleção da frequência emitida por Doppler. A regulagem varia em função da sonda escolhida.
- **Energia:** regulagem da energia emitida pela sonda.
- **Resolução:** seleção do nível da resolução do fluxo colorido (baixo, médio, alto).
- **Filtro:** modificação dos filtros de cor para reduzir os aparelhos.
- **Persistência:** seleção do nível de persistência colorida.
- **Limite:** regulagem do nível do limite entre as informações 2D e CFM. Em caso de limites baixos, prioriza-se as informações 2D em detrimento das informações CFM.
- **DTI (KTM):** Doppler tecidual (*Doppler tissue imaging; kinetic tissue mapping*).

Índice remissivo

Entradas acompanhadas por *f*, *t*, *q* ou *p* em *itálico*
indicam figuras, tabelas, quadros e pranchas, respectivamente.

A

ABD (Detecção Automática do Endocárdio/ *Automatic Border Detection*), 111, 206
Abertura
  prematura, 129
    da valva pulmonar anterior, 129
Abscesso(s)
  anelares, 102
  anulares, 27
Acinesia, 105
AIC (Acidentes Isquêmicos Cerebrais), 181
AIDS (Síndrome da Imunodeficiência Adquirida), 188
Aliasing, 18, 19*f*, 62, 84, 116
Amiloidose
  cardíaca, 122
Amplatzer
  prótese, 184*f*, 194*f*
Anastomose
  de Blalock-Taussing, 197
Anel
  mitral, 10, 58, 59
    calcificação do, 58
      IM por, 58
    dilatação do, 59
  tricúspide, 90
Aneurisma(s), 27
  aórtico, 188
  da aorta ascendente, 83
  do seio aórtico, 83
  do septo interatrial, 181, 182*f*
  ventricular, 108, 208
    esquerdo, 108
Angiossarcoma, 160
Anomalia
  de Ebstein, 196, 197*f*
Anuloplastia
  mitral, 71
    percutânea, 71

Aorta
  dimensão da, 15
Apical
  tecking, 149, 153
Área
  anatômica, 46
  de *tenting*, 67
  funcional, 46, 89
  mitral, 46, 48
Artéria(s)
  coronária(s), 12, 111, 211
    visualizar as, 111
ASE (*American Society of Echocardiography*)
  formula da, 178
Aspecto
  pseudonormal, 138
Assincronismo, 202
  atrioventricular, 149
  interventricular, 149
  intraventricular, 149, 155
Ateroma
  aórtico, 181
Ateromatose
  aórtica, 27
Atividade Esportiva
  impacto cardíaco da, 190
Atleta
  coração de, 190
Atrofia Septal
  subaórtica, 115
Aurícula
  esquerda, 157

B

Ball thrombus, 181
Balonização
  mitral, 57
Bernoulli
  equação de, 23, 49, 74, 94, 116

teorema de, 22
Bioprótese(s)
  Carpentier-Edwards, 164
  Freestyle, 171
  Hancock, 164
  Intact-Medtronic, 164
  Ionescu-Shiley, 164
  Liotta, 164
  Mitroflow, 164
  Mosaic, 171
  stentless, 164, 168
Blalock-Taussing
  anastomose de, 197
Borda Septal
  subaórtica, 73
Boston
  escore de, 46
Box
  critério de, 153

C

CA (Canal Arterial), 194, 196
Calcificação
  do anel mitral, 58
    IM por, 58
Canal
  arterial, 25, 86
CAo (Coarctação Aórtica), 27, 195
Cardiomiopatia
  CMTT, 185
  diabética, 186,
  dilatada, 27, 189
  do pós-parto, 189
  por antraciclinas, 186
  restritiva, 27
Cardiopatia(s)
  congênitas, 25, 191-198
  embólica, 181
  hipertensiva, 177
  isquêmicas, 105-112
  ligadas à gravidez, 189
  por radiação, 187
  urêmicas, 186
CARMAT, 188
Carpentier
  classificação de, 54
Cartografia, 64
  método de, 24
Cazeau
  critério de, 152
CIA (Comunicação Interatrial), 191
Cirurgia
  mitral, 71

Cisto(s)
  pericárdicos, 160
CIV (Comunicação Interventricular), 188, 193
CKI (*Color Kinetic Imaging*), 206
Classificação
  de Carpentier, 54
  de Maron, 113
Clipe
  mitral, 71
CMTT (Cardiomiopatia de Takotsubo), 185
Colapso
  protomesodiastólico, 126
Color Kinesis, 111, 206
Comunicação(ões)
  CIA, 191
  CIV, 188, 193
Contraste
  prova de, 27
    ecocardiografia com, 27
Cor pulmonale
  crônico, 185
Coração
  dançante, 127
  de atleta, 190
Corda(s)
  ruptura de, 58, 101
CoreValve, 165
Cristal
  piezelétrico, 211
Critério
  de Box, 153
  de Cazeau, 152
  de Pitzalis, 151

D

DC (Débito Cardíaco), 24, 25, 49, 75,
Débito
  aórtico, 48, 88, 133
  instantâneo, 62q, 87
    máximo regurgitado, 62q
    regurgitante, 87
  mitral, 48
  pulmonar, 48
Degeneração
  do tecido valvular, 56
  mixomatosa, 57
DEM (Diferença dos Tempos
  Eletromecânicos), 149, 153
Derrame
  pleural esquerdo, 126
  segmentado, 126
Desinserção(ões)
  protéticas, 171

Desvio
  da VCS, 191
    para a esquerda, 191
  direito-esquerdo, 192
  esquerda-direita, 192f, 193, 195
  interventricular, 194
Diástase
  diastólica, 80
Dilatação
  do anel mitral, 59,
Dimensão
  da aorta, 15
Dip protodiastólico, 129
Dip-platô, 129, 147
Discinesia, 105
Disfunção
  protética, 59, 83, 89, 171, 181
    valvular, 181
Displasia
  arritmogênica, 185
    do VD, 185
Dissecção
  aórtica, 27, 83, 86
Dobutamina, 30
Doppler
  colorido, 19, 27, 63, 84
  contínuo, 18, 24, 27, 62, 84
  ecocardiografia, 16
  efeito, 4, 17
  intracoronários, 211
  porta, 17
  pulsado, 17, 25, 27, 59, 84
  tecidual, 16, 25, 27, 111, 147
    miocárdico, 111
  tissular, 121
dP/dt (Derivada de Pressão), 121, 132f, 133, 147, 227t
DTI (Imagem por Doppler Tecidual), 201
  pulsado, 147

E

Ebstein
  anomalia de, 196, 197f
ECM (Ecocardiografia de Contraste Miocárdico), 208
Ecocardiografia
  4D, 210
  bidimensional (2D), 9
  de contraste miocárdico, ver ECM
  de contraste, 27, 111
    miocárdico, 111
  de esforço, 69, 116
  de estresse, ver EDS
  de simulação, 214
  Doppler, 16, 111
  intracardíaca, 212
  intracoronária, 111, 211
  portátil, 214
  transesofágica, ver ETO
  tridimensional (3D), 67, 209
Ecocardiógrafo(s)
  portáteis, 217f
Ecografia
  de contraste, 90f
EDS (Ecocardiografia de Estresse), 30, 78, 111, 206, 209
Edwards Sapien, 165
Efeito
  Doppler, 4, 17
  telediastólico, 85
  Venturi, 115
EI (Endocardite Infecciosa), 99-103, 181
Ejeção Ventricular
  esquerda, 87
Endocardite, 27, 59, 89, 171, 188
  aórtica aguda, 101
  de Libman-Sacks, 101, 189
  de Osler, 82
  fibrosa, 187
  marasmática, 101
  na prótese, 174
Enxerto
  cardíaco, 202
EP (Derrame Pericárdico), 108, 116, 124, 125-128, 185, 186, 188, 189
EP (Embolia Pulmonar), 183
EPR (Espessura Parietal Relativa), 178
Equação
  de Bernoulli, 23, 49, 74, 94, 116
  de continuidade, 25, 48, 73, 168
Escore
  de Boston, 46
  numérico, 106
Esforço
  ecocardiografia de, 69, 116
Estenose
  pulmonar, 196
Estimulador
  cardíaco, 148
Estreitamento
  aórtico, 76
  mitral, 45, 50
Estresse
  miocárdico, 30

ETO (Ecocardiografia Transesofágica), 27, 64, 67, 83, 102, 159, 192, 210
  multiplanar, 111
Excrescência
  de Lambl, 101

F

Fallot
  tetralogia de, 197
FE (Fração de Ejeção), 7, 15, 108, 120
Fechamento
  percutâneo, 193
    de uma CIA, 193
  prematuro, 88
    da válvula mitral, 88
Fenômeno
  de restituição de pressão, 169
Fibroelastoma(s)
  papilares, 160, 181
Fibrolipoma, 101
Fibroma(s), 160
Fluttering
  da curva mitral, 49
  diastólico, 80
Fluxo(s)
  aórtico, 20, 129
  de IP, 129
  intracardíacos, 19, 27
  mitral, 20, 88, 117, 118, 129, 137
    de regurgitação, 117
    hipernormal, 88
    perfil do, 129, 137
      restritivo, 129
  pulmonar, 21, 137
  tricúspide, 21, 123
    perfil restritivo do, 123
  turbulento, 19
  venoso, 22
    hepático, 22
FMS (Fechamento Mesossistólico dos Sigmoides Aórticos), 116
FOP (Forame Oval Patente), 27, 181
Fórmula
  da ASE, 178
  da PENN, 178
  de Teicholz, 7
Fossa
  oval, 13
Fourier
  transformada rápida de, 17
FR (Fração de Encurtamento), 6, 108
Fração
  de redução, 120

FRg (Fração de Regurgitação), 25, 64, 66, 86
Fuga Valvular
  aórtica, 187
  mitral, 187
Fuga
  intraprotética, 171
  nas bioproteses, 169
  periprotética, 171
Função
  sistodiastólica, 25
    do VG, 25
FVP (Fluxo Venoso Pulmonar), 21, 129, 137
FVSH (Fluxo Venoso Sub-Hepático), 129, 147

G

Gradiente
  de pressão, 22
    diastólica, 46, 89
    sistólica, 74, 113, 193
    transprotético, 168, 173
  diastólico médio, 89
  instantâneo, 49, 74
    máximo, 74
  sistólico, 76
    de pico, 76
    médio, 76
  transmitral, 49
Granular
  sparkling, 123

H

Hatle
  método de, 47, 49q, 168, 168
Hemangioma(s), 160
Hipercinesia, 63, 81, 84
  cardíaca, 127
Hipertrofia
  concêntrica, 77, 186
  fisiológica, 190
Hipocinesia, 105, 119, 186, 188
Hipovolemia, 189
Hipoxemia
  refratária, 189
HSA (Hipertrofia Septal Assimétrica), 113
HTAP (Hipertensão Arterial Pulmonar), 49, 93-97, 122, 188
HVG (Hipertrofia Ventricular Esquerda), 27, 177, 183
  concêntrica, 179
  excêntrica, 179

I

IA (Insuficiência Aórtica), 80
  aguda, 81, 88

associada à afecção, 83
   da aorta proximal, 83
   crônica, 81
   por endocardite, 82
   por prolapso sigmóideo, 82
   por válvula aórtica bicúspide, 82
   quantificação de, 84
   reumática, 82
IC (Insuficiência Cardíaca), 78, 118, 131-156
ICD (Insuficiência Cardíaca Direita), 145
ICG (Insuficiência Cardíaca Esquerda)
   diastólica, 137
   sistólica, 131
IM (Insuficiência Mitral), 51, 116, 149
   funcional, 59
   isquêmicas, 58, 108
   por calcificação do anel mitral, 58
   por disfunção protética, 59
   por endocardite, 59
   por MCH, 59
   por prolapso mitral, 56
   por ruptura de cordas, 58
   por ruptura septal, 108
   quantificação de, 63
   reumática, 55
iMAE (*Indexing Mitral Annular Excursion*), 204, 205p,
Imagem(ns)
   2D *strain*, 149f, 155, 201, 227
   speckle tracking, 201
Imagiologia
   de *strain*, 111
   harmônica, 4
Índice
   de escore ventricular, 107
      esquerdo, 107
   de permeabilidade, 73
   de Tei, 133, 135f, 227
Infarto
   do miocárdio, 105
IP (Insuficiência Pulmonar), 123, 147
   fisiológica, 21, 91
   fluxo de, 129
IPM (Índice de Desempenho Miocárdico), 133, 147
IRM, 119, 145
Isquemia
   miocárdica, 30
IT (Insuficiência Tricúspide), 89
IVUS (Intravascular Ultrasound), 111, 211

K
Kaposi
   sarcoma de, 188

L
Lambl
   excrescência de, 101
Lipoma(s), 160
Lúpus
   eritematoso, 189
LVOTO (*Left Ventricular Outflow Tract Obstruction*), 117f

M
Mapping, 18
MAPSE (Excursão Sistólica Máxima do Anel Mitral Lateral), 26, 132f, 133, 136f, 225
Marca-Passo, 143
Marfan
   síndrome de, 88
Maron
   classificação de, 113
Massa
   miocárdica, 7, 209
   tumoral, 126
      intrapericárdica, 126
MCH (Miocardiopatia Hipertrófica), 113
   IM da, 59
Mesotelioma(s), 160
Método
   de cartografia, 24
   de Hatle, 47, 49q, 168, 168
   de PISA, 48, 65, 87
   de Simpson, 15, 64, 87, 108, 145
Miocárdio
   infarto do, 105
Miocardiopatia(s), 113-124
   dilatada, 119, 157, 181
Miocardite(s), 189
   agudas, 183
Mismatch, 169
Mixoma, 101
   do OG, 159, 181
Monossonda
   de 2 MHz, 19
      de tipo Pedoff, 19
MVG (Massa Ventricular Esquerda), 177

O
Obstrução
   dinâmica, 116
   protética, 173
OG (Cavidade Auricular Esquerda), 8
   mixoma de, 159, 181
Open-Pivot, 163, 165f
Orifício
   mitral, 45, 47

Osler
  endocardite de, 82
Ostium
  primum, 191
  secundum, 191, 196

P

PAL (Pilar Anterolateral), 12
Papiloma, 101
Pedoff
  monossonda de tipo, 19
    de 2 MHz, 19
PENN (Pensilvânia)
  formula da, 178
Perfil
  restritivo, 123, 129
    do fluxo, 123, 129
      mitral, 129
      tricúspide, 123
Perfuração(ões)
  valvulares, 101
Pericardiectomia, 130
Pericardiocentese
  ecoguiada, 128
Pericardite(s), 187
  crônica, 129
    constritiva, 129
PHT (Tempo de Meia Pressão/ Pressure Half Time), 47
PISA (Proximal Isovelocity Surface Area), 62q
  método de, 48, 65, 87
Pitzalis
  critério de, 151
Placa(s)
  ateromatosas, 181
Planimetria, 12, 46, 68, 73
Porta
  Doppler, 17
PPM (Pilar Posteromedial), 12, 14
Pressão
  arterial, 25
    pulmonar, 25
  de enchimento, 8, 126
  restituição de, 169
    fenômeno de, 169
PRF (Frequência de Repetição dos Pulsos), 17
Problema(s)
  da complacência, 117, 137, 147
  de cinética, 108
  de relaxamento, 138, 147, 186
Prolapso
  plurivalvular, 58
  sigmóideo, 82

tricúspide, 89
valvular, 209
Prótese
  Amplatzer, 184f, 194f
Prótese(s)
  de Starr, 172
  disco basculante, 163
  em dois discos, 163
    semicirculares, 163
  em esfera, 163
    tipo Starr-Edwards, 163
  percutânea, 165
    CoreValve, 165
    Edwards Sapien, 165
  valvulares, 25, 27, 163- 175
PRVG (Pressão de Enchimento Ventricular Esquerdo), 139, 140, 144f
Pseudoaneurisma
  falso aneurisma, 108
PTDVG (Pressão Telediastólica do VG), 121
PVM (Prolapso Valvular Mitral), 56

Q

Quantificação
  da IA, 84
  de IM, 63

R

RA (Estenose Aórtica), 72
  congênita, 195
  pseudosevera, 78
Rabdomioma(s), 160
Recomendação(ões)
  da Sociedade Europeia de Cardiologia, 71f, 78f
Regurgitação(ões)
  mitral, 56
  valvulares, 24
Rejeição
  do transplante cardíaco, 188
    aguda, 188
Remodelamento
  concêntrico, 179
Ressincronização
  ventricular, 148
Rolo
  septal, 178
RT (Estenose Tricúspide), 89
Ruptura
  da aorta, 188
  das paredes livres, 188
  de cordas, 58, 101
  septal, 108

S

SA (Área Aórtica), 73
SAL (Septo Interatrial), 12, 14
SAM (Movimento Sistólico Anterior)
   da valva mitral, 113, 115
Sarcoma
   de Kaposi, 188
Seio
   aórtico, 83
Septal
   flash, 153
Septo
   intraventricular, 12
SF (Superfície do Orifício Funcional), 168
Shunt(s), 17, 27
   interventricular, 108
   intracardíacos, 25, 30
Simpson
   método de, 15, 64, 87, 108, 145
Simulação
   ecocardiografia de, 214
Síndrome
   de Marfan, 88
   de Wolff-Parkinson-White, 106
SIV (Septo Interventricular), 5, 89, 183, 191
SOR (Área do Orifício Regurgitante), 62, 87
Speckle
   tracking, 155, 202
Starr
   prótese de, 172
Starr-Edwards
   prótese tipo, 163
      em esfera, 163
Stentless
   bioproteses, 164, 168
Strain, 132f, 133, 137, 155, 202
   2D, 149f, 155, 201, 227
   3D, 202, 204f
   imaging, 201
   imagiologia de, 111
   rate, 115, 201
Strands, 173
Substituição
   valvular, 170
Sutura(s)
   anastomóticas, 188

T

Tamponamento
   cardíaco, 109, 189
TAPSE (Excursão Sistólica Máxima do Anel Tricúspide), 26, 36p, 145, 146f, 225
TAVI (Substituição Valvular Aórtica Percutânea), 77, 165, 166p, 174
Teicholz
   fórmula de, 7
Tele-ecocardiografia, 212
Tempo
   de ejeção, 118, 128
      aórtica, 128
      do VG, 118
   de meia pressão, 47, 86, 89
      alongamento do, 89
      de decaimento, 47
   de pré-ejeção pulmonar, 145
   e redução pela metade, 188
      do gradiente transmitral, 188
Tenda
   de mitral, 67
Tenting
   área de, 67
Teorema
   de Bernoulli, 22
Tetralogia
   de Fallot, 197
THI (Imagem Harmónica), 199
Tissue
   tracking, 201
TM (Ecocardiografia Unidimensional), 177,
   anatómica, 7, 199
TMVR (Implantação de uma Válvula Mitral por Via Percutânea), 71
Transplante
   cardíaco, 89, 188
      rejeição aguda do, 188
Traumatismo
   cardíaco, 188
   torácico, 89
Trinitrito, 116
TRIV (Tempo de Relaxamento Isovolumétrico), 128
Trombo(s), 49, 181, 183
   em bola, 158
   intracardíacos, 124, 157
      esquerdos, 124
   intraventriculares, 108, 158
   na parede, 122, 159
      cardíaca, 159
Trombose, 27
   intracardíaca, 124, 157
   protética, 171, 172
Tumor(es)
   cardíacos, 159
   extracardíacos, 27
   intracardíacos, 27
   valvulares, 101

V

Valsalva
 exame de, 181, 192
Valva
 pulmonar, 129
  anterior, 129
   abertura prematura da, 129
Valvuloplastia, 116
 aórtica, 77
 mitral, 47q
VC (Vena contracta), 65, 85, 88t, 90, 209
VCI (Veia Cava Inferior), 14, 127, 129, 189
VCS (Veia Cava Superior), 27, 28f, 191
VD (Ventrículo Direito)
 displasia do, 185
  arritmogênica, 185
VEAO (Volume de Ejeção Aórtica), 64, 87
Vector Flow
 mapping, 212
Vegetação(ões), 89, 171
 valvulares, 99
Veia(s)
 hepáticas, 14
 pulmonares, 13, 49, 65
 sub-hepáticas, 128, 129
Velocidade
 de propagação, 138
Venturi
 efeito, 115
VES (Volume de Ejeção Sistólica), 24, 189
VG (Cavidade Ventricular Esquerda), 6
 função sistodiastólica do, 25
Viabilidade
 miocárdica, 30
Visualizar
 as artérias coronárias, 111
VR (Volume Regurgitado por Ciclo Cardíaco), 62q, 87
VTD (Volume Telediastólico), 7, 15, 64, 121
VTI (Integral Velocidade-Tempo), 2073
 aórtico, 48
VTS (Volume Telessistólico), 7, 15, 64, 120

W

Wolff-Parkinson-White
 síndrome de, 106

Z

Zona de Convergência, 62q, 65, 87, 91